慢性病临床营养护理

赵小红　主编

U0271511

陕西新华出版

陕西科学技术出版社
Shaanxi Science and Technology Press
———— 西安 ————

图书在版编目（CIP）数据

慢性病临床营养护理／赵小红主编. — 西安：陕西科学
技术出版社，2023.1

ISBN 978 - 7 - 5369 - 8594 - 0

Ⅰ．①慢…　Ⅱ．①赵…　Ⅲ．①慢性病 - 临床营养②慢
性病 - 护理学　Ⅳ．①R442.9②R47

中国版本图书馆 CIP 数据核字（2022）第 209263 号

慢性病临床营养护理

赵小红　主编

| 责任编辑 | 高　曼 |
| 封面设计 | 曾　珂 |

出 版 者	陕西新华出版传媒集团　　陕西科学技术出版社
	西安市曲江新区登高路 1388 号 陕西新华出版传媒产业大厦 B 座
	电话 (029)81205187　传真 (029) 81205155　邮编 710061
	http://www.snstp.com
发 行 者	陕西新华出版传媒集团　　陕西科学技术出版社
	电话(029)81205180　81206809
印　　刷	西安市久盛印务有限责任公司
规　　格	787mm×1092mm　　16 开
印　　张	23.75
字　　数	420 千字
版　　次	2023 年 1 月第 1 版
	2023 年 1 月第 1 次印刷
书　　号	ISBN 978 - 7 - 5369 - 8594 - 0
定　　价	128.00 元

《慢性病临床营养护理》
编 委 会

总指导 张瑞娟

主 审 张玉莲

主 编 赵小红

秘 书 杨小丽　赵广秀

编 委 （以姓氏笔画为序）

王芳婷　孙晓蕊　李晓帆　李　婷　杨小丽

罗红梅　赵小红　赵广秀　鲁艳博　解　翠

序1

拿到这本《慢性病临床营养护理》，心里万分感动，我们的临床护理工作者们，在百忙之中总结了临床营养护理工作经验，完成了这本书的编撰。这是他们工作经验的总结，也是他们心血凝聚而成的成果。

本书围绕慢性病患者，尤其是肾病患者的营养护理逐步展开。以基础营养为先导，讲述人体需要的五大类营养素，并对食物中各种营养素的分布特点做了相对比较详细的描述，是一本很好的学习营养学基础知识的书。在第二篇的临床营养实践中，从对患者进行临床营养筛查、评估、干预到评价，结合腹膜透析中心的建设，一些管理制度流程的建立、人员资质要求、物品准备以及如何做好慢性肾脏病透析患者护理等做了比较详尽的描述，融合了多年临床营养护理工作的经验，把看似普通的临床营养护理工作凝练成有声有色读本，是临床慢性病营养护理工作的精华。在第三篇的专科实践中，首先列举了大量的不同程度肾病患者的饮食方案及食谱，指导如何进行院内院外的膳食管理及相关营养健康教育内容。其次讲述肿瘤患者、老年患者、其他慢性病患者的临床特点、营养需求、营养治疗及营养膳食健康教育等，是一本不可多得的慢性病临床营养指导用书。

《慢性病临床营养护理》的编者均是活跃在临床营养教学、科研、管理和临床一线的资深注册营养师及营养专科护士，保证了本书内容的专业性、新颖性、科学性和实用性。

陕西省营养学会

西安交通大学公共卫生学院

营养与食品安全系

序 2

  临床营养学是现代医学综合治疗中不可缺少的重要组成部分。随着医学科学技术的发展和我国国民经济水平的不断提高,临床营养支持在疾病治疗与康复保健中发挥了重要的作用。住院患者存在营养不良或发生医源性营养不良,是目前临床营养的主要问题。营养不良可使机体免疫力降低、并发症增多、死亡率增加,同时住院时间延长,医疗成本和住院费用明显升高。基于营养风险筛查和营养评估的营养治疗对于疾病的预后有深远的影响。因此,加强和促进临床营养的建设和发展,临床护理人员掌握必要的营养学知识、技能就显得十分重要。

  本书力求紧密结合临床与营养的需要,系统的介绍临床疾病的营养评估和营养治疗的具体内容,特别以慢性肾病为例进行较为具体的阐述。对临床护理人员实施营养治疗有一定的借鉴作用。

陕西省护理学会秘书长

前 言

随着人们生活水平的不断提高及人口老龄化问题,慢性病发病率逐年上升,因慢性肾脏病、高血压、冠心病、糖尿病、卒中、痛风、肥胖症、癌症等慢性病,导致的诸多并发症,给社会、家庭带来沉重的负担。膳食营养因素是各种慢性病最重要的环境因素之一,合理科学膳食可降低慢性病风险,适时规范的营养治疗能降低营养不良发生,且经济、简单、有效、无副作用。

医学与社会的发展促使人们的营养意识和对健康的要求不断提高,膳食营养问题也越来越受到人们的普遍关注。目前,全国医学院校护理学专业已安排"临床营养学"课程的学习,重视应用能力的提高;各级医院相继开展了基于岗位需求的专科护士包括临床营养专科护士的规范化培养,重视临床实践能力的提升。鉴于临床营养护理的实践及护士培训的需要,许多营养专家、护理专家、医疗专家等从不同角度为我们提供了临床营养护理的指导丛书。我们根据临床营养护理的专业特点,以及该领域护士在营养知识、技术、能力方面的特殊要求,总结日常学习及临床实践经验,综合学习并查阅大量最新营养指南、专家共识等文献,编写了《慢性病临床营养护理》,作为临床营养专科护士的培训用书和临床护士对患者进行营养健康教育的参考书籍。

本书设有三篇十二章共五十九节,内容涉及营养学基础、食物营养、临床营养、常见慢性病营养治疗、营养健康教育以及个性化营养食谱等。重点以慢性肾脏病导致尿毒症而接受血液透析、腹膜透析为切入点,介绍透析中心建设与管理,医护一体化管理模式和腹膜透析随访模式,透析患者营养筛查、评估、干预及效果评价等,从临床实际案例出发列举了大量个性化食谱和操作性强、落地的营养健康教育资料;接着介绍了肿瘤患者、老年患者和其他慢性病(高血压、冠心病、糖尿病、肥胖症、痛风等)患者疾病概述、与膳食营养关系、营养治疗和营养健康教育等。本书是一部比较全面、系统的临床营养护士培训教材,能够作为各科室临床营养护士培训使用。

本书的编写得到西安交通大学医学部公共卫生学院营养与食品安全系主任于燕教授、陕西省护理学会秘书长张华丽主任、西安医学院护理与康复学院张永爱教授、空军军医大学护理系郎红娟教授的悉心指导,深表感谢。同时对陕西省人民医院临床营养科张英主任、药学部张鹏主任、肾病血透中心李振江主任、心内一科王军奎主任、护理部吴红娟主任等专家们给予的指导和帮助表示感谢。

参与本书编写的人员均为陕西省人民医院肾病血透中心、心内科、普外科、消化内科、综合老年科、肿瘤内科、中医科等科室资深的注册营养师和护理骨干,她们有着丰富的临床实践经验和扎实的营养理论基础,且一直专注于临床营养的发展。本书编写分工如下:赵小红编写第一章、第二章、第三章、第四章、第六章、第七章、第八章、第十章、第十二章;杨小丽编写第十一章及附录部分内容;赵广秀编写第十章部分内容及参考文献;李婷编写第九章;孙晓蕊、鲁艳博、罗红梅编写第五章;王芳婷、李晓帆、解翠编写附录部分内容。

但是,随着临床营养快速发展,临床营养护理的内容也在不断更新,再加上编者的学识与能力有限,本书存在不足之处,恳请读者对本书提出宝贵意见,以便我们不断地修正、充实和完善。

赵小红

2022 年 11 月

CONTENTS 目录

第一篇　基础营养篇

第二篇　临床实践篇

第三篇　专科实践篇

第一篇

基础营养篇

第一章

基 础 营 养

第一节 能 量

一、概述

人体通过摄取食物中的产能营养素来获取能量,以维持机体的各种生理功能和生命活动。产能营养素包括碳水化合物、脂肪、蛋白质。人体每日能量消耗包括基础代谢、体力活动、食物热效应。一般情况下,1g碳水化合物、脂肪、蛋白质产生的能量分别是4kcal、9kcal、4kcal(1kcal = 4.19kJ)。

二、人体的能量消耗

人体的能量消耗包括基础代谢、身体活动、食物热效应和特殊生理阶段的能量消耗。

1. 基础代谢

WHO/FAO定义:基础代谢是人体经过10~12h空腹和良好的睡眠、清醒仰卧、恒温条件下(一般为22~26℃),无任何身体活动和紧张思维活动,全身肌肉放松时的能量消耗,占人体总能量消耗的60%~70%。

2. 身体活动

身体活动指任何由骨骼肌收缩引起能量消耗的身体运动,占人体总能量消耗的15%~30%。

3. 食物热效应

食物热效应又称食物特殊动力作用,指人体在摄食过程中所引起的额外能量消耗,是摄食后发生的一系列消耗、吸收、利用营养素及其代谢产物间互相转化过程中所消耗的能量。食物热效应高低与食物营养成分、进食速度、进食量有关,蛋白质食物热效应最大。

4. 影响人体基础代谢能量消耗的因素

包括体型与体质、生理与病理状况、生活和作业环境等。

三、人体能量需要量及食物来源

1. 人体能量需要量

受年龄、性别、生理状况、劳动强度等因素的影响,成人膳食中总能量的50%~65%来自碳水化合物,20%~30%来自脂肪,10%~15%来自蛋白质。

2. 食物来源

人体能量主要来源于食物中的碳水化合物、脂肪和蛋白质。谷薯类含有丰富的碳水化合物,是最经济、最廉价的膳食能量来源;动物性食物富含蛋白质与脂肪;油脂类富含脂肪;果蔬类能量含量少。

表 1-1 中国 18~79 岁成年人能量需要量

性别	年龄/岁	体重/kg	基础能量消耗(BEE)		轻体力活动水平(PAL 1.5)/(kcal·d⁻¹)	中体力活动水平(PAL 1.75)/(kcal·d⁻¹)	重体力活动水平(PAL 2.0)(kcal·d⁻¹)
			kcal/d	kcal/kg			
男性	18~	66	1500	22.7	2250	2600	3000
	50~	65	1400	21.5	2100	2450	2800
	65~	63	1350	21.4	2050	2350	—
女性	18~	56	1200	21.4	1800	2100	2400
	50~	58	1170	20.1	1750	2050	2350
	65~	55.5	1120	20.1	1700	1950	—

表1-2　中国营养学会建议的中国成年人身体活动水平分级

活动水平	PAL	生活方式	从事的职业和人群
轻度	1.5	静态生活方式/坐位工作,很少或没有重体力的休闲活动;静态生活方式/坐位工作,有时需走动或站立但很少有重体力的休闲活动	办公室职员或精密仪器机械师;实验室助理、司机、学生、装配线工人
中度	1.75	主要是站着或走着工作	家庭主妇、销售人员、侍应生、机械师、交易员
重度	2.0 (+0.3)	重体力工作或重体力休闲活动方式;体育运动量较大或重体力休闲活动次数多、持续时间长	建筑工人、农民、林业工人、矿工、运动员

注:有明显体育运动量或重体力休闲活动者(每周4~5次,每次30~60min)PAL增加0.3。

第二节　蛋白质

一、概述

蛋白质是一切生命的物质基础,是机体细胞、组织和器官的重要组成成分。一般来说,成人体内每天有3%的蛋白质被更新,肠道和骨髓内的蛋白质更新速度较快。蛋白质基本构成单位是氨基酸,构成人体蛋白质的氨基酸有20种。氨基酸分为必需氨基酸、非必需氨基酸、条件必需氨基酸。

1.必需氨基酸

必需氨基酸指人体内不能合成或合成速度不能满足机体需要,必须从食物中直接获得的氨基酸,有9种:异亮氨酸、亮氨酸、赖氨酸、蛋氨酸、苯丙氨酸、苏氨酸、色氨酸、缬氨酸、组氨酸。

2. 非必需氨基酸

非必需氨基酸指人体可以自行合成、不一定需要从食物中直接供给的氨基酸,有丙氨酸、精氨酸、天门冬氨酸、天门冬酰胺、谷氨酸、谷氨酰胺、甘氨酸、脯氨酸和丝氨酸等。

3. 条件必需氨基酸

条件必需氨基酸在正常情况下,某些氨基酸能够在体内合成,为非必需氨基酸;但是在某些特定条件下,由于合成能力有限或需要量增加,不能满足机体需要,必须从食物中获取,变成必需氨基酸,即条件必需氨基酸,包括谷氨酰胺、精氨酸。

二、蛋白质生理功能

1. 人体组织的构成成分

(1)人体任何组织和器官都以蛋白质作为重要的组成成分,所以人体在生长过程中包含着蛋白质的增加。

(2)构成体内各种重要的生理活性物质,调节生理功能。

(3)构成酶、激素、抗体、运转体等,维持体液渗透压和酸碱度。

2. 供给能量

1g 食物蛋白质在体内产生约 16.7kJ(4kcal)的能量。

3. 肽类的特殊生理功能

蛋白质被水解后的次级结构称为肽,肽由氨基酸之间以肽键相连而形成。研究发现,直接以肠道吸收进入血液的活性肽具有多种重要功能,包括参与机体免疫调节、促进矿物质吸收、降血压、清除自由基。

三、蛋白质营养学评价

(1)蛋白质含量。食物中含氮量占蛋白质 16%,其倒数即为 6.25,由氮计算蛋白质的换算系数即是 6.25。

（2）蛋白质消化率。蛋白质消化率不仅反映了蛋白质在消化道内被分解的程度，同时反映消化后的氨基酸和肽被吸收的程度。

（3）蛋白质利用率。衡量蛋白质利用率常用指标有生物价、蛋白质净利用率、蛋白质功效比值。

（4）氨基酸评分。氨基酸评分是最简单的评价蛋白质质量的方法。

四、蛋白质营养不良及营养状况评价

1. 蛋白质营养不良

蛋白质 - 热能营养不良（protein - energy malnutrition，PEM）指因疾病和营养不当引起，分2种，一种称 Kwashiorkor，指能量摄入基本满足而蛋白质严重不足的儿童营养性疾病，表现为腹、腿部水肿，虚弱，表情淡漠，生长迟缓，头发变色、变脆和易脱落，易感染其他疾病等。另一种叫 Marasmus，指蛋白质和能量摄入均严重不足的儿童营养性疾病，患儿消瘦无力，易感染其他疾病而死亡。对成人而言，蛋白质摄入不足，可引起体力下降、水肿、抗病力减弱等症状。

2. 蛋白质摄入过多

蛋白质，尤其是动物性蛋白摄入过多，对人体同样有害。

（1）过多动物蛋白的摄入，必定伴有较多的动物脂肪和胆固醇摄入。

（2）蛋白质过多本身也会有害。一般情况下，人体不储存蛋白质，所以必须将过多蛋白质脱氨分解，氮则由尿排出体外，这一过程需要大量水分，从而加重肾脏的负荷，若肾功能已经受损，则危害更大。

（3）过多的动物性蛋白摄入，也造成含硫氨基酸摄入过多，加速骨骼中钙的丢失，易产生骨质疏松。

（4）摄入蛋白质过多，可能与结肠癌、乳腺癌、肾癌、胰腺癌和前列腺癌有关。

（5）摄入较多同型半胱氨酸的男性，发生心脏疾患风险增加。

3. 评价蛋白质营养状况的主要指标

包括血清蛋白质（表1-3）、上臂肌围和上臂肌区、血清氨基酸比值。

五、参考摄入量及食物来源

中国营养学会推荐成人蛋白质的 RNI 为:男性 65g/d,女性 55g/d。

表 1-3 评价蛋白质营养状况的主要指标

评价方法	参考范围	优点	缺点
白蛋白	40～55g/L	群体调查时常用指标,白蛋白测定样品易采集,方法简易	白蛋白体积大,生物半衰期长,早期缺乏时不易测出
运铁蛋白	2.3～4.1g/L	能及时反映脏器蛋白质急剧变化	受铁的影响当蛋白质和铁的摄取量都低时,其血浆浓度出现代偿性增高
前白蛋白	250～400mg/L	体内储存很少,生物半衰期1.9d,较敏感	在任何紧急合成蛋白质情况下,如创伤、急性感染,血清前白蛋白迅速下降
视黄醇结合蛋白	25～70mg/L	高度敏感	在很小应激情况下,有变化。肾脏有疾病时浓度升高
血清总蛋白	65～85g/L	样品易采集,方法简易	特异性差

表 1-4 蛋白质十佳食物相关数据

排名	食物名称	蛋白质含量 g/100g(平均值)	氨基酸评分(代表值)
1	鸡蛋	13.1	106
2	牛奶(液态)	3.3	98
3	鱼肉	18	98
4	虾肉	16.8	91
5	鸡肉	20.3	91
6	鸭肉	15.5	90
7	瘦牛肉	22.6	94
8	瘦羊肉	20.5	91
9	瘦猪肉	20.7	92
10	大豆(干)	35	63(浓缩大豆蛋白评分104)

注:蛋白质广泛存在于动植物中,动物性蛋白质质量好、利用率高,但是富含饱和脂肪酸和胆固醇。植物性蛋白利用率低。牛奶和大豆是优质蛋白质的重要来源。

第三节　脂　类

一、脂类概述

脂类包括脂肪和类脂,人体脂类总量占体重的10%~20%。

(1)脂肪。甘油三酯(占95%):储能和供能。

(2)类脂。磷脂和固醇类(占5%):细胞膜、神经组织组成成分。

二、脂肪的生理功能

(1)体内脂肪生理功能:储存和提供能量,保温及润滑作用,节约蛋白质作用,机体构成成分,脂肪组织内分泌功能。

(2)食物中脂肪的作用:增加饱腹感,改善食物的感官性状,提供脂溶性维生素。

三、脂肪酸的分类及生理功能

1.脂肪酸的分类

脂肪酸按照碳链长短分为长链脂肪酸、中链脂肪酸和短链脂肪酸,按照饱和度分为饱和脂肪酸、不饱和脂肪酸,按照空间结构分为顺式脂肪酸和反式脂肪酸。

2.脂肪的酸生理功能

必需脂肪酸生理功能包括构成磷脂的组成成分、前列腺素合成的前体、参与胆固醇代谢。

四、类脂的分类及生理功能

1.类脂的分类

类脂包括磷脂及固醇类,前者主要有磷酸甘油酯、神经鞘酯,在脑神经组织和肝脏中含量丰富;后者主要为胆固醇和植物固醇。

2.磷脂的生理功能

(1)提供能量。

(2)细胞膜成分。

(3)乳化剂作用。

(4)改善心血管作用。

(5)改善神经系统功能。

五、膳食脂肪的营养学评价

膳食脂肪营养价值可从脂肪消化率、必需脂肪酸含量、各种脂肪酸比例、脂溶性维生素含量等方面评价。

六、摄入参考量和食物来源

中国营养学会推荐成人脂肪摄入应占总能量的20%~30%,一般只要注意摄入一定量的植物油,便不会造成脂肪酸的缺乏。蛋黄等食物中富含胆固醇,植物固醇来源于植物油、种子、坚果等食物。

表1-5 部分食物的脂肪含量

食物名称	脂肪含量/(g/100g^{-1})	食物名称	脂肪含量/(g/100g^{-1})
猪肉(肥)	88.6	鸡腿	13.0
猪肉(肥瘦)	37.0	鸭	19.7
猪肉(后臀尖)	30.8	草鱼	5.2
猪肉(后肘)	28.0	带鱼	4.9
猪肉(里脊)	7.9	黄鱼(大黄花鱼)	2.5
猪蹄	18.8	海鳗	5.0
猪肝	3.5	鲤鱼	4.1
猪大肠	18.7	鸡蛋	8.8
牛肉(瘦)	2.3	鸡蛋黄	28.2
羊肉(瘦)	3.9	鸭蛋	13.0
鹌鹑	3.1	核桃(干)	58.8
鸡	9.4	花生(炒)	48.0
鸡翅	11.8	葵花籽(炒)	52.8

第四节 碳水化合物

碳水化合物是最早被发现的营养素之一,广泛存在于动植物中,是人类膳食能量的主要来源。

一、碳水化合物分类及生理功能

1.分类

FAO/WHO 于 1998 年根据其化学结构及生理作用,将碳水化合物分为糖、寡糖、多糖,如表 1-6 所示。

表 1-6 主要膳食碳水化合物分类和组成

分类(DP)	亚组	组成
糖(1~2 个单糖)	单糖	葡萄糖、半乳糖、果糖
	双糖	蔗糖、乳糖、麦芽糖
	糖醇	山梨醇、甘露醇
寡糖(3~9 个单糖)	异麦芽低聚寡糖	麦芽糊精
	其他寡糖	棉籽糖、水苏糖、低聚果糖
多糖(>10 个单糖)	淀粉	直链淀粉、支链淀粉、变性淀粉
	非淀粉多糖	纤维素、半纤维素、果胶、亲水胶质物

2.碳水化合物的生理功能

(1)提供能量。

(2)构成组织结构及生理活性物质。

(3)血糖调节作用。

(4)节约蛋白质作用及抗生酮作用。

二、膳食纤维

膳食纤维主要包括纤维素、木质素、果胶、抗性淀粉等,以及其他不被消化的碳水化合物。膳食纤维有促进肠道健康功能,能够增加饱腹感、促进排便、降低血糖及血胆固醇、改变肠道菌群。

三、食物血糖生糖指数

食物血糖生糖指数简称生糖指数（DI），反映食物引起人体血糖升高程度的指标，是人体进食后机体血糖生成的应答状况。可作为糖尿病患者选择糖类食物的参考依据，也可广泛用于高血压患者和肥胖者的膳食管理、居民营养教育等。

表1-7　常见食物的血糖生成指数

食物名称	DI	食物名称	DI	食物名称	DI
馒头	88.1	马铃薯（煮）	66.4	可乐	40.3
白面包	87.9	大麦粉	66.0	扁豆	38.0
大米饭	83.2	菠萝	66.0	梨	36.0
面条	81.6	荞麦面条	59.3	苹果	36.0
烙饼	79.6	荞麦	54.0	茗粉	34.5
玉米片	78.5	甘薯（生）	54.0	藕粉	32.6
熟甘薯	76.7	香蕉	52.0	鲜桃	28.0
南瓜	75.0	猕猴桃	52.0	牛奶	27.6
油条	74.9	山药	51.0	绿豆	27.2
西瓜	72.0	酸奶	48.0	四季豆	27.0
胡萝卜	71.0	饼干	47.1	柚子	25.0
小米	71.0	葡萄	43.0	黄豆（浸、泡、煮）	18.0
玉米面	68.0	柑	43.0	花生	14.0

四、参考摄入量

碳水化合物参考摄入量的制定，常用其提供能量占总能量的百分比表示。2013年中国营养学会建议，我国成年人碳水化合物提供能量应占膳食总能量的50%～65%，平均需要量为120g；膳食纤维的适宜摄入量为25～30g/d；添加糖不超过50g/d，最好限制在25g以内。

五、食物来源

富含碳水化合物主要有面粉、大米、玉米、土豆、红薯等食物,粮谷类一般含碳水化合物60%~80%,薯类为15%~29%,豆类为40%~60%。全谷类、蔬菜水果等富含膳食纤维,一般含量在3%以上。

表1-8 常见碳水化合物含量(g/100可食部)

食物种类	碳水化合物	总膳食纤维	淀粉	糖
白糖	99.9	—	—	—
蜂蜜	75.6	—	—	—
小麦	75.2	12.6	61.8	2.1
玉米(黄)	73.0	11.0	7.1	1.6
小米	75.1	8.5	60.0	4.0
大麦	73.3	17.3	62.2	1.8
麸皮	61.4	31.6	75.9	—
粉条	84.2	—	—	—
藕粉	93.0	—	—	—
甘薯	25.2	15.6	5.0	—
土豆	17.2	0.6	16.6	—
芋头	26.2	2.5	1.1	—
黄豆	34.2	15.5	—	—
绿豆	62.0	6.4	—	—
赤小豆	63.4	7.7	—	—
花生	12.5	6.3	6.2	—

第五节　矿物质

一、概述

1. 定义

人体组织中含有各种元素,除了碳、氢、氧和氮组成碳水化合物、脂肪、蛋白质、维生素等有机化合物外,其余元素均称为矿物质。

2. 矿物质特点

(1)不能在体内合成,必须从食物和饮水中摄取。
(2)在体内分布极不均匀。
(3)互相之间有协同或拮抗作用。
(4)某些微量元素在体内虽需要量很少,但其生理剂量和中毒剂量范围较窄,摄入过多易产生毒性作用。

二、钙

钙是人体含量最多的矿物质元素,占成人体重的 1.5% ~ 2%,其中 99% 集中在骨骼和牙齿中。血钙浓度为 2.25 ~ 2.75mmol/L。

1. 生理功能

(1)构成骨骼和牙齿的成分。
(2)维持神经肌肉活动。
(3)血液凝固。
(4)调节机体酶的活动。
(5)促进细胞信息传递。
(6)维持细胞稳定性。

2. 缺乏与过量

婴幼儿和儿童钙缺乏和维生素 D 不足可导致生长发育迟缓,骨软化、骨骼变形,严重时易患佝偻病。中老年人随年龄增加,骨骼脱钙,易患骨质疏松症。过量钙也可引起不良作用,如高钙血症等。

3.参考摄入量

成人钙 RNI 为 800mg/d。

4.食物来源

见下表。

表 1-9 含钙丰富的食物(mg/100g)

食物	含量	食物	含量	食物	含量
虾皮	991	苜蓿	713	酸枣棘	435
虾米	555	荠菜	294	花生仁	284
河虾	325	雪里蕻	230	紫菜	264
泥鳅	299	苋菜	187	海带(湿)	241
红螺	539	乌塌菜	186	黑木耳	247
河蚌	306	油菜薹	156	全脂牛乳粉	676
鲜海参	285	黑芝麻	780	酸奶	118

表 1-10 可吸收钙来源比较

食物 /100mg	含量 /mg	钙吸收率 /100%	食物 /100mg	含量 /mg	钙吸收率 /100%
奶	110	32.1	豆(红豆)	23.5	24.4
奶酪	721	32.1	甘薯	26.8	22.2
酸奶	160	32.1	甘蓝	70	49.3
豆(斑豆)	51.8	26.7	小白菜	90	53.8
豆(白豆)	103	21.8	菠菜	135	5.1

二、磷

1.磷的生理功能

(1)构成骨骼和牙齿的重要成分。
(2)构成细胞成分。
(3)参与能量代谢。
(4)调节酸碱平衡。
(5)组成细胞内第二信使。
(6)酶的重要成分。
(7)调节细胞因子活性。

2.缺乏与过量

早产儿仅以母乳喂养不发生磷缺乏,长期使用大量抗酸药导致低磷血症。甲状腺功能减退、肾功能下降时易致体内磷过量。

体内磷过高导致继发性甲状旁腺功能亢进,增加血液透析患者的死亡风险;引起低钙血症,导致手足抽搐和惊厥。

3.参考摄入量

中国营养学会推荐成人膳食磷 RNI 为 720mg/d。
血液透析患者需低磷饮食,≤800mg/d,最佳 500mg/d。

4.食物来源

磷在食物中分布很广,瘦肉、禽、动物内脏、蛋、鱼、坚果、海带、紫菜、油料种子、豆类等。谷类食物中磷主要以植酸磷形式存在,与钙结合不易吸收。膳食中钙磷比例维持在 2:1 比较好,不宜低于 0.5(牛奶钙磷比例为 1:1,母乳钙磷比例为 1.5:1)。

三、钾

1.钾的生理功能

(1)维持糖、蛋白质的正常代谢。

(2)维持细胞内正常渗透压。

(3)维持神经肌肉的应激性和正常功能。

(4)维持心肌正常功能。

(5)维持细胞内外正常的酸碱平衡和电离子平衡。

2. 缺乏与过量

钾缺乏可使神经肌肉、消化、心血管、泌尿系统等发生功能性或病理性改变,表现为肌无力、瘫痪、心律失常、肾功能障碍等。

钾过量表现为神经肌肉应激性改变,心血管方面为心动过缓甚至心搏骤停。

3. 参考摄入量

中国营养学会推进成人膳食钾的摄入量为2000mg/d。

4. 食物来源

大部分食物都含钾,但蔬菜水果最佳。每100g食物含钾高于800mg以上的食物有紫菜、黄豆、冬菇、赤豆等。

四、钠

1. 钠的生理功能

(1)调节体内水分与渗透压。

(2)维持酸碱平衡。

(3)钠泵。

(4)维持血压正常。

(5)增强神经肌肉兴奋性。

2. 缺乏与过量

缺乏引起低钠血症。

过量引起血压高、水潴留等。

3. 参考摄入量

WHO 标准为 5g/d。

4. 食物来源

动物性食物高于植物性食物。食物如腌制食品、罐头食品、话梅、瓜子、巴旦木等中钠含量高,调料如食盐、味精、鸡精、酱油、蚝油、老抽中钠含量高。

表 1-11 常见食物的钠含量

类别	100g 食物钠含量	食物
高钠	>1g	酱油、味精、鸡精、盐、腐乳、咸菜、虾皮、火腿、香肠
中钠	0.01~1g	猪肉、牛奶、豆腐、白菜、芹菜
低钠	<0.01g	大米、精白面粉、扁豆、苹果、梨、蘑菇、桃、红枣、啤酒

五、铁

1. 生理功能

(1)参与体内氧的运送和组织呼吸过程。

(2)维持正常造血功能。

(3)参与其他重要功能:如参与维持正常的免疫功能。

2. 缺乏与过量

长期膳食铁供给不足,可引起体内铁缺乏或导致缺铁性贫血。

铁过量可诱发突变,与肝脏、结肠、直肠、肺脏、食管、膀胱等多种器官肿瘤有关;铁过量时会增加心血管疾病风险。

3. 参考摄入量

中国营养学会推进成人膳食铁的 RNI 为男性 12mg/d,女性 20mg/d。

4.食物来源

表1-12　含铁高的食物(mg/100g)

食物名称	含量	食物名称	含量	食物名称	含量
荞麦	10.1	黑木耳(干)	97.4	紫菜(干)	54.9
蛏子	33.6	鸭血(白鸭)	30.5	猪肝	22.6
河蚌	26.6	豆腐皮	13.9	芝麻酱	50.3
海参	13.2	虾米	11.0	蘑菇(干)	51.3
鸭肝	23.1	羊血	18.3	扁豆	19.2

第六节　维生素

一、维生素 A

1.生理功能

(1)维生素 A 是构成视觉细胞内感光物质的成分。

(2)细胞生长和分化。

(3)维护上皮组织细胞的健康。

(4)免疫功能。

(5)抗氧化作用:如类胡萝卜素。

(6)抑制肿瘤生长。

2.缺乏与过量

维生素 A 缺乏最早症状是暗适应能力下降,甚至夜盲症、失明,还会引起组织上皮干燥、增生及角化,以及各种症状。

过量服用维生素 A 可引起中毒。

3. 参考摄入量

我国成人维生素 A 推荐摄入量,男性为每天 800μg,女性为每天 700μg。

4. 食物来源

来源于各种动物肝脏、鱼肝油、鱼卵、全奶、奶油、禽蛋等,植物性食物只能提供类胡萝卜素。类胡萝卜素主要存在于深绿色和红黄橙色蔬菜和水果中,如青花菜(即西兰花)、菠菜、苜蓿、空心菜、莴笋叶、芒果、杏子、柿子等。

二、维生素 D

1. 生理功能

(1)促进小肠对钙的吸收。
(2)促进肾小管对钙、磷的重吸收。
(3)通过维生素 D 内分泌系统调节血钙平衡。
(4)对骨细胞呈现多种作用。
(5)参与机体多种机能的调节。

2. 缺乏与过量

缺乏可引起佝偻病、骨质软化症、骨质疏松症、手足痉挛症等。
过量可引起维生素 D 过多症,甚至中毒症状,如食欲缺乏、体重减轻、恶心、呕吐、腹泻、头痛、肾结石等。

3. 参考摄入量

儿童、青少年、成人、孕妇、乳母维生素 D 的 RNI 及 0～1 岁婴儿 AI 均为 10μg/d,65 岁以上老人为 15μg/d。

4. 食物来源

海水鱼、肝脏、蛋黄等动物性食品及鱼肝油制剂中。

三、维生素 B_1

1. 生理功能

(1)辅酶功能:TPP 是维生素 B_1 的重要活性成分,在体内能量代谢中具有重要作用。

(2)非辅酶功能:维生素 B_1 在神经组织中可能具有一种特殊的非酶作用,是胆碱酯酶的抑制剂。

2. 缺乏及过量

硫胺素缺乏可引起脚气病,分成人脚气病、婴儿脚气病。

维生素 B_1 一般不会过量。

3. 参考摄入量

《中国居民膳食营养素参考摄入量》(2013 版)中,维生素 B_1 的 RNI 成年男性为 1.4mg/d,女性为 1.2mg/d。

4. 食物来源

含量丰富的食物有谷类、豆类、干果类等,动物内脏(肝、心、肾)、瘦肉、禽蛋中也较多。

第二章

食物营养

第一节 谷薯类

一、谷类

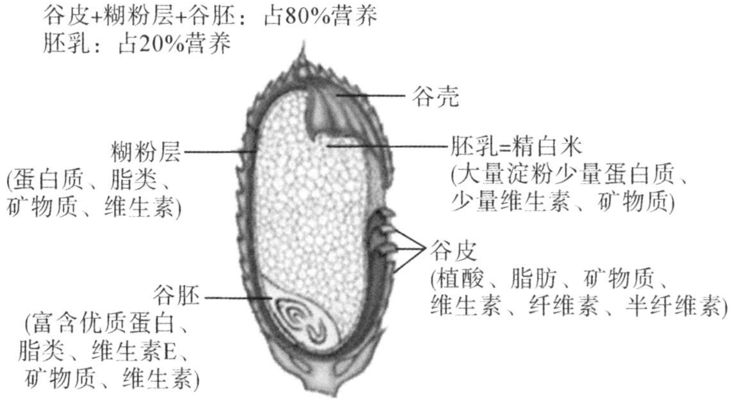

谷皮+糊粉层+谷胚：占80%营养
胚乳：占20%营养

谷壳

糊粉层
(蛋白质、脂类、
矿物质、维生素)

胚乳=精白米
(大量淀粉少量蛋白质、
少量维生素、矿物质)

谷皮
(植酸、脂肪、矿物质、
维生素、纤维素、半纤维素)

谷胚
(富含优质蛋白、
脂类、维生素E、
矿物质、维生素)

图 2-1 谷类结构图

1. 概述

谷类包括稻米、小麦、玉米、大麦、燕麦、黑麦、黑米、高粱、青稞、荞麦、黄米、小米、粟米、薏米等。在我国居民膳食中,50% ~ 60%的能量和50% ~ 55%的蛋白质是由谷类食品提供的,同时谷类食品也是矿物质和 B 族维生素的主要来源。与精制谷物相比,全谷物是指未经精细化加工或虽经碾压、粉碎、压片等加工处理后,仍保留了完整谷粒所具备的谷皮、糊粉层、胚乳、谷胚及其天然营养成分的谷物。全谷物含有全部的天然营养成分,如 B 族维生素、维生素 E、膳食纤维、不饱和脂肪酸、矿物质、植物化学物(植物甾醇、植酸、酚类)等。

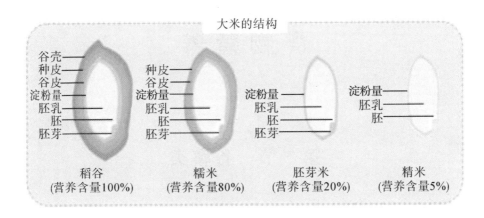

图 2 - 2 稻谷的结构图

2.营养成分

(1)蛋白质:主要在淀粉细胞内,其次是糊粉层和胚,含量在 7.5% ~15% 之间,主要是谷蛋白和醇溶蛋白,其中亮氨酸含量高,赖氨酸含量较低。玉米醇溶蛋白中的赖氨酸含量极少,而亮氨酸含量很高。

(2)碳水化合物:以淀粉为主,全部集中在胚乳的淀粉细胞中,其他各部分不含淀粉。占碳水化合物总量的 90% 左右,其余 10% 为果糖和葡萄糖。

(3)脂肪:含量不高,一般为 2%。玉米胚和小麦胚中含有大量脂肪,多为不饱和脂肪酸,其中亚油酸占 60%,含有少量植物固醇和卵磷脂。

(4)矿物质:含量为 1.5% ~3%,集中在谷皮和糊粉层中。主要是磷,此外还有镁、钾、钠、硫、氯、铁、锰、锌、钼、镍、钴、硼等。磷占 50% 左右,多以植酸钙镁盐形式存在。钙含量为 40 ~80mg/100g,铁只有 1.5 ~3.0mg/100g,多以植酸盐形式存在,消化吸收较差。

(5)膳食纤维:有 3/4 都存在于谷皮中,胚乳中的含量极少。

表2-1 几种谷类的蛋白质组成/%

谷物名称	谷蛋白	球蛋白	醇溶蛋白	谷蛋白
大米	5	10	5	80
小麦	3~5	6~10	40~50	30~40
玉米	4	2	50~55	30~45
高粱	1~8	1~8	50~60	32

3. 谷类食物营养特点

(1)碳水化合物:含量高,以淀粉为主。

(2)蛋白质:含量尚可,质量不高。

(3)膳食纤维:含量高,是主要的提供者。

(4)B族维生素:含量尚可,但加工易损失。

(5)无机盐:主要是磷,钙和铁含量较少。

4. 一些谷类的特殊营养

(1)黑米:云南、陕西、江苏、贵州等地种植,又称红米、血米、紫米等,富含铁、钙、蛋白质、脂肪等。

(2)莜麦:又名燕麦,内蒙古、山西雁北、河北张北等地种植,富含蛋白质、脂肪,尤其是赖氨酸较高。

(3)荞麦:又名三角麦,西北、华北和西南的高寒地区种植,富含铁、钙、蛋白质、铬等。

表2-2 不同出米率大米和不同出粉率小麦的营养组成/%

营养组成	大米出米率			小麦出粉率		
	92%	94%	96%	72%	80%	85%
水分	15.5	15.5	15.5	14.5	14.5	14.5
粗蛋白	6.2	6.6	6.9	8~13	9~14	9~14
粗脂肪	0.8	1.1	1.5	0.8~1.5	1.0~1.6	1.5~2
糖	0.3	0.4	0.6	1.5~2	1.5~2	2~2.5
无机盐	0.6	0.8	1	0.3~0.6	0.6~0.8	0.7~0.9
纤维素	0.3	0.4	0.6	微~0.2	0.2~0.4	0.4~0.9

二、薯类

薯类包括马铃薯(土豆)、甘薯(红薯、山芋)、芋头、木薯和山药。薯类中碳水化合物为25%,蛋白质、脂肪含量较低,马铃薯(即土豆)中钾含量较高。薯类中维生素C含量较谷类丰富。甘薯中含有丰富的纤维素、半纤维素、果胶等,利于促进肠蠕动,预防便秘。在日常生活中,我国居民把马铃薯、芋头当作蔬菜食用。

三、杂豆类

1.概述

杂豆类包括绿豆、赤豆、芸豆、豌豆、小豆、蚕豆、豇豆、小豆等。

2.杂豆类营养价值

(1)蛋白质:杂豆类蛋白质为20%左右,含量低于大豆。但是蛋白质氨基酸模式比谷类好,接近人体需要,富含谷类蛋白质缺乏的赖氨酸,与谷类食物搭配,可起到蛋白质补充作用。

(2)碳水化合物:占50%~60%,主要以淀粉形式存在,制作成凉皮、粉皮、粉条等,其中的蛋白质被去除,营养成分主要是碳水化合物。如粉条淀粉含量为90%,凉粉碳水化合物含量为4.5%,含水95%。

(3)脂肪:含量仅为1%~2%,其营养素含量与谷类比较接近。

(4)维生素和矿物质:杂豆类B族维生素含量比谷类高,富含钙、磷、铁、镁、钾等矿物质。绿豆、赤豆、芸豆、豌豆等传统食用方法为整粒蒸煮或粉碎做馅食用,对全谷物有良好的补充作用。

第二节 大豆及大豆制品

一、概述

大豆按种皮的颜色可分为黄豆、黑豆、青豆。

大豆制品:所有以大豆为原料制作、经过加工制作或精炼提取而得到的产品称为大豆制品。传统大豆制品分为发酵豆制品(包括腐乳、臭豆腐、豆瓣酱、酱油、豆豉)和非发酵食品(包括水豆腐、干豆腐、卤汁豆制品、油炸豆制品、熏制豆制品、炸卤豆制品、冷冻豆制品、干燥豆制品)。发酵豆制品的生产均需经过一个或几个特殊的生物发酵过程,产品具有特殊的形态和风味,大豆经发酵工艺可做成豆腐乳、豆瓣酱、豆豉等,易于消化吸收,某些营养素含量增加,如豆豉中的核黄素明显升高。非发酵食品的生产基本上都经过清洗、浸泡、磨浆、除渣、煮浆及成形工序,产品的物态属于蛋白质凝胶。

新兴大豆制品分为油脂类制品(包括大豆磷脂、精炼大豆油、色拉油、人造奶油、起酥油)、蛋白类制品(包括脱脂大豆粉、浓缩大豆蛋白、分离大豆蛋白、组织大豆蛋白、大豆蛋白发泡粉)和全豆类制品(豆腐、豆腐晶、豆腐粉、豆腐冰激凌、豆腐冰棍),是膳食中优质蛋白质的主要来源。

二、大豆的营养价值

1. 蛋白质

含量为 35% ~ 40%,属于优质蛋白质。大豆蛋白由球蛋白、谷蛋白、清蛋白、醇溶蛋白组成。赖氨酸含量较多,氨基酸模型好。

2. 脂肪

含量为 15% ~ 20%,以黑豆和黄豆较高,常用来榨油,是我国居民主要的烹调用油。多为不饱和脂肪酸,占 85%,其中油酸含量为 32% ~ 36%,亚油酸为 52% ~ 57%,亚麻酸为 2% ~ 10%,磷脂占 1.64%。

3. 碳水化合物

大豆中碳水化合物含量为 25% ~ 30%,几乎不含淀粉。另外,50% 如水苏糖、棉籽糖等低聚糖不能为人体消化吸收,存在于大豆细胞壁中,在大肠内被细菌发酵产气而引起胀气,又称胀气因子。但同时这些又是双歧杆菌因子,对人类的长寿有不小贡献,目前已用于饮料、酸奶、面包等多种食物中。其他商品也有用到的,如牙膏。

4.矿物质和维生素

大豆中维生素 B_1、维生素 B_2、维生素 E 等含量较高,含有丰富的钙、铁等。

5.抗营养因子及植物化学物

(1)蛋白酶抑制剂。存在最广泛的是胰蛋白酶抑制剂,或称抗胰蛋白酶因子,生豆粉中含有此种因子。对人胰蛋白酶活性可有部分抑制作用,对动物生长产生一定影响。采用常压蒸汽加热 30min,或 1kg 压力蒸汽加热 15～20min,可破坏此种物质。

(2)豆腥味。将豆类加热、煮熟、烧透即可去除豆腥味。

(3)植物红细胞凝集素。能凝集人和动物红细胞的蛋白质,也是一种影响动物生长的因素,加热可破坏。

(4)皂苷类和黄酮类。大豆含皂苷 1%～3%(按干豆计),此类物质具有抗氧化、降低血脂和血胆固醇的作用。大豆异黄酮还具有雌激素作用以及抗溶血、抗真菌和抗细菌等作用。

(5)植酸。能与锌、钙、镁、铁等元素螯合,影响其吸收利用。大豆发芽时,植酸酶的活性增强,分解植酸,可提高大豆中铁、锌、钙、镁等的生物利用率。

三、豆制品营养价值

1.豆浆

将大豆用水泡后磨碎、过滤、煮沸而成,易于消化吸收,是多种营养素含量丰富的传统食品,其营养成分因为制作过程中加水量的不同而有差异。豆浆中蛋白质含量与牛奶相当,含有丰富的植物甾醇,易于消化吸收,适合心血管患者及老年人饮用,其饱和脂肪酸、碳水化合物含量低于牛奶,不含胆固醇,且钙、锌、硒、维生素 A、维生素 B_2 的含量比牛奶低,尤其是钙。

2.豆腐

大豆经过浸泡、磨浆、过滤、煮浆等工序加工而成的产品,蛋白质的消化率由大豆的 65% 提高到 92%～96%,从而提高了大豆的营养价值。其中蛋白质含量 5%～6%,脂肪 0.8%～1.3%,碳水化合物 2.8%～3.4%,钙和维生素 B_1

比较丰富。

3.豆腐干

由于加工过程中除掉了大量水分,营养成分被浓缩;豆腐丝、豆腐皮、百叶的水分更低,蛋白质达 20% ~45%。

4.发酵豆制品

包括酱油、豆豉、腐乳、豆瓣酱等,制作过程中因发酵使蛋白质部分降解而更易于吸收;产生游离氨基酸,使得口味鲜美;B 族维生素含量增高等。

5.大豆蛋白制品

主要有 4 种,包括大豆分离蛋白(蛋白质含量约为 90%)、大豆浓缩蛋白(蛋白质含量约为 65%)、大豆组织蛋白、油料粕粉。以上 4 种大豆蛋白制品,其氨基酸组成和蛋白质功效比值较好。

第三节　奶及奶类食品

一、概述

奶类包括牛奶、羊奶和马奶,人们食用最多的是牛奶。奶制品是以奶为原料,经浓缩、发酵等工艺制成的产品,如奶粉、酸奶及炼乳。

二、奶类食品的营养价值

1.消毒鲜奶

消毒牛奶是将新鲜生牛奶经过过滤、加热杀菌后分装出售的液态奶。消毒牛奶除维生素 B_1 和维生素 C 有损失外,营养价值与新鲜生牛奶差别不大。

表2-3 不同乳中主要营养素含量比较(每100g)

营养成分	人乳	牛乳	羊乳
水分/g	87.6	89.8	88.9
蛋白质/g	1.3	3.0	1.5
脂肪/g	3.4	3.2	3.5
碳水化合物/g	7.4	3.4	5.4
热能/kJ	272	226	247
钙/mg	30	104	82
磷/mg	13	73	98
铁/mg	0.1	0.3	0.5
视黄醇当量/μg	11	2.4	8.4
硫胺素/mg	0.01	0.03	0.04
核黄素/mg	0.05	0.14	0.12
烟酸/mg	0.20	0.10	2.10
抗坏血酸/mg	5.0	1.0	—

(1)蛋白质:含量约为3%,消化吸收率为87%~89%,属优质蛋白,主要为酪蛋白,其次为乳白蛋白和乳球蛋白。在正常酸度(pH值为6.6)下,酪蛋白与钙、磷等结合,形成酪蛋白胶粒,在奶中以胶体悬浮液存在。

(2)脂肪:含量约为4%,呈较小的微粒分散于乳浆中,易消化吸收。乳脂中油酸含量占30%,亚油酸和亚麻酸分别占5.3%和2.1%。

(3)碳水化合物:主要为乳糖,其含量为3.4%~7.4%。人乳中含乳糖最高,牛乳最少,羊乳居中。乳糖有调节胃酸、促进胃肠蠕动、有利于钙吸收和消化液分泌的作用。有的人喝牛奶后发生腹痛、腹泻等,是因为肠道缺乏乳糖酶所致,称为乳糖不耐症。

(4)无机盐:为多种无机盐的丰富来源,主要包括钙、磷、镁、钾等,此外还有硫、锌和锰等,它们大部分与有机酸和无机酸结合成盐类。其中钙含量最丰富,容易被消化吸收。牛奶中铁含量很低,1L中仅含3mg,如以牛奶喂养婴儿,应同时补充含铁高的食物。

(5)维生素:含维生素 A(24μg%)、维生素 B_1(0.03mg%)和维生素 C(1mg%)。奶中维生素的含量,随乳牛饲养条件和季节有一定的变化,当乳牛吃青饲料时,其维生素 A 和 C 的含量较春季喂干饲料时期明显增加。奶中维生素 D 含量不高,但夏季日照多时,其含量有一定的增加。

2.配方奶粉(调制奶粉)

(1)婴儿配方奶粉:参照母乳的营养组成成分,以牛奶粉或羊奶粉为基础,添加营养素配制而成。

(2)成人配方奶粉:参照成人营养特点,对牛奶粉或羊奶粉调整营养成分配制而成。

3.酸奶

酸奶是一种发酵奶制品,是以消毒牛奶、脱脂奶、全脂奶粉、脱脂奶粉或炼乳等为原料接种乳酸菌,经过不同工艺发酵而成,其中以酸牛奶最为常见。奶经过乳酸菌发酵后,乳糖变成乳酸,蛋白质凝固,游离氨基酸和肽增加,脂肪不同程度地水解,形成独特的风味,营养价值更高,如蛋白质的生物价从 85 提高到 87.3,叶酸含量增加 1 倍。酸奶更易消化吸收。

4.全脂奶粉

根据鲜奶是否脱脂,分为全脂奶粉和脱脂奶粉。

5.奶油

有 3 种类型,分别为稀奶油、奶油(黄油)、无水奶油(无水黄油)。

6.奶酪

是一种营养价值较高的发酵乳制品。

7.婴儿配方食品

(1)乳基婴儿配方食品。指以乳类及乳蛋白制品为主要原料,加入适量的维生素、矿物质和/或其他成分,仅用物理方法生产加工制成的液态或粉状产品。适用于正常婴儿食用,其能量和营养成分能够满足 0 ~ 6 月龄婴儿的正常营养需要。

(2)豆基婴儿配方食品。指以大豆及大豆蛋白制品为主要原料,加入适量的维生素、矿物质和/或其他成分,仅用物理方法生产加工制成的液态或粉状产品。适用于正常婴儿食用,其能量和营养成分能够满足 0 ~ 6 月龄婴儿的正常营养需要。

(3)较大婴儿和幼儿配方食品。以乳类及乳蛋白制品和/或大豆及大豆蛋白制品为主要原料,加入适量的维生素、矿物质和/或其他辅料,仅用物理方法生产加工制成的液态或粉状产品,适用于较大婴儿和幼儿食用,其营养成分能满足正常较大婴儿和幼儿的部分营养需要。

第四节　蔬菜水果类

一、概述

蔬菜和水果含水分、酶类、膳食纤维较多,富含人体必需的维生素、矿物质,含一定量碳水化合物,蛋白质和脂肪含量很少,不到 1% 。由于蔬菜、水果含有多种有机酸、色素和芳香物质等成分,使其具有良好的感官性质。蔬菜按照结构及可食部位分为叶菜类、根茎类、瓜茄类、鲜豆类、花菜类和菌藻类。水果可分为仁果类、核果类、浆果类、柑橘类和瓜果类,新鲜水果的营养价值和新鲜蔬菜相似。

二、蔬菜类的营养价值

(1)含果胶较多。如南瓜、胡萝卜、番茄等。

(2)含糖量较高。如胡萝卜、番茄、甜薯、南瓜等。水果中仁果类(苹果、梨等)以果糖为主,葡萄糖和蔗糖次之;浆果类(葡萄、草莓、猕猴桃等)主要是葡萄糖和果糖;核果类(桃、杏)和柑橘类则以蔗糖含量较多。

(3)无机盐的重要来源。如 Ca、Mg、K、Na 及 Cu 等。有些蔬菜,如菠菜、雪里蕻、胡萝卜、豆角、苋菜及芫荽等含有丰富的钙和铁。一般 100g 绿叶菜可提供 1 ~ 2mg 的铁。

(4)草酸。一些蔬菜如菠菜、牛皮菜、雍菜、洋葱等均含有一定量的草酸,会对钙和铁的吸收和利用产生不利的影响。

(5)硒含量。硒含量较高的有大蒜、芋头、洋葱、土豆、辣椒、毛豆、豆角和蚕豆。

（6）胡萝卜素。各种绿色、橘黄色及红色蔬菜中含量较高。

（7）蔬菜制品。酱腌菜在加工过程中维生素 C、叶酸等营养素损失多，矿物质及部分植物化学物损失不大；冷冻保藏的蔬菜如冷冻豌豆、胡萝卜粒、茭白等，保留了营养素和原有感官性状，又给人们带来了便利。

三、水果类的营养价值

（1）维生素。水果中含量十分丰富，是我国膳食结构中维生素 C 和维生素 A 最主要来源，其他维生素均广泛存在。新鲜深绿色叶菜类维生素 C 含量一般在 30mg 以上，含维生素 C 最丰富的有鲜枣、山楂、鲜荔枝及柑橘等。仁果及核果类（如梨、苹果、桃及杏等）维生素 C 均在 10mg 以下。

（2）胡萝卜素和番茄红素。水果中含量较高的有芒果、柑橘类、杏、柿等，其他果类（苹果、梨、桃等）含量则很低。瓜果类如西瓜、香瓜、哈密瓜等主要含类胡萝卜素，其中西瓜主要含番茄红素。

（3）芳香物质、色素和有机酸。水果中含有各种芳香物质，能赋予食物香味，刺激食欲，有助于食物的消化吸收，包括苹果酸、柠檬酸和酒石酸等，使食物具有一定的酸味，可刺激消化液的分泌，有助于食物的消化，且使食物保持一定的酸度，对维生素 C 的稳定性具有保护作用。

四、蔬菜、水果的营养特点

（1）含无机盐、某些维生素、膳食纤维和有机酸等。

（2）含淀粉较高的有各种芋类、薯类及藕。薯类在某些地区人们的膳食中占有较大的比重，成为能量的重要供给来源。

第五节　禽畜肉、鱼、蛋类

一、概述

畜肉、禽肉和鱼类属于动物性食物，为人体提供优质蛋白质、脂肪、矿物质和部分维生素，可加工成各种制品和菜肴，是人类重要的食物资源。

二、肉和鱼类营养价值

1. 蛋白质

含量为 10% ~20%。鱼类肌肉的肌纤维较细短,间质蛋白较少,水分含量较高,故组织柔软细嫩,比畜、禽肉更易消化。蛋白质利用率高达 85% ~90%,营养价值较高。

2. 脂肪

含量为 10% ~36%,肥肉可高达 80%。其在动物体内的分布,随肥瘦程度、部位有很大的差异。

(1)畜肉脂肪以饱和脂肪为主,禽肉含较多亚油酸。

(2)鱼脂肪多由不饱和脂肪酸组成,含量为 1% ~11%,消化吸收率达 95% 左右。

(3)海鱼中不饱和脂肪酸高达 70% ~80%。用鱼的多不饱和脂肪酸防治动脉粥样硬化和冠心病有较明显的效果。

(4)鱼类胆固醇含量一般为 60 ~114mg,鱼子含量较高,为 354 ~934mg,虾蟹类为 101 ~266mg,虾子高达 940mg,蟹黄为 466mg。

3. 无机盐

含量为 0.6% ~1.2%,其中钙含量较低,约为 7.9mg%。肉类铁的存在形式主要为血红素铁,生物利用率高,不受食物中其他因素的干扰。鱼类含无机盐一般为 1.1% ~2.6%,稍高于肉类,是钙的良好来源。虾皮中含钙量很高,一般为 991mg。海产品中含有丰富的碘。

4. 维生素

畜肉中所含维生素比较低,每 100g 畜肉 B 族维生素中 B_1 含量约为 0.03mg。

三、蛋类的营养价值

蛋类包括鸡蛋、鸭蛋、鹅蛋、鸽蛋和鹌鹑蛋等,食用最高、销量最大的是鸡蛋。蛋制品是以蛋类为原料加工制成的产品,如皮蛋、咸蛋、冰蛋、干全蛋粉、干蛋黄粉、干蛋清粉等。

表2-4　蛋类各部分的主要营养素含量

营养成分	全蛋	蛋清	蛋黄
水分/(g·100g^{-1})	74.1	84.4	51.5
蛋白质/(g·100g^{-1})	13.3	11.6	15.2
脂类/(g·100g^{-1})	8.8	0.1	28.2
碳水化合物/(g·100g^{-1})	2.8	3.1	3.4
钙/(mg·100g^{-1})	56	9	112
铁/(mg·100g^{-1})	2	1.6	6.5
锌/(mg·100g^{-1})	1.10	0.02	3.79
硒/(μg·100g^{-1})	14.34	6.97	27.01
视黄醇当量/(ug·100g^{-1})	234	—	438
硫胺素/(mg·100g^{-1})	0.11	0.04	0.33
核黄素/(mg·100g^{-1})	0.27	0.31	0.29
烟酸/(mg·100g^{-1})	0.2	0.2	0.1

1. 蛋白质

含量基本相似,全蛋为12%,蛋黄高于蛋清。加工成咸蛋、松花蛋后无明显变化。蛋类蛋白质氨基酸组成与人体需要接近,营养价值很高,常被作为标准蛋白。

蛋黄中蛋白质主要是卵黄磷蛋白和卵黄球蛋白。蛋清主要是蛋白质(卵清蛋白、卵伴清蛋白、卵黏蛋白、卵胶黏蛋白、卵类黏蛋白、卵球蛋白),生物学价值达95%以上,也是核黄素的较好来源。生蛋清中含有抗生物素(维生素H)和抗胰蛋白酶。

2. 脂肪

蛋清中脂肪很少,主要集中在蛋黄,占98%。甘油三酯占蛋黄中脂肪的62%~65%,磷脂占30%~33%,固醇占4%~5%。蛋黄是磷脂(主要是卵磷脂、脑磷脂、神经鞘磷脂)良好的食物来源,卵磷脂具有降低胆固醇的作用,能促进脂溶性维生素的吸收。

3.无机盐和维生素

蛋黄主要含钙、磷、铁及维生素 A、D、B$_1$ 和 B$_2$,维生素 D 的含量随季节、饲料组成和鸡受光照时间的长短有一定的变化。铁因有卵黄高磷蛋白的干扰,其吸收率只有 3%。

四、蛋制品的营养价值

新鲜蛋类加工制成蛋制品,微量营养素含量受到影响。如皮蛋中 B 族维生素损失较大,铅含量增加,维生素 A、D 影响不大;咸蛋中钠含量增加;糟蛋中钙含量增加等。

五、动物性食品的营养特点

(1)蛋白质。含量为 10% ～20%,利用率高达 85% ～90%,营养价值较高,是优质蛋白质。

(2)脂肪。以饱和脂肪为主,禽肉含较多的亚油酸。

(3)无机盐。如钙、铁易吸收。

第六节　坚果类

一、概述

坚果类指多种富含油脂的种子类食物,如花生、核桃、瓜子、开心果、腰果、松子、杏仁等,富含蛋白质、脂肪、矿物质和维生素 E。

二、坚果类营养特点

(1)蛋白质。蛋白质含量为 12% ～25%,必需氨基酸含量低。

(2)脂肪。脂肪含量为 44% ～70%,主要是不饱和脂肪酸。

(3)碳水化合物。碳水化合物含量因不同种类而异,如栗子为 77.2%,核桃为 9.6%。

(4)微量营养素。矿物质丰富,含有大量维生素 E 和硒等具有抗氧化作用的营养成分。如核桃、榛子、栗子等富含维生素 E、B 族维生素、钾、钙、锌和铁等。

第七节 其他

一、菌藻类

香菇中含有香菇嘌呤,有降血脂作用;黑木耳能抗血小板凝聚,有助于防治动脉粥样硬化;海带中褐藻酸钠盐有预防白血病作用。

二、新食品原料

又称新资源食品,指新研制、新发现、新引进的无食用习惯的符合食品基本要求,对人体无毒无害的物品。卫健委已经批准了多项新资源食品,如仙人掌、金花茶、芦荟、双歧杆菌、嗜酸乳杆菌等。

第二篇

临床实践篇

第三章

临 床 营 养

　　临床营养又称患者营养,是研究人体处于各种病理状态下的营养需求和营养输注途径的科学。疾病的营养治疗是现代综合治疗的重要组成部分。

　　营养治疗的步骤分为营养筛查、营养评估、营养干预和营养评价。

第一节　营养筛查

　　营养筛查工具有营养风险筛查评估表(Nutrition Risk Screening 2002,NRS 2002)和微型营养评定法(Mini Nutritional Assessment,MNA)。NRS 2002 是欧洲肠外肠内营养学会推荐使用的住院患者营养风险筛查量表,分初评和总评,总评包括 3 个部分,即疾病严重程度评分 + 营养状态评分 + 年龄评分。MNA 是 Guigoz 等在 20 世纪 90 年代创立和发展、专门评价老年人营养状况的微型营养评价法,此方法在国外已得到广泛应用,既是营养筛选工具,又是评估工具。

一、营养风险筛查

　　营养风险筛查评估表由欧洲肠外肠内营养学会(ESPEN)于 2003 年制定,结合疾病严重程度分级、营养缺失程度及年龄三方面进行营养风险筛查,适用于所有人群。

1. NRS 2002 内容

　　包括 4 个方面的内容,分别是:①人体测量;②疾病结局与营养支持的关系;③近期体重变化;④近期营养摄入变化。此表分初评(见附表1)和总评(见附表2)两部分。

2. NRS 2002 初评表

初评表包括4个问题,分别是:①BMI < 20.5? ②在过去3个月有体重下降吗? ③在过去1周内有摄食减少吗? ④有严重疾病吗(如ICU治疗)? 如果以上任一问题回答"是",即进行NRS 2002总评。如果所有问题回答"否",每周复筛1次。如患者计划接受较大手术治疗,建议进行预防性营养治疗计划。

3. NRS 2002 总评表

总评表包括营养状态受损评分、疾病严重程度评分、年龄评分三部分。疾病严重程度的说明如下。

1分:慢性疾病患者因出现并发症而住院治疗。患者虚弱但不需卧床,蛋白质需要量略有增加,但可以通过口服和补充剂来弥补。

2分:患者需要卧床,如腹部大手术后,蛋白质需要量相应增加,但大多数人仍可以通过人工营养得到恢复。

3分:患者在加强病房中靠机械通气支持,蛋白质需要量增加且不能被人工营养支持所弥补,但是通过人工营养可以使蛋白质分解和氮丢失明显减少。

总分≥3分患者处于营养风险,开始制定营养计划;总分 < 3分患者暂无营养风险,每周复查营养风险筛查。

二、微型营养评估

20世纪90年代,Guigoz等创立和发展了专门评价老年人营养状况的微型营养评估方法。此法在国外已得到广泛应用,既是营养风险筛选工具,又是营养评估工具。内容包括人体测量、饮食评价、整体评定和自我评定4个方面。

人体测量:BMI、上臂肌围、小腿围、近3个月体重丢失4项。

(1)饮食评价。食欲、餐次、食物类型及液体摄入量、自主进食情况等6项。

(2)整体评定。生活类型、医疗及疾病情况、用药情况、活动能力、神经精神疾病等6项。

(3)自我评定。对自身健康及营养状况的评价2项。

一般评估得分(小计满分 16)与营养筛查得分(小计满分 14)合计为 MNA 总分(量表总分 30),共 18 项总分 30 分。

评分标准:MNA 值 >24,提示营养状况良好;17≤MNA 值≤24,提示潜在营养不良;MNA 值 <17,提示营养不良。

三、微型营养评估简表(MNA – SF)

为更进一步简化 MNA,2001 年 Rubenstein 等人将 MNA 量表中 18 条项目与 MNA 结果进行相关分析,得到 6 条相关性很强的条目:①BMI <23;②最近体重下降 >1kg;③急性疾病或应激;④卧床与否;⑤痴呆或抑郁;⑥食欲下降或进食困难,以上 6 条组成最简便的 MNA – SF。因其与 MNA 有很好的相关性、灵敏度和特异度,指标容易测量,即作为 MNA 的初筛试验评分标准。MNA – SF值 <11 有营养不良风险(表 3 – 1)。

表 3 – 1　微型营养评定法 MNA – SF

序号	指标	分值			
1	近 3 个月体重丢失	>3kg,0 分	不知道,1 分	1 ~3kg,2 分	无,3 分
2	BMI	<19,0 分	19 ~21,1 分	21 ~23,2 分	>23,3 分
3	近 3 个月有应激或急性病	否,0 分	是,2 分		
4	活动能力	卧床, 0 分	能活动但不愿意,1 分	外出活动,2 分	
5	精神疾病	严重痴呆抑郁,0 分	轻度痴呆,1 分	没有,2 分	
6	近 3 个月食欲减退、消化不良、咀嚼吞咽困难等	食欲严重减退,0 分	食欲轻度减退,1 分	无这些症状,2 分	
MNA – SF 分级标准(总分 14 分):总分≥11 表示营养状况良好,总分 <11 提示营养不良					

病例 1:患者,女性,71 岁,维持性血液透析 7 年。身高 1.61m,体重44.5kg(6 个月前体重 58kg,3 个月前体重 52kg),BMI 为 17.61;间断腹泻半年,食欲减退,进食量比原来减少 50% ~75%;血清白蛋白 20g/L,总蛋白 52g/L。

NRS 2002 评分为 6 分,MNA – SF 评分为 7 分。

四、营养不良通用筛检工具

营养不良通用筛检工具(Malnutrition Universal Screening, MUST)包括BMI、最近体重丢失、摄食不足 >5d。

评分标准:总分 =0,提示低营养风险;总分 =1,提示中等营养风险,需进行营养教育并重复筛查;总分 >1,提示高营养风险,需接受营养干预。

第二节　营养评估

营养评估一般包括膳食调查、人体测量、生化检查、综合营养评定。

一、膳食调查

包括饮食史、膳食种类、膳食摄入量和胃肠道症状。

1. 目的

了解在一定时间,调查对象通过膳食所摄取的能量和各种营养素的数量和质量,借此评定正常营养需要得到满足的程度。膳食调查结果用于进行营养咨询、营养改善、膳食指导等。

2. 方法

有称量法(或称重法)、记账法、询问法、化学分析法、食物频率法(分定性、定量)。询问法包括膳食回顾法和膳食史回顾法,24h 膳食回顾法最常用,一般采取 3d 连续调查方法。

(1)称量法(或称重法):称量法是对家庭或个人一日三餐中每餐各种食物的食用量进行称重,计算每人每天各种营养素的平均摄入量,分别记录食物的名称重量(毛重、净重、熟重、生熟比例、就餐人数、每人食物消耗量、营养素摄入量)等。

(2)询问法:包括膳食史法和24h 膳食回顾法。

膳食史法是评估食物摄入量与膳食模式,用于营养流行病调研,是一种比较抽象的方法。

24h 膳食回顾法在临床较为常用,适用于个体食物消耗状况调查,一般在 7～75 岁人群中使用。24h 膳食回顾法记录调查对象 1d 摄入的所有食物名称以及估算的重量,利用饮食分析软件计算出患者平均每天的营养摄入量,包括总热量、蛋白质、脂肪、碳水化合物、矿物质等,与供给量标准进行比较,结合病情,调整饮食摄入。

优缺点:优点是简单、快速,患者不会改变其饮食习惯;缺点是依靠记忆获得信息,且 1d 内摄食不具代表性,资料准确性不够。因此临床上经常采用 3d 饮食记录,包括 1d 周末和 2d 周内。饮食内容包括记录一日三餐及平时加餐所摄入食物的数量种类,如主食、水果、蔬菜、奶类、豆类、鱼禽、畜类、油脂、坚果及酒水类等。液体食物以毫升为单位,固体食物以克为单位记录,务必注明食物是熟重还是生重。依据记录的数据中实际摄入量,与推荐摄入量进行比较,如能量的摄入量是否不足,其蛋白质、脂肪、碳水化合物、钙、铁等的摄入量是否满足机体需要,与推荐摄入量相差多少,并分析原因,提出改善措施,制定针对性的食谱(见表 3 - 2、表 3 - 3、表 3 - 4)。

表 3 - 2　膳食调查表

第一天　2020 年　　　月　　　日

医院:　　　　　科室:　　　　　床号:　　　　　姓名:　　　　　住院号:

		菜肴名称	食物成分	食物估量(注明生熟)/(g·mL^{-1})
上午	早餐			
	加餐			

表 3 -2(续)

		菜肴名称	食物成分	食物估量(注明生熟)/(g·mL⁻¹)
中午	午餐			
	加餐			
晚上	晚餐			
	加餐			

表 3 -3 3d 所摄入的食物量及其营养统计

食物	总量	能量	蛋白质	脂肪	碳水化合物	钙	铁
燕麦							
高钙高铁奶粉							
粳米							
瘦肉							
鸡蛋							
西兰花							
青菜							

表 3-3(续)

食物	总量	能量	蛋白质	脂肪	碳水化合物	钙	铁
面							
西红柿							
豆角							
鸭肉							
酸奶							
鸡肉							
红枣							
糯米							
冬菇							
豆干							
3d 总计							
平均 1d							

表 3-4　评价膳食营养

评价项目	能量	蛋白质	脂肪	碳水化合物	钙	铁
DRIs	2400	93.3	69.1	373.3	800	15
实际摄入量	870.47	39.37	21.3	84	530.07	12.23
比值/%	36.27	42.19	30.8	22.5	66.25	81.53

二、人体测量

人体测量可以很好地反映营养状况、体格大小和生长速度,是营养状况的灵敏指标,且方法简单,可重复进行,前后对照,敏感性为 90%。对透析、肿瘤、老年等慢性病患者营养状况进行长期观察,可反映其营养状况的变化。

1. 体重

体重指身体所有器官重量的总和,是营养评价中最简单、最直接、最可靠的营养评价指标之一。体重是反映和衡量一个人健康状况的重要标志,体重的变化会直接反映身体长期的热量平衡状态。实际体重在标准体重 10% 左右为正常体重,低于 20% 为消瘦,高于 20% 为肥胖。

（1）理想体重：也称为标准体重。理想体重是以身高为基础，按一定比例系数推算出的相应的体重值。计算公式如下：

公式一（Broca 改良公式）：理想体重（kg）＝身高（cm）－105。

公式二（平田公式）：

理想体重（kg）＝［身高（cm）－100］×0.9（男性）；

理想体重（kg）＝［身高（cm）－100］×0.85（女性）。

（2）国际标准体重计算公式（WHO）

男性标准体重：身高（cm）－105＝标准体重（kg）；

女性标准体重：身高（cm）－110＝标准体重（kg）。

（3）中国人标准体重：2008 年军事科学院推出计算中国人标准体重的方法。

表 3 – 5　中国正常北方人标准体重表/kg

身高/cm	年龄/岁							
	15～19	20～24	25～29	30～34	35～39	40～44	45～49	50～60
153	46.5	48.0	49.1	50.3	51.1	52.0	52.4	52.4
155	47.3	49.0	50.1	51.2	52.0	53.2	53.4	53.4
157	48.2	50.0	51.3	52.1	52.8	54.1	54.5	54.5
159	49.4	51.0	52.3	53.1	53.9	55.4	55.7	55.7
161	50.5	52.1	53.3	54.3	55.2	56.6	57.0	57.0
163	51.7	53.3	54.5	55.5	56.6	58.0	58.5	58.5
165	53.0	54.5	55.6	56.9	58.1	59.4	60.0	60.0
167	54.7	55.9	56.9	58.4	59.5	60.9	61.5	61.5
169	55.4	57.3	58.4	59.8	61.0	62.6	63.1	63.1
171	56.8	58.8	59.9	61.3	62.5	63.4	64.6	64.6
173	58.2	60.2	61.3	62.8	64.1	65.9	66.3	66.3
175	59.5	61.7	62.9	64.5	65.9	67.7	68.4	68.4
177	61.4	63.3	64.6	66.5	67.7	69.5	70.4	70.5
179	63.1	64.9	66.4	68.4	69.7	71.3	72.3	72.6
181	65.0	66.6	68.4	70.4	71.8	73.2	74.4	74.7
183	66.5	68.3	70.4	72.7	74.0	75.2	77.1	77.4

中国北方人标准体重 = [身高(cm) - 150] × 0.6 + 50(kg)；

中国南方人标准体重 = [身高(cm) - 150] × 0.6 + 48(kg)。

(4)干体重:是指清除患者体内多余水分后的体重。干体重时患者感觉舒适,血压平稳,身体外周无水肿,无心悸气促,胸腹腔无积水,心脏无扩大。总之,干体重是患者无脱水、无水潴留,水不多也不少。

(5)体重测量法。使用杠杆秤测量:婴儿用载重 10 ~ 15kg 盘式杠杆秤测量,1 ~ 3 岁的幼儿用载重 20 ~ 30kg 坐式杠杆秤测量,3 ~ 7 岁小儿使用载重 50kg 杠杆秤测量,7 岁以上用载重 100kg 站式杠杆秤测量,坐轮椅患者使用专门的体重计,卧床患者使用电子床称和吊臂称测量。

表 3-6 中国正常南方人标准体重表/kg

身高/cm	年龄/岁							
	15 ~ 19	20 ~ 24	25 ~ 29	30 ~ 34	35 ~ 39	40 ~ 44	45 ~ 49	50 ~ 60
153	44.0	45.5	46.6	47.8	48.6	49.5	49.9	49.9
155	44.8	46.5	47.6	48.7	49.5	50.7	50.9	50.9
157	45.7	47.5	48.8	49.6	50.3	51.6	52.0	52.0
159	46.9	48.5	49.8	50.6	51.4	52.9	53.2	53.2
161	48.0	49.6	50.8	51.8	52.7	54.1	54.5	54.5
163	49.2	50.8	52.0	53.0	54.1	55.5	56.0	56.0
165	50.5	52.0	53.1	54.4	55.6	56.9	57.5	57.5
167	51.6	53.4	54.4	55.9	57.0	58.4	59.0	59.0
169	52.9	54.8	55.9	57.3	58.5	60.1	60.6	60.6
171	54.3	56.3	57.4	58.8	60.0	61.6	62.1	62.1
173	55.7	57.7	58.8	60.3	61.6	63.4	63.8	63.8
175	57.0	59.2	60.4	62.0	63.4	65.2	65.9	65.9
177	58.9	60.8	62.1	64.0	65.2	67.0	67.9	68.0
179	60.6	62.4	63.9	65.9	67.2	68.8	69.8	70.1
181	62.5	64.1	65.9	67.9	69.3	70.7	71.9	72.5
183	64.0	65.8	67.9	70.2	71.5	72.7	74.6	74.9

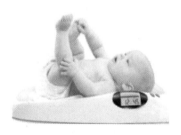
图3-1　婴儿测量体重图

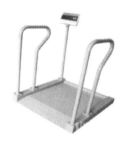
图3-2　坐轮椅患者专用体重计

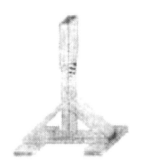

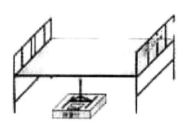

图3-3　支架及病床测量体重示意图

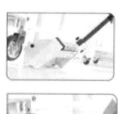

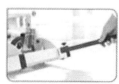

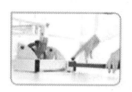

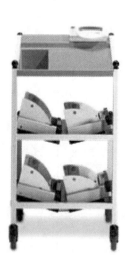

图3-4　电子床称

2.身高(长)

(1)身长:3岁以下儿童要测量身长,使用卧式量板(或量床)测量。

（2）身高:使用身高坐高计进行测量。

3. 上臂围

上臂围与体重密切相关,可以反映营养状况。上臂紧张围与上臂松弛围二者之差,表示肌肉的发育状况,差值越大说明肌肉发育状况越好,差值越小说明脂肪发育状况良好。测量上臂围使用仪器为无伸缩性材料制成的卷尺,它可间接反映体内蛋白质储存水平。参考值为男性 25.3cm,女性 23.2cm,实际值大于正常值的 90% 为正常,80%～90% 为轻度肌蛋白消耗,60%～80% 为中度肌蛋白消耗,小于 60% 为重度肌蛋白消耗。

4. 头围

对 3 岁以下儿童需测量头围,使用仪器为无伸缩性材料制成的卷尺。

5. 皮褶厚度

是衡量个体营养状况和肥胖程度较好的指标。测定部位为上臂肱三头肌、肩胛下角、腹部、髂嵴上部等,其中前 3 个部位最重要,分别代表个体肢体、躯干、腰腹等部位皮下脂肪堆积情况,对判断肥胖和营养不良有重要价值,使用仪器为皮褶计。

测量值大于正常值的 90% 为营养正常,80%～90% 为轻度体脂消耗,60%～80% 为中度体脂消耗,小于 60% 为重度体脂消耗。

6. 腰围

测量腰围时身体直立,在肋下缘最底部和髂前上棘最高点连线的中点,用卷尺水平围绕腰 1 周。

7. 臀围

臀围是臀部向后最突出部位。测量臀围时双腿并拢直立,臀部放松,卷尺置于臀部向后最突出部位,水平围绕臀 1 周测量。

8. 腰臀比

腰臀比 = 腰围/臀围。

正常值:男性小于0.9,女性小于0.85。超过此值为中央性(又称腹内型、内脏型)肥胖。

9. 坐高

测量仪器是身高坐高计。

10. 膝高

膝高是胫骨平台上缘至胫骨内踝下缘之间的垂直距离。

11. 小腿围

测量方法:自然站立或绷紧小腿,目测小腿最大周径,皮尺平行测量,在此基础上,用皮尺在周径上下各测量2次,保证取最大周径。

12. 体质指数

体质指数(body mass index,BMI)是评价18岁以上成人营养状况的常用指标,不仅反映体型胖瘦程度,而且与皮褶厚度、上臂围等营养状况指标的相关性也很高。计算公式:BMI = 体重(kg)/[身高(m)]^2

表3-7 体质指数判定标准

BMI 分类	WHO 标准	亚洲标准	中国标准
重度消瘦	小于16	小于16	小于16
中度消瘦	16～16.9	16～16.9	16～16.9
轻度消瘦	17～18.4	17～18.4	17～18.4
体重过低	<18.5	<18.5	<18.5
正常范围	18.5～24.9	18.5～22.9	18.5～23.9
超重	>25	>23	>24
肥胖前期	25～29.9	23～24.9	24～29.9
Ⅰ度肥胖	30～34.9	25～29.9	27～29.9
Ⅱ度肥胖	35～39.9	≥30	≥30
Ⅲ度肥胖	≥40	≥40	≥40

三、生化检查（表 3 - 8）

表 3 - 8　人体营养素水平鉴定实验室检查参考标准

营养素	检查项目	正常范围	过高/缺乏标准
蛋白质	血清总蛋白	60 ~ 80g/L	< 60g/L
	血清前白蛋白	250 ~ 500mg/L	
	血清白蛋白	35 ~ 55g/L	30 ~ 35g/L,轻度营养不良;20 ~ 30g/L,中度营养不良; < 20g/L,重度营养不良
	血清球蛋白	20 ~ 30g/L	
	白蛋白/球蛋白	(1.5 ~ 2.5):1	
血脂	血清甘油三酯	0.56 ~ 1.7mmol/L	> 1.7mmol/L,甘油三酯高
	血清总胆固醇（成人）	2.84 ~ 5.68mmol/L	> 5.68mmol/L,胆固醇升高
钙	血清钙	2.25 ~ 2.75mmol/L	
磷	血清磷	0.87 ~ 1.45mmol/L	
	血清 Ga * P	> 30	
铁营养状况	血红蛋白	130 ~ 175g/L（成年男性）, 115 ~ 150g/L（成年女性）	男性 < 130g/L,非妊娠女性 < 115g/L,妊娠女性 < 110g/L 即为贫血
	血清铁蛋白（SF）	15 ~ 200μg/L（男性）12 ~ 150μg/L（女性）	
	铁转运蛋白（TFP）	1.7 ~ 2.5g/L	1.5 ~ 1.0,中度营养不良; < 1.0,重度营养不良
维生素 D	血浆(25 - OH - D_3)	20 ~ 150ng/mL	
免疫功能测定	总淋巴细胞数（TLC）	$(2.5 ~ 3.3)10^9$/L	$(1.5 ~ 1.8) \times 10^9$/L,轻度营养不良;$(0.9 ~ 1.5) \times 10^9$/L,中度营养不良; $< 0.9 \times 10^9$/L,重度营养不良

表 3 - 8(续)

营养素	检查项目	正常范围	过高/缺乏标准
锌	血清锌	新生儿,15.9～72.5μmol/L; 0～1 岁,58～110μmol/L; 1～2 岁,65～110μmol/L; 2～3 岁,66～130μmol/L; 成人,4.3～31.7μmol/L	
碘营养状况	促甲状腺激素(TSH)	放免法 2～10mU/L	
叶酸	血清叶酸	11.3～36.3mol/L	<6.8nmol/L

四、综合营养评定

多项指标评价更全面,先对各项指标分别进行评价,然后根据结果再做出综合评价,包括预后营养指数、营养危险指数、营养评定指数、腹部创伤指数、住院患者预后指数、主观全面营养评定和微型营养评定等。

1.预后营养指数(PNI)

(1)公式:

$PNI(\%) = 158 - 16.6(ALB) - 0.78(TSF) - 0.20(TFN) - 5.80(DHST)$。

ALB:血清白蛋白(g/L);TSF:三头肌皮褶厚度(mm);TFN:血清转铁蛋白(μg/L);DHST:迟发性超敏皮肤反应试验(硬结直径 >5mm 者,DHST = 2;<5mm 者,DHST = 1;无反应者,DHST = 0)。

(2)评定标准:若 PNI < 30%,表示发生术后并发症及死亡的可能性均很小;若 30% ≤PNI < 40%,表示存在轻度手术危险性;若 40% ≤PNI < 50%,表示存在中度手术危险性;若 PNI≥50%,表示发生术后并发症及死亡的可能性均较大。

2.营养危险指数(NRI)

(1)公式:

$NRI = 10.7(ALB) + 0.0039(TLC) + 0.11(Zn) - 0.044(Age)$

ALB:血清白蛋白;TLC:淋巴细胞计数;Zn:血清锌水平;Age:年龄。

(2)评定标准:若 NRI > 60,表示危险性低;若 NRI ≤ 55,表示存在高危险性。

3. 营养评定指数(NAI)

(1)公式:

$$NAI = 2.64(AMC) + 0.60(PA) + 3.76(RBP) + 0.017(PPD) - 53.80。$$

AMC:上臂肌围(cm);PA:血清前白蛋白(mg/L);RBP:视黄醇结合蛋白;PPD:用纯化蛋白质衍生物进行延迟超敏皮肤试验(硬结直径 >5mm 者,PPD = 2;<5mm 者,PPD = 1;无反应者,PPD = 0)。

(2)评定标准:若 NAI≥60,表示营养状况良好;若 40 ≤ NAI < 60,表示营养状况中等;若 NAI < 40,表示营养不良。

4. 住院患者预后指数(HPI)

(1)公式:

$$HPI = 0.92(ALB) - 1.00(DH) - 1.44(SEP) + 0.98(DX) - 1.09。$$

ALB:血清白蛋白(g/L);DH:延迟超敏皮肤试验(有 1 种或多种阳性反应,DH = 1;所有均呈阳性,DH = 2);SEP:败血症(有败血症,SEP = 1;无败血症,SEP = 2);DX 表示诊断患有癌症(有癌,DX = 1;无癌,DX = 2)。

(2)评定标准:若 HPI 为 +1,表示有 75% 的生存率;若 HPI 为 0,表示有50% 的生存率;若 HPI 为 -2,表示仅有 10% 的生存率。

5. 创伤指数(TI)

(1)创伤指数 1971 年由 Kirkpatrick 等提出,为使救护人员在短时间内初步掌握伤情,并对患者创伤严重程度进行正确评价。Kirkpatrick 等按照创伤部位和检伤程度对创伤进行归纳,并用数字描述,主要选择受伤部位、挫伤类型、循环、呼吸、意识 5 个参数。

(2)评定标准:TI 值 5 ~ 9 分为轻伤,10 ~ 16 分为中度伤, > 17 分为重伤(表 3 - 9)。

表 3-9　创伤指数（TI）评分

项目	1分	2分	3分	4分
部位	四肢	躯干、背部	胸腹部	头颈部
创伤类型	撕裂伤	刺痛	钝挫伤	弹道伤
循环	正常	血压 13.6kPa，P＞100 次/min	血压 10.6kPa，P＞140 次/min	血压、脉搏测不到
意识	倦怠	嗜睡	浅昏迷	深昏迷
呼吸	胸痛	呼吸困难	发绀	无呼吸

现场急救人员可将＞10 分的伤员送往创伤中心或大医院。

6. 体脂率

体脂率（Body Fat Ratio，BFR）又称体脂百分数，是指人体内脂肪重量在人体总体重中所占的比例，是判断是否肥胖的最科学依据。一般采用生物电阻测量法，反映人体内脂肪含量的多少。

表 3-10　体脂率评分

项目	男性	女性
偏瘦	5%～10%	5%～20%
标准	11%～21%	21%～34%
超重	22%～26%	35%～39%
肥胖	27%～45%	40%～45%

7. 主观全面营养评估法

主观全面营养评估法（subjective global assessment of nutritional status，SGA）是德国人 Deskeyz 1987 年首先提出的，是根据病史和体格检查评价患者营养状况的一种主观评价方法，是一个可重复、简便易行、经济、无创的评价营养状态的方法。

（1）传统的 SGA：是根据患者既往体重变化（近 2 周体重下降的情况）、饮食情况、胃肠道症状（如恶心呕吐、腹泻腹痛等）、活动能力、并发症、水肿、皮下脂肪和肌肉消耗程度 8 项指标进行评价，与实验室检查有很高的一致性。主要是根据体表测量、体格检查结果进行判断，每项评估结果分为 A、B、C 3 个等级,A 级为良好,B 级为轻中度影响,C 级为重度影响。

评估标准:5 项以上属于 C 级或 B 级,可定为重度或中度营养不良(表 3-11)。

(2)改良 SGA(4 项 7 分模式):改良 SGA 又称 4 项 7 分模式。在临床应用中,传统表格经过改良修正成为 4 项 7 分模式,使 SGA 具有很好的预测价值。评定标准:营养正常(6~7 分或近期有明显改善),轻中度营养不良(3~5分),重度营养不良(1~2 分),如表 3-12 所示。

表 3-11 传统 SGA 评估内容及标准

指标	A 级	B 级	C 级
近期体重改变	无/升高	减少<5%	减少<5%
饮食改变	无	减力	不进食/低热量流食
胃肠道症状	无/食欲减退	轻微恶心、呕吐	严重恶心呕吐
活动能力改变	无/减退	能下床走动	卧床
应激反应	无/低度	中度	高度
肌肉消耗	无	轻度	重度
三头肌皮褶厚度/mm	正常(>8)	轻度减少(6.5~8)	重度减少(<6.5)
踝部水肿	无	轻度	重度

注:①体重变化是考虑过去或近 2 周的,若过去 5 个月变化显著,但近 1 个月无丢失或增加,或近 2 周经治疗后体重稳定,则体重丢失一项不予考虑。②胃肠道症状至少持续 2 周,偶尔 1~2 次不予考虑。③应激参照:大面积烧伤、高烧或大量出血属于高应激,长期发热、慢性腹泻属中应激,长期低热或恶性肿瘤属低应激。

表 3-12 改良 SGA 主要内容及评价标准(4 项 7 分模式)

指标	3 分	2 分	1 分
体重下降/%	<5	5~10	>10
饮食改变	无	偶尔	经常或持续 2 周
皮下脂肪厚度	无	轻、中度	全身
肌肉消耗、疲劳	无明显乏力	踝部或胫部	活动不便多卧床

表 3-13　体重丢失的评分标准

1 个月内体重丢失/%	6 个月内体重丢失/%	分数
≥10	≥20	0
5~9.9	10~19.9	1
3~4.9	6~9.9	2
2~2.9	2~5.9	3
0~1.9	0~1.9	4

表 3-14　疾病和年龄的评分标准

项目	分数
癌症	1
压疮、开放性伤口或瘘	1
创伤	1
AIDS	1
肺源性或心源性恶病质	1
年龄≥65 岁	1

表 3-15　代谢应激状态的评分标准

	无(3)	轻度(2)	中度(1)	高度(0)
糖皮质激素用量 （强的松/d）	没有使用	<10mg	10~30mg	≥30mg
发热/℃	无	37.2~38.2	38.3~38.8	≥38.9
发热持续时间/h	无	<72	72	>72

表 3-16　体格检查评分标准

	重度消耗 (0)	中度消耗 (1+)	轻度消耗 (2+)	无消耗 (3+)
脂肪				
肋下脂肪	0	1+	2+	3+
三头肌皮褶厚度	0	1+	2+	3+
眼窝脂肪垫	0	1+	2+	3+

表 3 - 16(续)

	重度消耗 (0)	中度消耗 (1 +)	轻度消耗 (2 +)	无消耗 (3 +)
肌肉				
颞肌	0	1 +	2 +	3 +
胸腹部	0	1 +	2 +	3 +
肩背部	0	1 +	2 +	3 +
四肢	0	1 +	2 +	3 +
体液				
骶部水肿	0	1 +	2 +	3 +
踝部水肿	0	1 +	2 +	3 +
腹水	0	1 +	2 +	3 +
总体消耗的主观评估	0	1	2	3

表 3 - 17　PG - SGA 整体评估分级

	A 级 营养良好	B 级 轻 - 中度营养不良	C 级 严重营养不良
体重	无丢失或近期增加	1 个月内丢失 <5%（或 6 个月 10%）或体重不稳定	1 个月内 >5%（或 6 个月 >10%）或体重不稳定、不增加
营养相关症状	无症状或近期明显改善，无摄入不足	存在营养相关的症状	存在营养相关的症状
营养摄入	近期明显改善	摄入减少	严重摄入减少
体格检查	无消耗或慢性消耗，但近期有改善	轻 - 中度皮下脂肪和肌肉消耗	严重皮下组织消耗、水肿
功能	无不足或近期明显改善	中度功能减退或近期加重	严重功能减退或近期明显加重

第三节 营养干预

一、概述

1. 营养治疗

包括人工营养和营养教育。人工营养包括肠内营养（口服营养和管饲）、肠外营养（部分和完全），详见第八章。

2. 营养干预五阶梯模式

五阶梯模式即饮食＋营养教育（第一阶梯）、饮食＋ONS（第二阶梯）、TEN（第三阶梯：口服及管饲）、PEN＋PPN（第四阶梯）、TPN（第五阶梯）。当下一阶梯不能满足60%目标能量需求3～5d时，应该选择上一阶梯。

3. 营养健康教育基本内容

（1）告知营养筛查与评估目的。

（2）查看血液及其他检查结果。

（3）完成心理量表、SGA等量表填写。

（4）传授营养知识，提出建议。

（5）宣传病理生理学等方面知识。

（6）讨论个体化营养干预目标。

（7）制定落实措施。

（8）回答患者及家属问题。

4. EN 与 PN 的选择

正常饮食是理想，TPN是无奈，PEN＋PPN是现实；追求理想，面对现实，接受无奈；EN与PN不是对立，而是互补；临床营养是多种方式的合奏，而不是独奏。

第四节　营养评价

一、营养评价内容

经过营养筛查、营养评估、进行营养治疗后,需要对营养治疗效果进行评价。以肿瘤营养疗法为例,营养评价以 4 周为 1 个疗程,包括 10 个方面:①摄食情况;②实验室(生物化学)检查;③能耗水平(代谢率);④人体学测量;⑤人体成分分析;⑥体能评价;⑦心理评价;⑧生活质量评价;⑨病灶(体积及代谢活性)评价;⑩生存时间。

二、营养评价分类

根据时间长短分为 3 类。

(1)快速反应参数。包括体重、实验室检查、摄食量、代谢率等,每周检测 1~2 次。

(2)中速反应参数。包括人体学测量、人体成分分析、影像学检查、肿瘤病灶体积、器官代谢活性、生活质量、体能及心理变化,每 4~12 周复查 1 次。

(3)慢速反应参数。包括生存时间,每年评估 1 次。

第四章

腹膜透析中心管理

第一节　腹膜透析中心的建立

一、腹透中心的功能

腹膜透析中心是医疗单位开展腹膜透析的场所,主要用于对患者的培训宣教、腹膜透析导管置入、腹膜透析治疗,以及腹膜透析患者的随访和腹膜平衡试验的实施。

二、结构布局和功能区域

具备接诊区、培训区、操作治疗区、储藏区、污物处理区和医护人员办公区,可设置手术室。

1. 医师、护士办公室

为医护人员处理日常医疗文书,登记和上报各种腹膜透析相关数据,以及讨论医疗问题和业务学习的区域,配备电脑和网络设备,并安装有腹膜透析管理数据库,能满足全国腹膜透析病例信息登记系统上报数据的要求。

2. 接诊区

接诊区为接待初次诊疗或定期随访腹膜透析患者的区域。医师为患者确定或调整腹膜透析处方,开具药品处方和化验单等,并配备血压计、体重秤等基本医疗设施。实行患者实名制管理,建立腹膜透析患者登记及医疗文书管理制度。

3. 培训区

培训区为患者培训和宣教的区域,配备电视机、电脑或录放机等多媒体设备,以及教学挂图、教具等培训设施。

4. 操作治疗区

操作治疗区是用于腹膜透析患者换液、样本采集以及出口护理的区域。

(1)用物准备:配备恒温箱、弹簧秤(称量透析液用)、体重秤、输液架(悬挂腹膜透析液)、治疗车、洗手池、空气消毒机或紫外线灯、挂钟、有盖式污物桶、血压计、诊疗床、供氧装置、中心负压接口、抢救车。

(2)保持安静,光线充足,定时通风。环境标准达到《医院消毒卫生标准》(GB 15982－2012)中规定的Ⅲ类环境。

(3)细菌菌落总数:空气平均菌落数≤4.0CFU/5min,物体表面≤10CFU/cm^2,医护人员手≤10CFU/cm^2。

(4)不得检出乙型溶血性链球菌、金黄色葡萄球菌及其他致病性微生物,在可疑污染情况下立即进行相应指标的检测。

(5)按照《医院感染管理办法》,严格执行医疗器械、器具的消毒工作技术规范,并达到以下要求:①进入患者皮下组织、腹腔或血液循环的医疗器械、器具和物品必须达到灭菌水平;②接触患者皮肤、黏膜的医疗器械、器具和物品必须达到消毒水平;③各种用于注射、穿刺、采血等有创操作的医疗器具必须一用一灭菌;④一次性使用的医疗器械、器具不得重复使用。

(6)患者使用的床单、被套、枕套等物品应当一人一用一更换。

5. 手术室

手术室是为患者实施腹膜透析置管、拔管等特殊操作的区域。在院感科指导下,按照常规手术室要求设置,并按照常规手术室要求进行管理。

6. 污物处理区

污物处理区用于处理废弃透析液,配备有盖式污物桶和洗手池。医疗废弃物按照《医疗废物管理条例》及有关规定进行分类和处理。

7. 储藏区

储藏区是用于存放腹膜透析病历资料、腹膜透析液及消耗品等的区域。应符合《医院消毒卫生标准》(GB 15982－2012)中规定的Ⅲ类环境(同上),并保持通风、避光和干燥。

第二节　腹膜透析中心人员资质标准

一、腹膜透析中心医师/护士

根据工作任务分工不同,腹膜透析室医师分为专职医师、负责置管医师和负责医师。腹膜透析中心护士分为专职护士和负责护师。

1. 腹膜透析中心专职医师

(1)肾内科工作 5 年以上。

(2)研究生学历,主治医师或以上职称。

(3)受过肾脏病专科培训及腹膜透析专项技术培训。

(4)掌握常用腹膜透析模式的(CAPD 和 IPD)处方设定,能独立制定和调整腹膜透析方案。

(5)了解 APD 透析处方的设定和调整。

(6)掌握腹膜透析常见并发症的诊断和处理。

2. 腹膜透析中心置管医师

经过培训合格的肾脏病专业医师或熟悉腹膜透析置管技术的外科医师,可施行腹膜透析导管置入和拔除术。

3. 腹膜透析中心负责医师

(1)符合腹膜透析专职医师的资质要求。

(2)具备中级以上专业技术职称。

（3）具有丰富的腹膜透析专业知识和工作经验。

（4）能指导和培训下级医生完成对腹膜透析患者的随访，以及透析处方的设定和调整。

（5）熟悉腹膜透析各种相关并发症的诊断和处理。

4. 腹膜透析专职护士

（1）肾内科工作 5 年以上。

（2）本科学历，护师或主管护师或以上职称。

（3）经过系统的腹膜透析理论和临床培训 3 个月以上。

（4）有较强的沟通能力和教学能力。

（5）熟悉并掌握腹膜透析常见并发症的护理。

（6）能够对患者进行腹膜透析理论和操作培训。

（7）了解腹膜透析处方的设定和调整。

5. 腹膜透析中心负责护师

（1）符合腹膜透析专职护师的要求。

（2）具备护师以上专业技术职称。

（3）具备较丰富的腹膜透析护理经验和管理能力。

（4）能指导下级护士完成对腹膜透析各种相关并发症的护理。

二、医师、护士、患者比例

（1）开展腹膜透析的单位须配备腹膜透析专职医师和专职护士。

（2）腹膜透析室中心门诊随访患者在 20～30 例以上要求配备 1 名腹膜透析专职医师和 1 名专职护士。

（3）每增加 50 例患者需增加专职护士 1 名。

（4）每增加 80 例患者需增加专职医师 1 名。

（5）应根据腹膜透析住院患者的数量酌情增加专职医师与护士人数。

第三节 腹膜透析中心制度

一、腹膜透析病历管理规定

为了加强腹膜透析中心病历管理,保证病历资料客观、真实、完整,便于医疗、科研、教学查阅,特制定腹膜透析病历管理规定。

(1)腹膜透析病历内容。①腹膜透析病历首页、术前评估、手术记录、腹膜透析导管出口情况、腹膜透析处方执行情况、处方调整。②腹膜透析随访记录:电话随访、腹透门诊、家庭访视记录、培训考核记录、腹膜透析操作考核评价记录等内容。③实验室辅助检查、人体测量、营养状况评估(SGA)、生活质量评估、心理测评、用药情况、腹膜平衡试验、透析充分性、残余肾功能记录、腹膜炎记录等。

(2)使用本标准操作规程(SOP)中制定的病历,由腹膜透析医师和护士共同负责病历书写、保存与管理工作。

(3)记录及时、准确、全面、连续,不得泄露患者隐私。严禁任何人涂改、伪造、隐匿、销毁病历。

(4)定期检查腹膜透析病历记录情况。

(5)对腹膜透析病历信息进行网络登记,将患者基本信息和随访情况及时录入全国腹膜透析病例信息登记系统。

(6)除涉及对患者实施医疗活动的医务人员及医疗服务质量监控人员外,其他任何机构和个人不得擅自查阅患者的病历。因科研、教学需要查阅病历的,需经科室负责人同意,阅后立即归还。

二、随访制度

腹膜透析随访是腹膜透析治疗的重要环节,可为患者提供科学、专业、便捷的技术服务和指导,以提高患者对治疗的依从性、生活质量和长期存活率。

1. 工作模式

医护一体化随访模式,邀请心理科、临床营养科、药剂科参与,多学科协作解决患者问题。腹膜透析专职医师和专职护士共同负责定期随访总结、病历整理、病例(包括死亡病例)讨论工作。

2. 随访方式

包括电话随访、家庭访视、门诊随访。

3. 随访内容

包括了解患者的一般情况,评估腹膜透析疗效,腹膜透析相关并发症和处理情况,用药和处方调整情况,腹膜透析导管出口情况,透析充分性,残余肾功能以及实验室辅助检查,对腹膜透析医疗咨询给予指导等。

4. 随访频率

(1)根据患者病情和治疗需要确定随访频率和方式。
(2)新入组腹膜透析患者出院后可 2 周至 1 个月回院完成首次随访。
(3)病情稳定患者每 1~3 个月随访 1 次。
(4)病情不稳定患者随时住院治疗或家访,实行分级管理。

第四节　电话随访

一、出院前准备

(1)培训。理论包括疾病相关知识、腹膜透析知识、药物作用副作用、预防感染知识及方法、辨别腹透液、饮食指导内容、3 日饮食记录方法等。操作包括交换腹膜透析液、窦道口观察及换药、紫外线灯消毒方法及注意事项等。
(2)考核。出院前 1~2d 考核,包括理论和操作。
(3)建立腹透患者档案。
(4)发放腹透手册。
(5)留取联系方式,至少留 2 个人的电话号码。
(6)完成相关量表填写,评估患者家庭功能、心理状况等。
(7)将患者或家属加入腹透微信群或 QQ 群。

二、实施电话随访

(1)与患者沟通电话随访时间并记录。

(2)电话随访的内容。①询问患者一般情况、饮食营养、食欲、大小便，以及有无恶心、呕吐、腹泻、便秘等。②患者运动情况：有无运动，运动的形式和时间、运动量。③腹透换液、窦道口情况、紫外线灯正确使用等。④服药中有无不适。⑤消毒隔离情况。

(3)了解患者心理状况、患者应对方式等。

(4)针对性饮食指导，疾病健康教育，心理疏导。

第五节　腹透门诊

一、腹膜透析门诊电话预约

腹透护士提前 2～3d 电话预约患者，确定门诊时间，患者需要准备 3 日的饮食记录、有问题的腹膜透析液等。

二、腹膜透析门诊的组织实施

医护一体化门诊。腹透护士首先询问患者有无不适、腹膜透析过程是否顺利、食欲有无改善、运动量等；进行护理查体；查看有无脚踝水肿；查看饮食记录，评估患者营养素摄入是否平衡；更换外接短管等。同时，腹膜透析医生综合患者各项指标调整治疗方案。

三、腹膜透析门诊的总结反馈

(1)护士根据存在的护理相关问题，与患者及家属一起分析原因，并进行针对性健康教育、饮食指导、腹透专科指导，依据患者腹透换液操作情况给予再培训。

(2)必要时更换外接短管。

(3)完成各种数据收集、量表填写和记录。

第六节　家庭访视

一、成立延伸护理服务小组

(1)组建家庭访视小组。

(2)成员由 2 名腹膜透析医生、3~4 名腹膜透析护士组成。

(3)制定家庭访视制度、流程、工作计划等。

(4)人员职责。①腹透医生制订和调整治疗方案。②护士长制订延伸护理服务方案,督促落实各项措施,指导腹膜透析护士。③腹膜透析护士负责建立档案、数据录入、电话随访、腹膜透析门诊、家庭访视、营养指导,对患者及家属进行健康教育、培训和考核。

二、实施延伸护理服务方案

1)电话预约

腹透护士家访前 1~2d 电话预约,交代需准备相关记录,如饮食、运动情况、尿量、出入量、血压、用药、透析等;查阅患者病历资料、电话随访记录,了解病情、治疗护理。

2)准备用物,计划出行线路

3)家庭访视通过"视、触、叩、听"实施

(1)视:查看家庭环境,包括卧室物品放置、紫外线灯、有无宠物、腹膜透析液存放等;翻阅患者腹透记录、饮食记录,了解营养素摄入情况;观察家庭成员对患者态度,评估家庭功能;考核患者或家属交换腹透液操作、窦道口换药操作是否规范,给予针对性指导。

(2)触:查看窦道口愈合情况,按压脚踝部有无水肿。

(3)叩:叩诊腹部、胸部有无胸腹水,了解容量负荷情况。

(4)听:听诊肺部和心脏有无异常,并倾听患者及家属主诉,答疑解惑,适时应用认同、肯定、沉默、倾听等方法,使其不良情绪得以宣泄。

(5)必要时更换外接短管。

4)评价并反馈

　　家访结束后,腹膜透析护士及时归类相关记录,录入数据,进行效果评价。召开随访小组反馈会,随访护士汇报此次家访的情况,重点是存在问题及指导。小组成员进行讨论,腹膜透析医师调整治疗方案,腹透护士提出个性化健康指导计划并逐步实施,整理后记录在案,将整改措施电话反馈给患者及家属,并于2周后电话随访追踪,评价实施效果并记录。

　　5)完成各种数据收集、量表填写和记录

第三篇

专科实践篇

第五章

个性化食谱

第一节　腹膜透析患者的膳食营养原则

腹膜透析患者容易发生蛋白质－热能营养不良。原因是多方面的,其中重要原因是摄入不足、丢失过多,其中从腹透液中丢失部分营养物质如蛋白质、氨基酸、水溶性维生素、微量元素和电解质等,如长期不注意营养的补充,可能会出现营养不良。因此,合理的饮食结构,适量的营养素摄入,对于腹膜透析患者营养不良的预防和改善具有重要意义。饮食原则是低盐、低脂、优质高蛋白饮食。

一、优质蛋白质

含必需氨基酸种类齐全,氨基酸模式与人体蛋白质氨基酸模式接近,营养价值较高,不仅可维持成人的健康,也可促进儿童生长、发育的蛋白质称为优质蛋白质(或称完全蛋白质),如蛋、奶、肉、鱼等动物性蛋白质以及大豆蛋白等。其中鸡蛋蛋白质与人体蛋白质氨基酸模式最接近,在实验中常以它作为参考蛋白。

二、优质高蛋白饮食

按照指南规定,腹膜透析患者蛋白质的摄入量为 $1.0 \sim 1.2g/(kg \cdot d)$,如标准体重60kg的患者,每天的蛋白摄入量在 $6 \sim 72g$。优质蛋白质占50%以上,如鱼、瘦肉、牛奶、鸡蛋及大豆,应注意含蛋白质较高的食物同时含磷较高,如鱼、肉等。建议餐中嚼服磷结合剂,如碳酸镧。

蛋白质摄入要适量,不是越多越好。尿毒症患者蛋白质摄入过高,不会引起氮平衡改变和血清白蛋白浓度上升,反而会导致恶心、呕吐、食欲差、乏力等消化道症状及高磷血症,这是因为体内毒素水平过高,透析不能充分清除之故。

三、低脂饮食

(1)建议患者每日摄入植物油 20 ~ 30mL,胆固醇小于 300mg;脂肪占每日总热量 30% 以下,以多种不饱和脂肪酸为主。

(2)不鼓励患者摄入动物脂肪、奶油及制品、椰子油、动物内脏、鱿鱼、鱼子酱、蟹黄、蛋黄及油炸食物,以免加重高脂血症。

(3)指导患者控制体重,避免体重增长。教会患者根据自己的体重,调整饮食结构,保持体重在正常范围。

四、低盐饮食

(1)正常人盐摄入量小于 5g/d。

(2)低盐饮食重点是限制钠的摄入。钠摄入增加,患者会感到口渴,增加液体摄入,造成体内水和钠潴留,引起高血压、心力衰竭、肺水肿等临床症状。

(3)对于少尿和无尿的腹透患者,钠摄入量应限制在 2g/d。

(4)避免食用含钠高的食物,如食盐、酱料、酱油、泡菜、火腿、咸菜、梅菜、榨菜等,尽量少用豉油、味精、蚝油及各种酱料等高钠调味品。可用芥末、胡椒粉、醋、糖、五香粉、八角、葱、姜、蒜、辣椒等低钠调味品代替,增加菜的色、味。

(5)如果患者进食含钠高的食品,将导致过多液体储留在体内,这时可用高渗透析液加强超滤。但长期使用高渗透析液会加快腹膜的老化,影响患者的远期透析效果,所以最好限制含盐饮食的摄入。

五、进食适量含钾高的食物

腹膜透析患者高血钾不常见,因腹透液不含钾。每次交换透析液,一部分钾被排入透析液中,容易发生低钾血症,需要进食高钾饮食或给予钾制剂。含钾高的食物有蘑菇、红枣、香蕉、柚子、西红柿、牛奶、土豆、橘子、橘子汁、干果、巧克力、坚果等。定期检测尿量和血钾浓度。

六、补充适当维生素及微量元素

腹透时有水溶性维生素的丢失,可进食富含 B 族维生素和维生素 C 的食物,如新鲜蔬菜、水果等。因为蔬菜和水果的代谢产物多为碱性,有利于尿毒症的治疗。

七、低磷饮食

透析患者需低磷饮食(800～1000mg/d)。透析患者因肾功能衰竭不能将磷排出体外,而发生高磷血症。高磷血症可以导致继发性甲旁亢、肾性骨病及软组织钙化等,表现出骨脆而易折、皮肤瘙痒难忍等症状。

经口摄入磷过多是造成高磷血症原因之一。富含蛋白质的食物往往含磷也高,因此要求患者不吃或少吃零食、动物内脏和含磷高的水果,并且餐中嚼服磷结合剂。多吃富含膳食纤维的食物如苋菜、芹菜或适量的魔芋等,可保持大便通畅,减少磷的吸收。

含磷高的食物有坚果、茶叶、口蘑、菇类、动物内脏、虾米(虾皮)、豆类、芝麻酱等,相对含磷少的食物有新鲜蔬菜、新鲜水果、酸牛乳、新鲜牛乳、湿海带、马铃薯、山药、芋头、红薯等。

八、控制液体出入量平衡

(1)应根据每日的腹透出量和尿量决定。

(2)腹透出量和尿量之和在 1500mL 以上,患者无高血压、水肿等,可正常饮水。

(3)少尿或无尿患者摄水量要控制。

每日摄水量 =500mL + 前 1d 的尿量 + 前 1d 的腹透净出超量。

(4)患者摄水过多可引起高血压、组织水肿、心力衰竭、肺水肿、呼吸困难等。

(5)自我监测体重:在医生帮助确定干体重后,每天晨起,衣服固定,排空大小便,称体重并记录,观察每天体重变化,可得知液体出入是否平衡。

九、中医药治疗和调理消化道症状

（1）恶心、呕吐、食欲差、腹胀、大便干或溏泄等消化道症状是腹透患者的常见问题，多见原因为腹透液压迫、毒素刺激、肠系膜水肿等。中医药治疗时，按症状和舌苔脉象进行辨证施治，给予健脾和胃、通腑降浊、行气导滞、温中散寒等治疗可起到明显效果。

（2）中医药治疗需要在医生的指导下进行。

（3）振腹疗法、艾灸、足浴等综合调理适宜于部分患者。

（4）太极拳、散步和快走也是调理脾胃的办法之一。

第二节　腹膜透析患者食谱推荐

一、蛋白质摄入量计算步骤

标准：$1 \sim 1.2 g/(kg \cdot d)$，其中 50% 为优质蛋白。

（1）计算标准体重：标准体重（kg）= 身高（cm）- 105。

（2）计算体重指数（BMI）：BMI = 体重（kg）/ [身高（cm）]^2。

（3）计算热量及蛋白质摄入量：

热量摄入 = 标准体重 × 30 ~ 35（kcal）。

蛋白摄入 = 标准体重 × （1 ~ 1.2）g/（kg · d）。

二、举例计算

患者标准体重为 60kg，BMI 23.1，轻体力活动。

计算可得，每天应摄入：

总蛋白质：60 × 1.0 = 60g；

优质蛋白：60 × 50% = 30g；

热量摄入：60 × 30kcal = 1800kcal。

三、制定 1 周食谱

表 5-1 1 例 60kg 体重轻体力活动腹透患者 1 周食谱表

	周一	周二	周三	周四	周五	周六
早餐	牛奶 250mL,馒头 100g,蔬菜 250g(凉拌菠菜或者蒜蓉油麦菜,可自行更换蔬菜)	皮蛋瘦肉粥(米50g)250mL,肉夹馍(面100g,肉 100g)	杂粮稀饭250mL(50g),肉包子(面50g,肉 70g)	水煮鸡蛋 1个,水 150mL,凉拌青笋(蔬菜 250g),馒头 100g	面包 150g,煎鸡蛋 1 个,蔬菜 100g,牛奶150mL	牛奶 150mL,馍夹菜(馒头 100g,蔬菜 100g)
午餐	肉臊子面(面200g,肉 100g,蔬菜 100g)	米饭 200g,宫保鸡丁(肉100g,笋 100g)	炸酱面(面200g,蔬菜 150g,肉末 100g)	米饭 20g,土豆鸡块(肉100g, 土豆100g),蒜蓉生菜 100g	羊血饸饹(羊血 100g,饸饹250g, 蔬菜150g),白灼虾 100g	米饭 200g,豆角茄子(蔬菜100g),肉末豆腐150g
晚餐	肉末干锅菜花(菜 200g,肉 50g),馒头 50g	牛奶 200mL,香蕉 100g,素菜包子 50g	麻辣粉 200g(蔬菜 100g)	稀饭(米 50g),凉拌菠菜 100g	水煮娃娃菜200g,擀面皮100g	苹果 200g,大烩菜 200g(肉丸子 50g),馒头 50g

以上食谱热量在 1850 ~ 2300kcal,油脂控制在 30g 以下,有高血压的患者盐控制在 3g 以下,非高血压患者盐控制在 5g 以下。但很多患者不了解食物中蛋白质含量,可对照食物蛋白质及热量表(附表 7)粗略估算(500g 蔬菜含蛋白质 2g,1 只鸡蛋含蛋白质 7g,50g 瘦肉含蛋白质 7g,深海鱼类含蛋白质 7 ~ 9g)。

第三节　尿毒症患者食谱推荐

一、低蛋白饮食食谱

表5-2　低蛋白饮食的食谱举例

饮食	餐次	食物	营养素
低蛋白饮食 20g	早餐	甜牛奶(牛奶 250g,白糖 10g),麦淀粉饼干(麦淀粉 50g,白糖 10g)	烹调油 30g, 盐小于 3g, 热能 1580.7kcal, 蛋白质 19.5g, 脂肪 51.5g, 碳水化合物 256g
	午餐	麦淀粉蒸饺(瘦肉 25g,芹菜 100g,麦淀粉 50g),西红柿汤(西红柿 50g,粉丝 10g)	
	加餐	苹果 200g	
	晚餐	煎鸡蛋(鸡蛋 50g),烙麦淀粉糖饼(麦淀粉 100g,白糖 15g),拌黄瓜(黄瓜 150g)	
低蛋白饮食 30g	早餐	牛奶 1 袋(250g),白糖 15g,糖包(玉米淀粉 50g,白糖 30g)	烹调油 40g, 盐小于 3g, 热能 1900kcal, 蛋白质 30g, 脂肪 54g, 碳水化合物 323g
	加餐	苹果 1 个(100g)	
	午餐	蒸饺(玉米淀粉 100g,大白菜 150g,瘦猪肉 25g)	
	加餐	橘子 1 个(100g),甜藕粉(藕粉 25g,白糖 10g)	
	晚餐	米饭(大米 75g),西红柿炒鸡蛋(西红柿 200g,鸡蛋 50g)	
	加餐	苹果 1 个(100g)	

表5-2(续)

饮食	餐次	食物	营养素
低蛋白饮食 35g	早餐	甜牛奶(牛奶 200g,白糖 10g),麦淀粉蒸糕(麦淀粉 50g,白糖 10g)	烹调油 30g, 盐小于 3g, 热能 1678.4kcal, 蛋白质 34.5g, 脂肪 44.8g, 碳水化合物 284g
	午餐	西红柿炒鸡蛋(西红柿 100g,鸡蛋 1 个),炒油菜(油菜 100g),蒸饭(大米 100g),麦淀粉葱花饼(麦淀粉 50g)	
	加餐	鸭梨 250g	
	晚餐	烙麦淀粉馅饼(瘦肉 25g,小白菜 150g,麦淀粉 50g),余小萝卜片汤(小萝卜 100g,粉丝 10g)	
低蛋白饮食 40g	早餐	甜牛奶(牛奶 250g,白糖 10g),煎麦淀粉土豆泥饼(麦淀粉 50g,土豆 50g)	烹调油 30g, 盐小于 3g, 热能 1901kcal, 蛋白质 46.5g, 脂肪 46.2g, 碳水化合物 325g
	午餐	肉片菜花(瘦肉片 50g,菜花 100g,胡萝卜 50g),炒菠菜(菠菜 100g),蒸饭(大米 100g)	
	加餐	桃 250g	
	晚餐	焖麦淀粉面条(麦淀粉 150g),鸡蛋炒西红柿(鸡蛋 1 个,西红柿 100g,菠菜 50g,木耳 3g),酸甜莴笋丝(莴笋 100g),黄瓜片汤(黄瓜 50g)	

二、民间尿毒症食谱举例(仅供参考)

以下民间食谱,含蛋白 7~14g,都是优质蛋白加淀粉类,不增加尿毒症患者总蛋白的摄入,又满足了患者热量的需要。

(1)麦淀粉饼(民间方,蛋白质 0g,热量 525kcal,主要针对蛋白质摄入达标,但仍有饥饿感、热量补充不够的患者)。

适用于:尿毒症患者。

配方:麦淀粉 150g。

用法:将麦淀粉加水调糊,文火煎烙成薄饼,每日早晚作点心食用。

(2)猪肝菠菜汤(民间方,蛋白13g,热量101kcal)。

适用于:尿毒症患者。

配方:猪肝50g,菠菜150g。

用法:将猪肝洗净切片,加入菠菜、适量水和调味,煮汤食用。

(3)鸡蛋土豆羹(民间方,蛋白13g,热量544kcal)。

适用于:尿毒症患者。

配方:鸡蛋2只,土豆500g。

用法:将土豆洗净去皮切丝,加水适量煮,待熟烂时打入鸡蛋,稍煮片刻即成。每日分6~8次服食。

(4)绿豆西瓜皮汤(民间方,蛋白22g,热量330kcal)。

适用于:尿毒症患者。

配方:绿豆100g,西瓜皮适量。

用法:将绿豆洗净,加水1500mL煮汤,至汤色碧绿纯清后,去绿豆,然后将洗净切块的西瓜皮放入再煮,煮沸后即离火,待温热时饮汤。

第四节　尿毒症腹膜透析患者食谱推荐

表5-3　优质高蛋白饮食的食谱举例

饮食	餐次	食物	营养素
优质高蛋白饮食65g	早餐	牛奶250mL,鸡蛋1个,素菜包子2个	烹调油30g,盐小于3g,热能2240kcal,蛋白质65g,脂肪69g,碳水化合物325g
	午餐	主食(米饭或面条)200g,木须肉(蔬菜150g,肉100g),蘑菇炒青菜(蔬菜200g)	
	晚餐	白灼虾100g,素三鲜(粉条根据饭量可适当多吃,萝卜50g,青菜100g)	

表5-3(续)

饮食	餐次	食物	营养素
优质高蛋白饮食70g（其中优质蛋白37g,非优质蛋白33g）	早餐	肉末碎菜粥（肉末30g,米50g,碎菜50g）,面包50g,鸡蛋1个	烹调油40g,盐小于3g,热能2045kcal,蛋白质69g,脂肪76g,碳水化合物289g
	午餐	米饭150g,清蒸鱼100g,西红柿炒西葫芦（菜250g）,肉末炒冬瓜（肉20g,冬瓜100g）	
	晚餐	牛奶泡燕麦（牛奶250g,燕麦20g）,凉拌青菜150g,包子（素菜50g,面粉50g）	
优质高蛋白饮食75g（其中优质蛋白40g,非优质35g）	早餐	碎菜鸡蛋羹100mL,包子（面50g,菜20g,肉20g）	烹调油30g,盐小于3g,热能2300kcal,蛋白质75g,脂肪59g,碳水化合物385g
	午餐	米饭200g,素炒茄子西红柿（西红柿30g,茄子70g）,肉炒三丁（肉丁100g,青椒50g,胡萝卜丁50g,青豆50g）,虾皮炒冬瓜（虾皮10g,冬瓜100g）	
	晚餐	咖喱菜花150g,牛奶燕麦200mL（燕麦70g）	

第六章

透析健康教育资料

第一节　认识肾脏

一、关于肾脏

肾脏是人体重要的成对实质性器官,形如蚕豆,位于腹膜后脊柱两旁浅窝中;长 10~12cm,宽 5~6cm,厚 3~4cm,重 120~150g;左肾较右肾稍大;肾内侧有一凹陷,叫作肾门,所有血管、神经及淋巴管均由此进入肾,肾盂则由此走出肾外;这些出入肾门的结构被结缔组织包裹,合称肾蒂;由肾门凹向肾内,有一个较大的腔称为肾窦,肾窦由肾实质围成,窦内有肾动脉、肾静脉、淋巴管、肾小盏、肾大盏、肾盂和脂肪组织等。每个肾由 100 多万个肾单位组成。

二、肾脏功能

（1）排泄功能。生成尿液,清除体内的代谢产物及废物,同时重吸收有用的物质如葡萄糖、蛋白质等。

（2）调节功能。调节机体的水、电解质及酸碱平衡。

（3）内分泌功能。生成肾素、前列腺素、促红细胞生成素、激肽等。

各种病因使肾脏不能正常工作,导致肾脏功能障碍,发生急、慢性肾功能衰竭,尿毒症期可累及全身各脏器和系统损害,甚至危及生命。

第二节 慢性肾脏病

我国肾脏病发病率呈明显上升趋势,40 岁以上人群患病率超过 10%,全国尿毒症患者 100 余万人,并以年均 8% 的速度递增。肾脏病已成为当前威胁公众健康的主要疾病之一。

一、慢性肾脏病的病因

(1)肾脏本身病变,如肾小球肾炎、肾小管间质性疾病、肾结石、先天性或遗传性肾脏病等。

(2)人体患其他疾病间接导致肾脏损伤,如糖尿病肾病、高血压肾病、狼疮性肾炎等,其中糖尿病已成为肾脏病第二大诱因。

(3)如果肾组织长期受损,肾脏功能无法恢复原有的功能,就称为慢性肾脏病。

(4)肾脏功能受损,有些损伤不可逆转,肾脏会逐渐失去代偿能力,引起慢性肾脏衰竭,进而发展成尿毒症,导致高血压、心脏病、中风、痛风、感染、营养不良甚至死亡等。

(5)慢性肾脏病一旦发展到中度肾功能衰竭,最终发展成尿毒症,不得不进行血液透析、腹膜透析或肾移植。

二、慢性肾脏病的症状及辅助检查

1.慢性肾脏病的常见症状

(1)多数患者早期无症状或无典型症状。

(2)如果出现以下症状,应高度怀疑是否出现慢性肾脏病:①不明原因的腰部、背部或下腹部疼痛;②出现高血压、贫血、皮肤瘙痒、全身倦怠等;③出现下肢浮肿,用手指按压皮肤,会造成凹陷,且无法立刻弹回。

(3)肾脏是身体的第二心脏,其功能逐步下降,会导致心脏负担过重,出现血压高、左心室肥大、心血管疾病等。

(4)慢性肾脏病早期因尿里的"废物"太多,患者可出现夜尿增多、低张尿、口干但无水肿。肾功能不全晚期,肾脏对水的调节能力明显下降,如摄入的水分超过肾脏排泄能力时会出现水肿、高血压,甚至心力衰竭。

(5)肾功能进一步降低导致体内电解质紊乱,表现为血钾升高,即高钾血症,这是肾功能衰竭主要并发症,能引起致命性的室颤或心跳骤停;低钙、高磷等矿物质代谢紊乱可出现血管及软组织钙化、骨质疏松等。

2. 慢性肾脏病常用检查

①24h 尿蛋白定量;②尿红细胞形态分析;③放免肾功;④肾小球滤过率;⑤肾脏 B 超;⑥肾脏活检。

三、慢性肾脏病主要检验值(表6-1)

表6-1　慢性肾脏病主要检验值

	项目	英文缩写	参考范围	意义
血液检查	肾小球滤过率	GFR	≥90mL/min	慢性肾脏病分期指标反映肾小球滤过功能
	白细胞	WBC	(3.5~9.5)10^9/L	细菌性感染或血液疾病诊断指标
	血红蛋白	HB	男性 130~175g/L,女性 115~150g/L	贫血诊断、治疗监测指标
	尿素氮	BUN	1.8~7.1mmol/L	人体蛋白质代谢终产物,肾功能减退,排泄减少,数值上升
	血肌酐	Cr	60~120μmol/L	人体肌肉代谢产物,肾功能减退,排泄减少,数值上升
	尿酸	UA	208~428μmol/L	人体嘌呤代谢终产物,肾功能减退时数值会上升,如肌酐正常。该数值偏高是诊断高尿酸血症或痛风的证据
	血钙	Ca	2.11~2.52mmol/L	低血钙和高血钙的诊断指标,甲状旁腺功能亢进时血钙增高;甲状旁腺功能减退时,常会出现低血钙

表6-1(续)

	项目	英文缩写	参考范围	意义
血液检查	血磷	P	0.87~1.45mmol/L	慢性肾衰竭时排泄减少,数值上升,营养不良,维生素缺乏
	血钾	K	3.5~5.5mmol/L	继发高血压或肾小管功能异常时数值偏低,急、慢性肾功衰竭时数值会偏高
	甲状旁腺激素	PTH	正常人12~88pg/mL	肾功能不全值会升高
	血清白蛋白	ALB	35~55g/L	营养不良、大量蛋白尿、肾病综合征时可见降低
	总胆固醇	TC	≤5.18mmol/L	高胆固醇血症诊断和治疗监测指标,肾病综合征时会增高
	甘油三酯	TG	≤1.7mmol/L	高脂血症诊断指标,肾病综合征、尿毒症时会增高
	空腹血糖	GLU	3.9~6.1mmol/L	糖尿病诊断、检测的指标,胰岛素缺乏时会增高,低血糖时会降低
	血β_2微球蛋白	β_2-MG	1~3mg/L	反映近端肾小管功能,急性肾小管坏死和急性间质性肾炎、慢性肾衰时可升高,也是大分子毒素的代表
尿液检查	尿蛋白肌酐比	ACR	<3.17mg/mmol	判断肾损伤的早期诊断指标,多用于糖尿病肾病诊断
	尿微量白蛋白	mALb	<30mg/L	有助于分析早期糖尿病肾病及高血压引起的肾损害
	24h尿蛋白定量	U-GBGL	0~150mg/24h	全天尿液中排泄的所有蛋白质的总量,不会受喝水和尿量的影响,用于肾病综合征的诊断和疗效监测

四、影响肾功能的因素

①饮食不当;②感染;③贫血;④部分肾毒性药物;⑤体重下降;⑥严重营养不良;⑦蛋白尿;⑧糖尿病控制不良;⑨血压控制不良。

五、慢性肾脏病的分期和治疗计划

表6-2　慢性肾脏病的分期和治疗计划

CKD 的分期	1 期 正常	2 期 轻度异常	3 期 中度异常	4 期 重度异常	5 期 肾功能衰竭
肾小球滤过率/ （mL·min^{-1}）	≥90	60～89	30～59	15～29	<15
相当于正常肾功能的程度/%	100%	50%～100%	30%～50%	10%～30%	<10%
临床症状	可能有泡沫尿、血尿、血压上升		可能有夜尿增多,血压上升,贫血	易疲劳,出现浮肿,前述症状加重	食欲下降,恶心,胸闷,尿量减少,皮肤瘙痒
建议	及早到肾内科就诊,改变生活方式		饮食治疗,必要时药物治疗	药物治疗+饮食治疗	透析疗法(腹膜透析、血液透析、肾移植)

第三节　肾脏替代治疗

一、血液透析

血液透析,简称血透(HD),是肾脏替代治疗重要方法之一。利用半透膜原理,通过将体内血液引流至体外,经1个由无数根空心纤维组成的透析器中,血液与透析液通过扩散、对流等方式,将体内代谢产物、电解质和多余水分移出体外,达到净化血液、纠正水电解质及酸碱平衡的目的。

根据治疗方法的不同,分为间歇性血液透析治疗和连续性血液透析治疗。除了应用于慢性肾衰替代治疗外,还广泛应用于不同原因引起的急性肾衰、多器官功能衰竭、严重外伤、急性坏死性胰腺炎、高钾血症、高钠血症、急性酒精中毒等。

二、腹膜透析

沿着腹壁内侧和内脏的表面覆盖了一层很薄的膜,称为腹膜。腹膜是半透膜,允许尿素氮、肌酐、水分等物质透过,又可将蛋白质等大分子物质留在体内。

腹膜透析是利用患者自身腹膜的半透膜特性,通过弥散和对流的原理,规律、定时地向腹腔内灌入透析液并将废液排出体外,以清除体内潴留的代谢产物、纠正电解质和酸碱失衡、超滤过多水分的肾脏替代治疗方法。

三、肾移植

肾移植俗称换肾,是将健康者的肾脏移植给有肾脏病变且丧失肾脏功能的患者。人体有左右2个肾脏,通常1个肾脏可以支持正常的代谢需求,当双侧肾脏功能均丧失时,肾移植是最理想的治疗方法。故凡是慢性肾功能不全发展至终末期,均可肾移植。

肾移植的分类:因供肾来源不同,分为自体肾移植、同种肾移植和异种肾移植,习惯上把同种肾移植简称为肾移植,将其他2种肾移植冠以"自体"或"异种"肾移植以资区别。

四、血液透析与腹膜透析

作为终末期肾病的肾脏替代方法,腹膜透析和血液透析不是对立的,而是有一定的互补性。临床中无论选择哪一种治疗方式,医生会结合患者实际病情,综合考虑生活、工作、年龄、身体条件、经济状况、当地医疗条件等,选择最适合的肾脏替代治疗。

第四节　透析患者营养管理

一、腹膜透析患者营养不良的原因

1.蛋白质和热量摄入不足

腹膜透析患者普遍存在食欲减退、消化功能障碍,造成蛋白质和热量摄入减少,是营养不良产生的主要原因之一。摄入减少的原因众多,主要包括:

(1)透析不充分:导致氮质产物在机体内蓄积,出现纳差、恶心呕吐等消化道症状。

(2)老年胃肠功能减退,特别是糖尿病肾病导致"胃轻瘫"的尿毒症患者。

(3)经济原因。

(4)精神因素,如抑郁、焦虑影响食欲。

(5)腹腔大量存留腹膜透析液,导致饱胀感、胃排空延缓。

(6)腹透液中葡萄糖、乳酸盐等成分可通过刺激外周迷走神经,或直接刺激食欲中枢,使患者产生饱食感,食欲降低,从而减少营养物质的摄入。

(7)葡萄糖降解产物、低 pH 值等可影响患者的食欲。

2.蛋白质和氨基酸丢失

(1)透析液丢失。每日有 5～15g 蛋白质和 1.2～4g 氨基酸及肽类物质从腹透液中丢失。发生腹膜炎时,经腹膜透析液丢失蛋白质的量可增加 50%～100%,且在腹膜炎治愈后数日至数周内蛋白质丢失仍然维持较高水平。因此,从腹膜透析液中丢失营养成分也是导致腹膜透析患者营养不良的重要原因。

(2)尿中丢失。部分有尿的腹膜透析患者由于存在基础肾脏病,如糖尿病肾病、膜性肾病、狼疮肾炎等,每天有大量蛋白从尿中排出,使氨基酸和蛋白质进一步丢失。

3.透析不充分

1)容量负荷过多

(1)容量过负荷在腹膜透析患者中并不少见,其蛋白质和热量摄入显著低于那些无容量过负荷的患者。

(2)容量负荷过多加重腹膜透析患者的炎症状态,增强蛋白质分解代谢,导致营养不良。

(3)容量负荷过多易致高血压、心力衰竭等并发症的发生,从而导致营养不良。

2)尿毒症毒素蓄积

(1)尿毒症毒素蓄积引起患者厌食和食欲下降。

(2)尿毒症毒素蓄积使得体内炎症因子水平升高和代谢性酸中毒等引起高分解代谢状态。

4. 代谢性酸中毒

代谢性酸中毒是导致腹膜透析患者负氮平衡的重要因素,可显著增加体内蛋白质分解,减少蛋白质合成,使患者食欲减退影响营养物质的摄入;促进胰岛素抵抗,从而加重患者营养不良;代谢性酸中毒降低肌肉蛋白水解酶基因的转录,使支链氨基酸(组氨酸、亮氨酸和异亮氨酸)分解增加、水平下降。

5. 微炎症状态

1)腹膜透析患者微炎症状态产生的主要原因

(1)尿毒症患者肠道内的毒素、各种化学物质等促炎症代谢产物潴留。

(2)含增塑剂的腹膜透析液对腹膜的刺激。

(3)腹膜透析患者营养不良,肠道屏障作用减弱导致肠道内毒素吸收增加。

(4)机体免疫力低下,易发生感染,如隧道出口处的潜在感染。

2)微炎症状态可以通过不同的机制导致营养不良

(1)炎症增加腹膜透析患者体内蛋白分解,促进肌肉蛋白分解。

(2)导致胰岛素抵抗。炎症时细胞内胰岛素信号通路异常或缺陷、TNF - α诱导脂肪分解以及慢性炎症降低胰岛素促进骨骼肌细胞合成代谢的作用,引起肌肉质量下降,从而引起胰岛素敏感性下降。

(3)微炎症状态时存在高水平 TNF - α、IL - 6 等炎症因子,可以引起腹膜透析患者厌食和食欲显著下降、高瘦素水平和高分解代谢状态,从而导致营养不良。

二、腹膜透析患者营养不良的评估

营养不良是指因热量和(或)蛋白质缺乏引起的营养缺乏症,主要表现为体重下降,进行性消瘦或水肿,皮下脂肪减少,常伴有多器官系统不同程度的功能紊乱。腹膜透析患者营养状态的评估是采用综合、动态的方法。

1. 血清白蛋白和前白蛋白

正常值:血清白蛋白 ≥ 35g/L、前白蛋白 ≥ 300mg/L。反映营养状态常用指标,代表机体内脏蛋白质的储存,是预测腹膜透析患者死亡的危险因子。但是血清白蛋白反映腹膜透析患者的营养状态尚欠敏感,其一是半衰期大约为20d,其二是血清白蛋白水平受感染或炎症、脱水或水肿、酸中毒、腹膜透析液或尿液丢失蛋白质等非营养性因素的影响。血清前白蛋白由于半衰期仅为1.9 d,因此反映营养状态较白蛋白更为敏感。

2. 标准化蛋白质呈现率

标准化蛋白质呈现率 nPNA 目标值 ≥ 1.0g/(kg·d)。

蛋白质呈现率(PNA)是反映腹膜透析患者总的蛋白质分解和蛋白质摄入情况的临床指标。由于蛋白质中氮的含量约为 16%,因此可用 6.25 × 总氮呈现率(TNA)表示与总氮呈现率相当的蛋白质水平(PNA)。PNA 等同于蛋白分解代谢率,可用来评价稳定腹膜透析患者的蛋白质摄入水平。由于人体蛋白质的需要主要决定于无水肿和脂肪的身体重量,因此 PNA 常常以体重的一些指标来进行标准化,如实际体重、校正体重、标准体重或从尿素分布容积派生出的体重,即标准蛋白质呈现率(nPNA)。

蛋白分解率(PCR)和每日蛋白质摄入(DPI):根据饮食回顾推算 DPI 的传统方法,需要营养师配合,否则可靠性和精确性较差。在氮平衡为零或轻度正氮平衡的患者中,可通过计算每日氮的排出量(如 PCR)推算 DPI。一般建议 DPI 或 NPCR(以体重校正的 PCR)。

3. 主观综合营养评估(SGA)

SGA 是一种基于病史和体格检查的主观性综合营养评价,最初用于胃肠道手术患者营养状态的评估,目前也用于评估腹膜透析人群的营养状态。详见第三章营养评估。

4.人体测量

包括体重、BMI、肱三头肌皮褶厚度、上臂周径等测定,双能量 X 线吸收法(DEXA)、生物电阻抗分析(BIA)等。详见第三章营养评估。

5.血红蛋白和转铁蛋白

血红蛋白和转铁蛋白水平,可评估腹膜透析患者的营养状态,预测其生存率。

6.蛋白质营养状态评估步骤

(1)测定身高、体重,计算 BMI。

(2)收集 24h 尿量,测定尿液中尿素氮、肌酐浓度并计算其总排泄量,测定尿蛋白浓度并计算尿蛋白总排泄量。

(3)收集患者 24h 总腹透排出液,测定其尿素氮、肌酐浓度并计算其总排出量,测定腹透液蛋白浓度并计算其总排泄量。

(4)采血测血清白蛋白、前白蛋白。

(5)计算 nPNA。

(6)按上述方法进行人体测量。

(7)综合血清白蛋白或前白蛋白、SGA、nPNA、人体测量数据 4 项指标进行分析,4 项指标均达到上述标准者视为营养状态良好。

三、腹膜透析患者营养不良预防和治疗

1.加强腹膜透析患者透析前、透析过程中的宣传教育

(1)医务人员对患者整体治疗的依从性、理解水平、执行水平、居家生活方式、饮食方式与结构了解与指导是决定腹膜透析治疗成功的关键所在。

(2)定期了解、指导、再培训患者,提高整体综合治疗水平,是不断提高患者透析充分性、改善患者营养状态、降低透析并发症的核心环节。

(3)每月对患者进行 1 次包括电话在内的指导与随访。

2. 提高蛋白质和热量摄入

(1)评估患者营养状况。

(2)采用饮食记录法连续记录腹膜透析患者 3d 的饮食,由营养师通过"个体膳食营养评价"软件计算出每天摄入的热量和蛋白质量。

(3)制定饮食计划和个性化食谱,督促患者执行。

(4)强调腹膜透析患者饮食要求。①选择优质蛋白质,占 50% ~70% 以上;②摄入足够的碳水化合物;③摄入不饱和脂肪酸多的植物油;④低盐饮食的持续落实。

3. 复方 α - 酮酸制剂的应用

在透析治疗期间加用 α - 酮酸制剂,可补偿透析时通过腹膜丢失的氨基酸,减少蛋白质分解代谢,维持氮平衡,防止蛋白质营养不良。此外,复方 α - 酮酸制剂含有钙离子,具有结合磷的作用,可以在透析患者并不限制蛋白质饮食及磷酸盐的情况下,降低血磷及甲状旁腺素水平。

4. 充分透析

(1)有效清除腹膜透析患者体内的尿毒症毒素,减轻胃肠道症状,改善食欲,纠正酸中毒及代谢紊乱,改善营养状况。

(2)有效达到容量平衡状态,因为容量负荷过多是引起腹膜透析患者营养不良发生的重要原因之一。

(3)透析充分临床指征。①无毒素蓄积症状:无恶心、呕吐、失眠、下肢不适综合征等,无水分蓄积症状,如高血压、心力衰竭、水肿等。②营养状况良好:ALB ≥ 35g/L,SGA 正常,无明显贫血,饮食蛋白摄入佳等。③保持电解质和酸碱平衡:无酸中毒和电解质紊乱,钙磷代谢平衡。④制订个体化透析方案,总 Kt/V ≥ 1.7。

5. 改善微炎症状态

(1)遵医嘱使用具有抗炎症作用的药物:血管紧张素转换酶抑制剂、血管紧张素Ⅱ受体拮抗剂、他汀类药物、维生素 C 及抗生素等。

(2)使用生物相容性较好的新型腹膜透析液可显著降低患者的炎症指标,

改善患者的营养状况。

6.纠正酸中毒

纠正代谢性酸中毒,维持体内碳酸氢根浓度在 22mmol/L 以上,可改善蛋白质、氨基酸和骨骼代谢,改善营养状况。

总之,对于腹膜透析患者出现营养不良问题,应从多方面因素进行综合分析及评估,以制订合理的治疗方案,减少各种并发症的发生,从而达到提高患者生活质量和生存率的目的。

第五节　透析患者饮食营养护理

一、严格控制容量,保持水平衡

1.控制容量

容量问题在长期透析中非常重要,容量过多或过少都可导致严重的心血管问题。如何控制好容量以保持水的平衡?

腹透患者从刚进入透析开始就要树立容量平衡观念。教育患者容量平衡是保证充分透析的关键,并告知患者为什么这么做。医师制订合理的透析方案,护士为患者制定针对性饮食计划并实施,确保容量平衡。临床上有 2 种容量问题:容量过多和容量不足。

2.容量过多的表现

(1)水肿(下肢、踝部和足部)。

(2)体重增长过快。

(3)高血压(血管内水分过多)。

(4)呼吸困难(过多的液体集聚在心脏和肺部)。

(5)憋气(感到气短,空气不够用,要长吸气,尤其在夜间躺下时这一症状更加严重,会迫使患者坐起难以入睡)。

3.保持水平衡的秘诀

(1)全日水分摄入量＝全日尿量＋全日透析出超量＋500mL。

(2)水平衡每日总摄入量和总排出量一致。

(3)摄入量包括饮食、饮水和输液等。

(4)排出量包括超滤量、尿量和不显性失水(汗液、呼吸、粪便中水分)。

(5)选择有刻度易观察的水杯。

(6)限制食盐的摄入。

(7)当容量过多时,要保持摄入量小于排出量;当容量不足时,要使摄入量大于排出量。

4.限水的技巧

(1)注意水果、饮料、粥、汤、牛奶的水分。

(2)多漱口,少咽下。

(3)有计划地喝水,少量多次,用有刻度的小水杯或吸管。

(4)用进餐时的液体服药。

(5)饮品中加入柠檬。

(6)减少盐的摄入。

(7)糖尿病患者血糖控制理想。

二、优质高蛋白质饮食

优质蛋白质是所含有的氨基酸种类和比值更接近人体内蛋白质氨基酸组成,易于被人体消化吸收。

优质蛋白质包括蛋、乳类、肉类、鱼类和大豆蛋白质。大豆蛋白质有黄豆、黑豆、青豆。

大豆蛋白质的生物学价值与肉类等同,不饱和脂肪酸含量高,对降低蛋白尿和延缓肾功能不全的恶化有益;具有抗氧化、降血脂和预防肿瘤和心脑血管病的作用,改善脂代谢优于动物蛋白;透析患者需控制磷摄入,因此推荐吃大豆类加工食品如豆腐、豆干、豆腐皮等。

优质蛋白饮食注意事项:

(1)透析患者要保证50%～70%是优质蛋白质。

（2）推荐鸡蛋白（蛋清）、牛奶、鱼、瘦肉等优质蛋白质，这些食物必需氨基酸含量在40%～50%。

（3）大多数植物蛋白要严格限制。植物蛋白主要在杂豆类、米、面、坚果等内，是半完全蛋白（限制氨基酸）。

（4）一天优质蛋白食物要均匀分配到三餐中，不要集中在一顿吃，以利于吸收利用。

（5）为限制植物蛋白的摄入比例，可部分采用麦淀粉或玉米淀粉、土豆淀粉。

（6）计算蛋白摄入量时要考虑蔬菜、水果、面条、米饭、啤酒等所含蛋白质。相同量蛋白质的不同食物见表6-3。

表6-3　含相同量蛋白质的不同食物

蛋白含量	食物类别	食品
7g	肉类	熟肉45g，生肉35g，水产40g，蛋类60g，奶制品300g
	坚果类	花生110g，瓜子60g，杏仁30g
	豆类	黄豆20g，豆腐90g，豆浆400g
4g	谷类	面条150g，米饭130g
	菌类	香菇200g，蘑菇150g
	鲜豆	荷兰豆180g，豇豆150g
	蔬菜	圆白菜300g，西兰花125g
	点心	面包50g，绿豆糕30g
1g	蔬菜	丝瓜150g，西葫芦200g，柿子椒150g
	水果	草莓125g，桃150g，西瓜350g
	菌藻	海带100g，竹笋60g
	淀粉类	粉丝100g，凉粉500g

三、补充足够的能量

人体每日所需的能量主要来自碳水化合物、脂肪和蛋白质，如米饭、面包、蛋糕等可提供碳水化合物，色拉油、奶油、腰果、核桃等提供脂肪，畜禽、海鲜、蛋类、豆制品等提供蛋白质。充足的能量摄入才能保证在坚持低蛋白饮食的前提下，既能延缓肾脏疾病的进展，又能防止发生营养不良。

提供能量的主要是碳水化合物(60%)和脂肪(30%),热量高而蛋白质低的食品有土豆、白薯、山药、芋头、萝卜、藕类、荸荠、南瓜、粉丝、藕粉、菱角粉等。如患者进食量减少时,可适当增加糖或花生油,以增加热能供应,满足机体基本需要。

(1)平衡饮食、合理营养是健康饮食的核心,蛋白质、脂肪、碳水化合物、维生素和矿物质等七大营养素比例合理,才可达到平衡饮食。

(2)每日膳食碳水化合物占 50%～65%,脂肪占 20%～30%,蛋白质占 10%～15%,打破这种适宜的比例不利于健康,就是说主食也要吃够量。

(3)能量摄入量要根据标准体重计算。

体型正常,从事轻、中、重体力劳动,分别应保证 30kcal/(kg·d)、30～35kcal/(kg·d)、35kcal/(kg·d)的摄入量。

体型肥胖或消瘦,或合并糖尿病、高脂血症等,应在此基础上增减。例如,一位身高 165cm、中等身材、轻体力活动的患者,每日应吃 300g 左右的主食(不含腹透液热量),以保证 30kcal/(kg·d)的能量摄入量。

(4)如果不能保证主食量,以下小技巧可使总能量摄入达标。①增加进餐次数,尽量多吃;②家里备一些方便可口的食物;③两餐之间加餐,如糕点、小饼干、油炒面等;④除主食外,吃淀粉类食物补充热量,如藕粉、粉丝、粉条、凉粉、红薯、芋头、山药等;⑤可以在主食中增加油脂,如食用炒饭、烧饼、烙饼、煎饺、馅饼等。在烧制菜肴时,增加糖或用淀粉勾芡,也可喝糖水、吃小点心增加热量。

四、从"盐"管理

腹透患者食盐量应限制在 3g/d;对于少尿和无尿的腹透患者,钠摄入量应限制在 2g/d;严重水肿的可不吃盐(详见第五章)。

限盐饮食技巧:

(1)减少外出就餐,提倡在家烹饪。提倡用盐勺,不要靠感觉。

(2)尽量用清蒸、生食等烹饪技术,吃出食物的本身味道。

(3)在家做饭先将炒熟的菜给自己盛出来,然后将少量盐撒在食物表面,而不将盐烹制于食品中。

(4)多吃新鲜食物,少吃加工食物。

(5)选择葱、姜、蒜等新鲜配料进行调味,可适当采用酸味、甜味等调味品替代咸味。

（6）限用含钠高的调味品,如鸡精、味精、酱油、黄酱等。

（7）不要在餐桌上摆放盐瓶。

（8）拒绝所有腌制食品、酱菜和含盐小吃,注意食物标签上的含钠量。

（9）避免使用低钠盐。低钠盐的口感和普通食盐一样,原因是使用氯化钾代替了氯化钠。低钠盐虽然降低了钠的摄入,却增加了钾的摄入,慢性肾脏病患者肾脏排泄钾的能力降低会发生高血钾。

（10）了解调味品盐的换算:

1g 盐 =3.3g 的味精 =5mL 的酱油 =10g 鸡精 =1 块酱豆腐 =7g 的干酱

如果放了这些调味品,盐就要少放。

五、警惕高磷血症

1. 高磷血症的定义

正常人体血磷浓度是相对稳定的,即在 0.87 ~ 1.45mmol/L 之间。当血清磷浓度超过 1.45mmol/L 时,即可诊断为高磷血症。

2. 高磷血症的危害

（1）高磷血症促进继发性甲状旁腺功能亢进,继发性甲状旁腺功能亢进又加速骨盐溶解而释放更多钙磷,从而加重高磷血症和活性维生素 D_3 的缺乏,导致钙磷代谢紊乱的恶性循环。

（2）高磷血症导致肾性骨营养不良,骨质脆弱,导致骨痛、骨折的发生。

（3）高磷血症导致血管钙化。

（4）血磷升高易造成皮肤瘙痒。

3. 高磷血症的处理

（1）低磷饮食。

（2）充分透析。

（3）药物治疗（磷结合剂应用）。

4. 常见的高磷食物

蘑菇、紫菜和海带,黄豆、绿豆和小米,鱼虾、鳝鱼和内脏,糙米、糙面和奶粉,坚果、葡萄、巧克力,汽水、可乐和茶叶。

5. 常见低磷食物

冬瓜、茄子、西红柿,粉皮、粉条、水萝卜,苹果、木瓜、白兰瓜,精米、精面和藕粉,牛肉、蛋清和海参,芋头、酸奶、田鸡肉。

6. 烹饪降磷技巧

水煮肉法:将肉汤弃去,再吃肉;煮鸡蛋:弃蛋黄,吃蛋白;捞米饭:减少磷的摄入,能从源头上减轻肾脏排出磷的负担。

六、控制钾的摄入

钾对肌肉和神经的调节发挥重要作用,血钾过高或过低对人体都不好。高钾血症的症状有心律失常、房颤、肢体麻木等,严重者出现心跳骤停;低钾时患者会产生乏力、四肢发沉、腹胀、食欲不佳等,严重者出现呼吸麻痹。由于腹透液内不含钾,每日会通过腹透液排钾,饮食摄入量少时会发生低钾血症,所以需要关注患者血钾情况,了解高钾食物等,根据血钾情况调节食用量。

烹饪技巧:①焯水和水煮可减少食物中的钾。②蔬菜、肉类焯水,倒掉水再炒,尽量不喝菜汤,可减少一大半的钾。③水果水煮后倒掉水,吃果肉,可减少约一半的钾。④不用低钠高钾盐。

七、补充维生素及微量元素

维生素分为水溶性和脂溶性两大类,脂溶性包括维生素 A、维生素 D、维生素 K、维生素 E,水溶性维生素主要是维生素 C 和 B 族维生素。大多数透析患者因尿量有限,为了防止进食过多水分和避免高血钾等,限制了水果、蔬菜的摄入,同时也限制了维生素的摄入,但是水溶性维生素会随着透析被清除,因此大多数透析患者存在维生素缺乏。建议补充正规维生素类制剂,如维生素 C、B 族维生素等,而不是各种保健品。维生素 D 通常也缺乏,除非经常得到日光照射补充,建议透析患者在力所能及的情况下增加户外活动量,适当增加皮肤与阳光的接触面积。

第六节　透析患者运动康复

一、腹透患者的运动

尿毒症的高毒素水平、慢性炎症和各种并发症会造成机体高分解代谢,导致患者的肌肉分解,肌力也随之下降。因此,透析患者身体肌肉量会逐渐减少,同时感觉疲倦和乏力。如果不能保持运动,肌肉量会减少更多,关节也会变得僵硬,心脏将不能承担一定的运动强度,肺也不能吸进更多的空气,最终需要拐杖和轮椅,从此依赖于别人的照顾。绝大多数慢性肾脏病和透析患者都能运动,除非患者不想运动。

二、透析患者运动禁忌证

(1)急性心脑血管事件(心衰、心绞痛、心肌梗死、恶性心律失常、脑梗死、脑出血、急性血栓栓塞性疾病)。

(2)急性感染、手术和创伤。

(3)脊柱、关节和肌肉疾病,严重的骨质疏松。

(4)腹腔压力增高并发症如疝气、腹腔漏等。

(5)其他如低血糖发作,严重贫血等。

三、运动对透析患者的益处

(1)提高心肺功能,改善循环系统、呼吸系统和消化系统的机能状态。

(2)帮助血压和血糖的控制,有助于控制体重,调节血脂,降低心脑血管事件的发生率。

(3)减轻焦虑和抑郁,缓解精神压力。

(4)增加关节柔韧度和肌肉力量,减少摔倒骨折的风险。

(5)提高免疫系统功能,降低感染风险。

四、运动常见的方式及频度

几乎所有体育锻炼对腹透患者都有好处,一个完整的健康计划包括3种运动。

1. 灵活性运动

灵活性运动促使患者的关节柔韧、弯腰灵活、更容易挪动身体。灵活性运动包括柔和的肌肉伸展和缓慢的运动,例如不负重运动操、太极、瑜伽、保龄球、园艺、跳舞等,这些运动的频率最好是每日 1 次,每次至少 30min。

2. 抗阻运动

抗阻运动可以让患者的肌肉更强壮,使用阻力(小哑铃、沙袋、弹力带或自己身体的重力)可以促使肌肉更加努力地工作,例如辅助运动操和器械运动,隔日锻炼 1 次,每次以 5~20min 为一组动作,然后逐渐增加。其实锻炼使用的阻力,可以从家中废弃用物中寻找,如在空矿泉水瓶或旧袜子里面装一些豆子或生米制作成小哑铃或小沙袋。

3. 耐力性运动

耐力性运动又称有氧运动,是运动处方最主要、最基本的运动手段。在治疗运动处方和预防性运动处方中,主要用于心血管、呼吸、内分泌等系统的慢性疾病的康复和预防,以改善和提高心血管、呼吸、内分泌等系统的功能。耐力性运动包括步行、慢跑、骑自行车、走跑交替、上下楼梯、游泳、跳绳、划船、划水、滑雪、球类运动等,建议每周运动 3~4 次,每次 30min,逐渐延长时间。

如果上述运动建议的时间或强度令患者难以接受,可以先从更短的时间、更温和的抗阻运动开始,然后逐渐增加,也可以每隔一定周期延长 1~2min 或增加一些阻力。

五、运动前准备

(1)选择合适的衣服:舒适、宽松。

(2)选择舒适的鞋子:轻便、透气。

(3)少量喝水。

(4)运动前测量血压、血糖。

(5)糖尿病患者携带糖块。

（6）至少告诉一位家人自己到何处、做什么运动。

（7）运动过程中保持电话联系。

六、运动时注意事项

（1）选择温度适宜的天气，避免在过热或过冷的天气去户外锻炼。

（2）有以下任意一项：气短、胸痛或胸闷、心律不齐、恶心、腿抽筋、眩晕、疼痛、过度疲劳和视物模糊等，需要减少运动量或暂停运动休息，如果仍不能缓解应及时就医。

（3）当患者体温超过38℃、透析不充分、新并发症没有治疗时，锻炼会引起疼痛、呼吸困难、肌肉疼痛影响第二天的锻炼、运动后1h仍不能感觉气力完全恢复或心率异常高时，应停止运动休息，如果仍不能缓解应及时就医。

第七节　透析患者用药管理

一、磷结合剂

磷结合剂要在进餐时服用，如果不在进餐时服用无效。应该根据血钙、血磷水平，选择合适磷结合剂。一般尽量先用不含钙或含钙量少的药物，避免在降低血磷的同时出现血钙升高，加重血管钙化的副作用。

二、活性维生素 D_3 和天然活性维生素 D_3

慢性肾衰竭的患者，因为缺乏相应的酶，导致活性维生素 D_3 合成不足，进而引起继发性甲状旁腺功能亢进和肾性骨病，常用药物有口服骨化三醇、阿尔法骨化醇和静脉用骨化三醇注射液。

口服制剂建议在睡前服用，因为活性维生素 D_3 能促进胃肠道的钙、磷吸收。晚间胃肠道中食物较少，可以减少药物副作用。服用期间定期监测血钙、血磷和甲状旁腺激素，以便及时调节服用剂量。大部分慢性肾衰竭患者需补充天然维生素 D_3，以改善机体缺乏维生素 D 的状态。

三、西那卡塞

对严重的继发性甲状旁腺功能亢进症,全段甲状旁腺激素水平居高不下,经活性维生素 D_3 治疗效果不佳或高钙、高磷不宜控制心血管化程度加重,可使用西那卡塞。西那卡塞是一种抑钙剂,可以提高甲状旁腺主细胞上的钙敏感受体对血钙的敏感性,从而降低甲状旁腺激素的分泌,同时控制高钙血症。

西那卡塞是口服给药,可与食物同服或餐后短时间内服,具体用量需由甲状旁腺激素的值决定。服用该药需注意血钙水平,若血钙低于正常时应减量或停药。

四、促红细胞生成素

在正常情况下,人体大部分的促红细胞生成素(EPO)由肾脏产生,用来刺激骨髓制造红细胞。肾衰竭发生时,促红细胞生成素分泌减少,对骨髓的刺激减少就会导致贫血。补充 EPO 可以促进骨髓造血,纠正贫血。

日常使用的促红细胞生成素有不同的规格,如 3000 单位、4000 单位、5000 单位和 1 万单位的,一般每周皮下注射 1~3 次,具体使用剂量和用药间隔由血红蛋白值及升降的速度决定。用药期间要监测血红蛋白水平,及时调整血红蛋白的目标值。

五、铁剂

铁剂是血红蛋白的组成成分,是生成红细胞的原料。常用铁剂有口服(如琥珀酸亚铁、硫酸亚铁)和静脉铁(蔗糖铁注射液、右旋糖酐铁)。口服铁服用方便,但胃肠道刺激较大或铁吸收效果欠佳,所以建议使用静脉铁治疗。铁剂需和促红素配合使用,才能较好地纠正贫血,使用中需定期检测铁蛋白、血清铁、总铁结合力。

口服铁剂一般在餐间服用,勿与浓茶一起服。应观察药物副作用,出现恶心、呕吐、黑便并非出血,不要紧张。静脉铁剂使用前先皮试,掌握安全剂量。

六、胰岛素

胰岛素是用来降低糖尿病患者血糖的。接受 CAPD 治疗后,糖尿病患者可以继续通过皮下注射胰岛素控制血糖。有时候会腹腔内注射,也就是在每次灌注腹膜透析液前将胰岛素注入透析液袋中(请注意遵循无菌操作原则)。

七、肝素

肝素是一种抗凝剂,可以预防腹腔内的纤维蛋白凝聚,避免堵管。肝素是注射用针剂,需避光冷藏。常用方法有腹透液中加入肝素钠或肝素钠盐水封管。腹透液中加入肝素钠是使用1mL注射器抽取0.2~0.5mL肝素钠原液,注入整袋腹透液混匀后灌入腹腔内;肝素钠盐水封管是使用10mL注射器抽取9mL生理盐水,加0.2~0.5mL肝素钠,在严格无菌操作下将肝素钠盐水从外接短管一端注入腹腔。肝素盐水封管效果不佳时,还可用尿激酶封管。

八、利尿剂

对于有残余肾功能的腹透患者,可以口服利尿剂,增加尿量,但需谨防低血钾等电解质紊乱等副作用发生。

第八节　透析患者自我管理

一、透析患者饮食原则

(1)蛋白质:算着吃。

(2)总热量:要合理。

(3)盐和水:严控制。

(4)钾和磷:有节制。

二、腹透日记

对透析患者来说,体重、血压、脉搏、饮水量的自我监测很重要,养成良好的自我管理习惯,可以借助透析者腹透日记来实现。日记本可以为医生调整药物和评估干体重、为护士评估病情和健康教育提供客观依据,同时也可为透析患者自我管理包括盐的摄入、水的摄入、体重控制等提供重要的信息。

三、3 日饮食记录

3 日饮食记录非常重要,是客观评估患者饮食摄入量的客观重要指标。透析患者 3 日饮食记录,记录具体的食物摄入情况,有助于营养师了解患者膳食是否合理、营养素和能量摄入是否充足、饮食当中是否有不良的习惯需要纠正、是否有高磷高钾食物。建议选择透析日其中 1 天,周六周日选择 1 天,非透析日选择 1 天,建立患者自己的 3 日饮食记录,记录要求如下:

(1)凡是经口进食的所有食物均需记录,包括一日三餐、加餐(水果、面包等)、水,烹饪用的油、盐、调料及零食。

(2)记录时应注明食物品种、数量、生熟及可食部分。

(3)摄入量力求准确,建议在进食后马上记录,避免忘记,减少误差(表6
-4)。

表6-4 3 日饮食记录表

早餐			中餐			晚餐		
食物类别	食物名称	食物重量	食物类别	食物名称	食物重量	食物类别	食物名称	食物重量
谷薯类			谷薯类			谷薯类		
肉蛋类			肉蛋类			肉蛋类		
坚果类			坚果类			坚果类		
瓜类蔬菜			瓜类蔬菜			瓜类蔬菜		
绿叶蔬菜			绿叶蔬菜			绿叶蔬菜		
水果类			水果类			水果类		
低脂奶类			低脂奶类			低脂奶类		
豆类			豆类			豆类		
油脂类			油脂类			油脂类		
淀粉类			淀粉类			淀粉类		
调料类			调料类			调料类		
饮料类			饮料类			饮料类		
加工食品类			加工食品类			加工食品类		

四、透析回归职场注意事项

1. 适合透析患者的工作

(1)确保能够回医院检查和治疗的工作。

(2)工作内容不勉强,应该选择能做到规律生活的工作,外出跑业务、长时间行走或经常出差不适宜。

(3)方便乘坐交通工具。

(4)避免加班、夜班等生活不规律、劳累的工作。

2. 需避免的工作方式

(1)无法休息:经常加班,会造成过度劳累。

(2)过度体力劳动:搬运重物等体力劳动负担过大的工作要避免。

(3)一日三餐饮食时间不规律。

五、性生活问题

原则上,透析人群可以有正常性生活,但需要根据个人体质差异、身体感受顺其自然。性生活频度以每次结束后无过度疲乏感为参考标准。

性生活本身是一个神经兴奋刺激的过程,对血压、心率等有较大影响。近期若有血压偏高、心悸等,应减少或避免性生活,从而减轻身体的负担。

透析患者性生活时注意事项如下:

(1)性生活时保护好管路,避免牵拉,避免泌尿系统感染,平时勿憋尿。

(2)性生活时注意床上用品及身体的清洁卫生。

(3)注意时段的把握。透析人群的精力和体力可能会有不同程度的下降,更需要规律的生活,夜间 11 时至次日 5 时是人体休养生息、恢复体力的最佳时段,性生活可安排在此时段以外。

第九节 血液透析患者膳食营养管理

一、血液透析概述

透析疗法又称人工肾,是慢性肾功能衰竭患者可长期依赖,维持生命的一种血液净化疗法,适用于各种原因引起的肾功能衰竭、急性中毒等。其基本原理是通过半透膜,利用弥散和超滤原理,将血液中小分子物质(尿素、钠、钾、维生素等)和部分肌酐通过膜孔进入透析液,循环的透析液将尿毒症毒素滤出,使血液得到净化,减轻尿毒症症状,保护残存肾单位功能。透析液为碱性,可中和体内酸性物质,减轻酸中毒。透析方法有血液透析和腹膜透析2种。

二、血液透析患者营养不良

1. 营养不良原因

营养物质摄入减少、血液透析过程中营养物质丢失、高分解代谢等因素,例如血液透析本身及因其导致的各类并发症可造成食物摄入不足,代谢紊乱、内分泌改变及营养素丢失量增加,从而引起营养不良,甚至严重营养不良,使得血液透析患者营养不良的发病率比较高。因此,应充分透析,关注营养问题,进行营养筛查、评估及营养干预,遵循低钠、低磷、低钾优化蛋白饮食原则。

(1)蛋白质和维生素等丢失与代谢异常:血液透析患者蛋白质丢失量很大。据统计,血透1次丢失氨基酸约6g,腹透每天丢失蛋白质25~40g。存在腹膜炎及败血症时,丢失量更大,同时导致蛋白质的大量分解。疾病本身和存在的代谢性酸中毒也导致蛋白质分解代谢增强和合成代谢减少,以及支链氨基酸的分解代谢增强。维生素丢失主要是水溶性维生素和叶酸。

(2)能量摄入不足:血液透析患者的能量摄入往往不足,主要与疾病本身、透析不充分引起的食欲下降有关,透析过程中吸收透析液中的葡萄糖也会引起食欲下降;透析患者的抑郁焦虑等心理问题、行为能力低下、生活规律性改变、环境改变影响摄食能力。有资料表明,血液透析患者在每日摄入蛋白质1.13g/kg时,如果摄入能量为35~45kcal/kg,可达到正氮平衡;若摄入能量为

25kcal/kg 时,则为负氮平衡。

（3）脂代谢紊乱:慢性肾功能衰竭患者,糖、脂肪、氨基酸代谢异常,糖转化成甘油三酯会增多。血液透析时,代谢紊乱加重,常常发生高脂血症。对于长期血液透析患者,高脂血症是合并心血管疾病的主要原因。

（4）内分泌改变。血液透析患者内分泌代谢发生一系列变化:胰岛素水平下降,胰高血糖素升高,出现胰岛素抵抗;甲状旁腺素、肾上腺素、去甲肾上腺素水平升高等,促使分解代谢亢进,导致患者体重减轻、瘦组织减少,产生并加重蛋白质－热能营养不良。

2. 血透患者营养筛查与评估

见第三章。

3. 血透患者营养治疗

血液透析患者营养治疗实施应根据患者临床表现、营养状况评估、实验室检查结果等由营养医师、主管医师、营养护师,遵循相关指南,按照营养治疗五阶梯模式共同完成。详见第三章。

1）能量供给

能量摄入必须充足,避免蛋白质被作为热源分解而产生更多的代谢产物加剧病情。能量供给一般按照 25 ~ 30kcal/(kg·d),高能量 35kcal/(kg·d),高分解代谢状态（合并感染、严重创伤、大面积烧伤等）可达 45kcal/(kg·d) 及以上,其中包括经透析液吸收的葡萄糖所产生的能量。

能量主要来源于碳水化合物和脂肪,碳水化合物占 60% ~ 65%（多糖为主,避免过多摄入简单糖类）;脂肪不超过 30%（胆固醇每日摄入量应小于300mg）,饱和脂肪酸:不饱和脂肪酸 = 1:1。

2）蛋白质供给

血液透析患者蛋白质需要量大为增加。每周血透 2 ~ 3 次者,蛋白质摄入量以 1.0 ~ 1.2g/(kg·d) 为宜,最低应不低于 1.0g/(kg·d)。每周血透 1 次者,蛋白质摄入量不宜过多,可按 0.8g/(kg·d) 供给。

优质蛋白占总蛋白质 50% 以上,食物宜选用蛋、奶、肉类等动物性食物及大豆制品（豆腐、豆浆、黄豆芽）。为改善尿毒症晚期患者的营养不良,防止摄入不足,应根据患者的喜好选择食物,并鼓励多进食。

3）矿物质供给

钠和钾的供给量可根据尿量、血压、水肿情况、实验室检查结果进行调整。当尿量大于1500mL/d时，钠和钾的摄入量不必严格限制；少尿或无尿时应限制钠和钾摄入，钠摄入量1.0~2.0g/d，钾摄入量2.0g/d；钙摄入量1000~1200mg/d，除膳食中的钙之外，一般还需要补充钙制剂及维生素D制剂。血液透析患者应常规补铁。磷摄入量应在800~1000mg/d。血磷增高时，可用药物降低磷的吸收，如碳酸镧。

（1）低磷饮食：① 控制饮食磷摄入，养成参考"食物磷含量表"选食物的习惯。② 控制蛋白质摄入有助于减轻高磷血症，因为磷摄入量与饮食中蛋白质含量密切相关。③ 少食高磷食物，如鸡蛋黄、小鱼干、虾皮、瓜子、可乐等。④ 改变烹饪方法，减少磷摄入。煮鸡蛋时弃食蛋黄，仅食用蛋白；采用水煮方式进行肉类烹饪，弃汤仅食肉；食用捞米饭。⑤ 避免摄入加工食品、饮料等，选新鲜食材。

表6-5　食物磷的含量表

类别	100g食物中磷含量	食品
高磷	>300mg	松子、芝麻酱、虾皮、鲮鱼罐头、西瓜子、南瓜子、口蘑、海鱼、虾、腰果、黄豆、黑豆、奶粉、奶片
中磷	10~300mg	牛肉、鸡蛋、精米、精面、蔬菜（冬瓜、茄子、西红柿）
低磷	<10mg	粉皮、粉条、水发海参、芋头、西瓜、淀粉、冰糖、植物油、苹果、水萝卜、白兰瓜、藕粉

（2）低钾饮食：① 控制饮食钾摄入，养成参考"食物钾含量表"选食物的习惯。② 注意少食高钾类食物（如深绿色的蔬菜、水果），在烹饪此类食物时，先切成小块，在水中浸泡1~2h，沥干水分后再烹饪。③用蔬菜煮成的汤均含钾，尽量避免用菜汤烹饪或食"汤泡饭"。④深色绿叶蔬菜可浸于水中半小时以上，再用开水焯。⑤根茎类蔬菜可以先去皮，切成薄片，浸水后再烹饪。⑥避免使用代盐制品及无盐酱油，此类含钾高。

表6-6　食物钾的含量表

类别	100g 食物中钾含量	食品
高钾	>50mg	木薯、木耳、动物内脏、紫菜、口蘑、土豆粉、榛子、豌豆、绿豆、青豆、麸皮、黄豆、蚕豆
中钾	2~50mg	鸡肉、猪肉、白菜、豆腐、梨、苹果
低钾	<2mg	冬瓜、凉粉、粉条、西兰花、花生油、玉米淀粉、豆皮、富强粉面条、糖

4）维生素供给

血液透析患者可发生多种维生素缺乏，特别是水溶性维生素，应予充足补充。首选肠道补充。可用新鲜水果、蔬菜，也可口服维生素制剂和叶酸。

5）水供给

控制水摄入量，水摄入量 = 出超量 + 尿量 + 500mL。严格记录食物量和摄水量，不可摄入过多，防止肺水肿和心衰。做好出入量记录。

4. 营养评价

详见第三章第四节。

三、血液透析患者食谱举例

1. 步骤与公式

（1）蛋白质摄入量计算：1.0~1.2g/（kg·d），其中 60% 为优质蛋白。

（2）计算标准体重：标准体重 = 身高 - 105。

（3）计算体重指数（BMI）：BMI = 体重（kg）/[身高（m）]^2。

计算热量及蛋白质摄入量：

热量摄入 = 标准体重 ×（30~35kcal）

蛋白摄入 = 标准体重 ×（1.0~1.2）g/（kg·d）。

（4）制定食谱。

2. 举例

患者年龄 55 岁,标准体重 60kg,BMI 23.1,轻体力活动。

每天应摄入:

总蛋白质:60 × 1.0 = 60g;

优质蛋白:60 × 60% = 36g;

热量摄入:60 × 30% = 1800kcal。

3. 制定食谱(表6-7)

表6-7 60kg 体重轻体力活动血液透析患者3 日饮食食谱表

餐次	周一	周二	周三
早餐	豆浆 200mL,煮鸡蛋 60g,凉拌黄瓜丝 50g,花卷 150g	低脂奶 220mL,煮鸡蛋 60g,馒头 150g,凉拌胡萝卜 100g	大肉包 200g(面 100g,肉 100g),酸奶 100g
午餐	清蒸鲈鱼(鲜鲈鱼 150g),腰果苦瓜(苦瓜 150g,腰果 15g),米饭 150g	肉臊子面(面 200g,肉 50g,蔬菜 100g)	葱爆牛肉(牛肉 100g),醋熘白菜(大白菜 250g),米饭 150g
加餐	苹果 200g	猕猴桃 200g	擀面皮 50g
晚餐	凉拌菠菜 200g,馒头 200g	肉夹馍(饼 100g,肉 100g),清炒生菜(生菜 100g)	素菜包子 200g(面 100g,菜 100g)

四、血液透析患者高血压

1. 血液透析患者高血压的分类

血液透析患者高血压分为透析高血压和透析间期高血压。

2. 血液透析患者高血压的定义

透析高血压是透析过程中平均动脉压较透析前升高 15mmHg 以上。

透析间期高血压:非透析日血压符合高血压的诊断标准(居家自测血压连续 6 个非透析日早晨和夜间平均 BP≥135/85mmHg、动态监测血压非透析日 24h 平均 BP≥130/80mmHg,非透析日诊室 BP≥140/90mmHg)。

3. 血液透析患者高血压的主要病因和危险因素

(1)钠盐摄入过多和残余肾功能丧失等,导致水钠潴留、容量负荷过重。

(2)交感神经兴奋、肾素血管紧张素 – 醛固酮系统活性增强。

(3)氧化应激。

(4)微炎症状态。

(5)甲状旁腺功能亢进。

(6)睡眠障碍。

(7)红细胞生成刺激素、环孢素、他克英司、肾上腺皮质激素、非甾体类消炎药等药物影响。

(8)血液透析过程中,降压药物在体内代谢影响。

(9)其他因素有原发病(高血压、糖尿病等)、铅中毒、肾脏移植等。

4. 血液透析患者高血压的治疗

(1)消除或控制危险因素。

(2)绘制患者血压波动曲线,评估并明确血液透析患者合并高血压的临床类型(连续 3 个透析日和非透析日周期,评估透析前、透析过程中和透析后的血压)。

(3)分析血液透析相关高血压的病因与临床类型。

(4)容量控制。

(5)降压药物选择,进行透析间期的血压管理。

5. 透析间期的血压特征

依据患者透析前、透析中、透析后及透析间期的血压特征分为:

(1)高 – 下降 – 正常 – 高型:病因是患者容量负荷增多。

(2)高 – 下降/低 – 低 – 高型:病因是患者容量负荷增多的基础上,透析过程中溶质清除过快导致血浆渗透压降低,引起血管内液体再充盈不足,且合并心力衰竭/交感神经反应性不足,引发透析低血压。

（3）高－升高－高－高型：病因是患者容量负荷增多的基础上，合并RAAS/交感神经反应性增强，引发透析过程中血压进一步升高。

（4）正常－高－正常－正常型：病因是患者合并RAAS/交感神经反应性增强，引发透析高血压。

（5）低－升高/正常或高－低－低型：病因是患者常合并心力衰竭，导致透析前和透析间期低血压，透析过程中体液容量负荷的清除改善心脏功能，加之合并RAAS/交感神经反应性增强，导致透析过程中血压恢复正常或引发透析高血压。

6.控制透析间期体液容量

1）干体重达标的标准

（1）容量管理是防治透析患者高血压的关键环节，所有合并高血压的血液透析患者干体重达标是降压治疗的基础。

（2）透析前血压得到有效控制。

（3）透析过程中无明显的低血压。

（4）临床表现：无水肿。

（5）胸部X线：无肺淤血征象。

（6）心胸比值：男性<50%，女性<53%。

（7）有条件的血液透析中心，应用生物电阻抗法进行评估，检测患者干体重是否达标。

2）血液透析患者的体液容量始终处于波动状态

透析间期体重增加过多时，为增加体液增量的清除，就要增加透析超滤率，部分患者会发生透析低血压—体液增量不能有效清除—血压难以有效控制—诱发心力衰竭。

（1）评估透析间期体重增长：透析间期容量控制目标是体重增加小于患者干体重的5%，隔日体重增长不超过1kg，隔2d体重增长不超过1.5~2kg。

（2）控制水盐摄入：控制体重的关键是患者体内钠平衡的控制，应教育患者食盐摄入<5g/d；当患者透析前血清钠浓度<135mmol/L时，应限制水摄入。

（3）调整血液透析处方：透析时调整透析模式，增加体内钠的排出。对于食盐摄入控制难以达标、透析前血清钠浓度较高、透析后口渴明显的患者，采用序贯透析。

(4)变更透析模式:对于通过上述方法仍不能有效控制透析间期体重增长,或者合并心力衰竭或 RAAS/交感神经反应性不足、透析过程中发生低血压不能有效控制干体重的患者,可采用延长透析时间或增加透析次数,增加透析时间,保持较低的超滤率等方式,必要时可采用缓慢持续超滤治疗,目的是尽可能清除患者体内多余的水钠,使干体重达标。

7.选择降压方案,动态调整降压治疗方案

明确血液透析对降压药物的体内代谢影响,了解血液透析对降压药物的消除特征。依据高血压临床类型和血液透析对药物清除的特点,合理选择降压治疗方案。

血液透析患者血压控制靶目标是诊室透析前 < 160/90mmHg(含药物治疗)。定期监测患者透析前、透析过程中、透析结束后以及透析间期的血压,绘制血压变化曲线,重新评估、确定合并高血压的临床类型,选择合适的治疗方案。

8.关注降压药物不良反应

降压药物不良反应包括以下 4 种。

(1)ACEI/ARB 类降压药物应注意高钾血症的发生。

(2)使用钙通道阻滞剂应注意下肢的血管神经性水肿,及其对评估患者干体重的影响。

(3)α、β 受体阻滞剂类降压药物或 β 受体阻滞剂应注意药物的负性心肌作用及心动过缓、传导阻滞。

(4)长期使用中枢性降压药应注意患者发生抑郁。

五、血液透析患者低血压

1.血液透析中低血压的定义

血液透析中,患者血压下降一定的数值或比值,并出现需要进行医学干预的临床症状或体征者诊断为血液透析中低血压。血液透析中低血压不仅影响患者生活质量,而且与高死亡率明显相关。

2.血液透析中低血压的危险因素

血液透析中低血压的危险因素包括:老年、女性、糖尿病、高磷血症、冠脉疾病、左室心肌功能受损、血管淀粉样变、应用硝酸盐制剂或其他血管活性药物等。

3.血液透析中低血压的防治

血液透析中低血压的防治应以预防为主,包括积极预防,早期发现,快速处理,适当扩容。预防血液透析中低血压的分级方案为一级方案、二级方案和三级方案。

(1)一级方案:评估血液透析过程中钠制剂的应用量,包括生理盐水预冲量、透析治疗期间生理盐水冲洗量和高渗盐水给予量、透析结束回血时生理盐水使用量以及含钠药物使用量;控制盐的摄入量,钠盐每日控制在5g以内;改善患者营养状态,增加热量供给;纠正贫血、低蛋白血症等;血液透析中禁食;评估调整干体重,干体重过低可导致透析中低血压。对于透析中频繁发生低血压者应重新评估干体重,推荐应用生物电阻抗、超声测量下腔静脉等方法,客观评估患者的容量状态;采用碳酸氢盐透析液,避免醋酸盐透析液;透析室温度<24℃,透析液温度设定为36.5℃以下;调整降压药物;评估心功能,特别是评估左心室收缩功能,合并心力衰竭的患者可给予强心治疗;治疗导致低血压的原发疾病,某些透析患者因合并心包积液、淀粉样变性等疾病导致持续性低血压。

(2)二级方案:个体化血容量监测与反馈模式,有助于稳定患者的有效循环血容量;降低透析效率,调整血流量<200mL/min、透析液流量<350mL/min,降低透析过程中溶质的清除速率,从而避免血液渗透压下降过快,导致血管再充盈不足;逐渐降低透析液温度,必要时可降至34℃,但需注意不良反应;改变透析方式,如可调钠透析、序贯透析或血液滤过;延长透析时间和/或增加透析频率;采用1.5mmol/L或更高浓度钙的透析液,尽量避免长期使用。

(3)三级方案:盐酸米多君建议剂量2.5mg,2～3次/d,口服;补充左旋卡尼丁;上述所有方案均不能有效控制透析中低血压的患者可以考虑转换为腹膜透析。

4.血液透析中低血压发作时的治疗

1）调整体位

采用特伦德伦伯卧位,但疗效可能有限。

2）停止超滤

在血液透析中低血压发作时暂时停止超滤,有利于血管再充盈、恢复有效循环血容量。

3）液体输注

在血液透析中低血压发作时,如果停止超滤与体位干预没有改善,应快速输注一定量的液体,迅速扩张血容量。但过多的液体不利于患者达到干体重,建议:

（1）高渗葡萄糖溶液、等渗/高渗盐水,如50%葡萄糖注射液40～100mL静脉注射,生理盐水或高张氯化钠溶液、4%或5%碳酸氢钠100～200mL快速静脉输注,并在后续透析过程中进行超滤治疗,以清除过多补充的钠。但应避免过量输注液体导致急性左心衰竭。

（2）输注晶体液无效的患者可以考虑输注胶体液,如20%甘露醇溶液100～200mL快速静脉滴注、羟乙基淀粉溶液静脉滴注(不宜超过100mL,并且合并脓毒血症和重症患者禁用)。

（3）无效的患者可以输注人血白蛋白。

（4）上述治疗无效的顽固性透析中低血压患者,考虑给予多巴胺注射液20～40mg,缓慢静脉注射;上述治疗均无效,可提前终止透析治疗。

第七章

尿毒症透析患者并发症膳食营养管理

第一节　尿毒症透析合并吞咽障碍患者膳食营养管理

一、吞咽障碍概述

1. 吞咽障碍的危险性

吞咽能力和安全有效地进食是人类生存最基本的需求。吞咽功能障碍会使机体营养摄入不足,导致机体发生相关疾病甚至危及生命,同时吞咽功能障碍也会引发误吸、窒息等风险,使安全风险大大增加。

2. 尿毒症与吞咽障碍

尿毒症透析患者终末期时有可能发生吞咽功能障碍,也可能因并发其他疾病如脑出血而导致吞咽功能障碍,从而影响营养摄入,引发营养不良或其他并发症,进而影响疾病的转归。

3. 吞咽分期

人体正常吞咽是一个流畅协调的动态连续过程,在肌肉和关节、神经协调作用下完成。吞咽过程一般分为 5 期:口腔前期(所需时间不定)、口腔准备期(视食物而定)、口腔期(1s)、咽期(1s)、食管期(0.75s)。

4. 吞咽障碍定义

吞咽障碍是指由于下颌、双唇、舌、软腭、咽喉、食管等器官结构和（或）功能受损，不能安全有效地把食物输送到胃内的过程。进食时，食物从口腔到胃的传输过程出现了异常表现，不能将食物和水顺利送达食道和胃部。

5. 吞咽障碍病理机制

吞咽是不同肌肉在神经支配下协调完成的生理过程。引发吞咽障碍的病理机制主要与吞咽、迷走和舌下神经的核性或核下性损害产生的真性延髓性麻痹和双侧皮质或双侧皮质脑干束损害产生的假性延髓性麻痹有关。吞咽障碍时由于下颌、双唇、舌、软腭、咽喉、食道括约肌或食道功能受损，不能安全有效地把食物由口送到胃内，患者无法取得足够营养和水分。

吞咽障碍与营养不良的关系：吞咽障碍与营养不良两者密切相关，吞咽障碍明显影响患者的营养状况。因此，吞咽障碍一经确诊，即应进行营养风险筛查，发现存在营养风险的患者，以便进一步进行营养状况评估，而且营养风险筛查及营养评估在吞咽障碍患者治疗过程中应动态多次进行。

二、吞咽障碍临床分期及临床表现

1. 临床分期

根据临床症状将吞咽障碍分为口腔期、咽期和食管期三期。

（1）口腔期：咳嗽、吞咽前呛咳，食物黏附在口中，进食缓慢，以固体食物最困难。

（2）咽期：食物在舌根堆积阻塞感、食物未向下推进将食物咳出，咳嗽或哽噎，吞咽后咽异物感，食物反流，嗓音嘶哑。

（3）食管期：进食后呕吐、鼻腔反流、胸痛、胸部阻塞感、慢性烧心感。

2. 临床表现

（1）异常的唇闭合和舌运动。食物从口或鼻腔喷出、反流。由于环咽肌功能失迟缓，食物进到咽部时，部分或完全不能进入食管而至患者进食后又吐出甚至从鼻腔喷出。

（2）口腔清除能力减弱。口腔异味、食物残留、牙及牙周疾病、口腔黏膜损伤。流涎是由于口部肌肉控制减弱，不能缩唇，舌肌运动减弱，不能适时吞咽口水。

（3）构音障碍及发声困难。异常的自主咳嗽及咽反射、进食或饮水后咳嗽、进食过程中或者进食后呛咳，特别是饮水后呛咳更明显，是因为脑卒中后，感觉功能减退，吞咽反射消失或者减弱，加之水或流体对咽部的刺激较轻，进入咽部速度比固体和半流质食物快，所以很容易引起呛咳。

（4）口和咽腔传送时间延迟。咽部食物残留及吞咽启动延迟或缺乏，患者会有吞咽梗阻感。

三、吞咽障碍的评估

判断患者是否出现吞咽障碍，可以根据以下流程进行筛查评估。

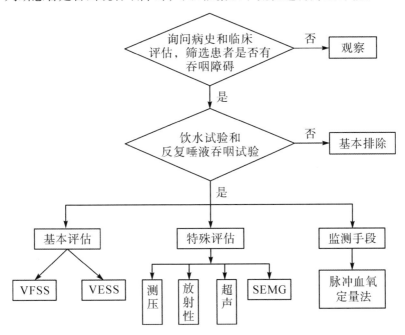

图 7 - 1　吞咽障碍筛查评估流程

第一步：问题筛查。吞咽困难的评估：早期筛选出风险人群的吞咽困难问题（洼田饮水测试、EAT - 10）。洼田饮水测试：评定吞咽障碍，分级明确清楚，操作简单,可以确定患者不同程度的吞咽功能障碍,给予患者相应的护理干预,避免不必要的胃管留置,减少肺部并发症的发生。要求患者意识清楚并能按照指令完成试验。EAT-10吞咽筛查量表:有10项吞咽障碍相关问题,有助于识别误吸的征兆和隐匿性误吸以及异常吞咽的体征。

第二步:风险评估。口咽吞咽障碍的评估(容积-黏度吞咽测试V-VST):按照一定的步骤,通过进食3种容积、3种黏度分别组合的食团,辅助早期识别存在吞咽障碍危险因素的患者。

第三步:临床评估。定期评估、床旁继续评估、监测并相应地调整干预措施。

第四步:仪器检测。

四、吞咽功能障碍病理生理学评估:确定合适的治疗策略(VFSS、FESS)

VFSS:吞咽造影检查,又称X线吞咽功能检查。通过在透视下观察患者吞咽不同黏稠度的由造影剂包裹的食团和不同容积的食团的情况,对整个吞咽不同阶段的情况进行评估。

FESS:纤维内窥镜下吞咽功能检查法,通过吞咽前后咽喉部运动功能的评价,了解进食时食物积聚的位置及状况,分析吞咽过程中食团运动运送能力。可以观察声道、咽喉部吞咽道的变化,以及与吞咽、发声、呼吸的关系。对于脑卒中患者渗漏、误吸和潴留诊断有可靠的评价。

1.临床检查

包括患者相关既往史、高级脑功能和意识状态,主观上吞咽异常的详细描述,如吞咽困难发生时间及持续时间、频率、加重和缓解的因素、症状、继发症状;观察是否存在气管套管、鼻饲管或胃造瘘以及目前的进食方式与食物类型,了解患者目前的营养状态。

2.与吞咽有关的口颜面功能评估

(1)直视观察:观察唇、颊、舌、硬腭、软腭等结构完整性及黏膜完整性,腭弓形状及是否存在舌肌萎缩,口腔分泌物状况等。

（2）量表评定:常采用 Frenchay 构音障碍评定表中吞咽部分项目评定,包括下颌位置、唇运动、舌运动、软腭运动及喉运动,每项最低 1 分,最高 5 分。

3. 进食评估问卷调查(EAT - 10)

EAT - 10 可以自我检查,也可以由家人或医护进行。

表 7 - 1　进食评估问卷(EAT - 10)

序号	项目	0(没有)	1(轻度)	2(中度)	3(重度)	4(严重)
1	我的吞咽问题已经使我体重减轻	0	1	2	3	4
2	我的吞咽问题影响到我在外就餐	0	1	2	3	4
3	吞咽液体费力	0	1	2	3	4
4	吞咽固体费力	0	1	2	3	4
5	吞咽药片(丸)费力	0	1	2	3	4
6	吞咽有疼痛	0	1	2	3	4
7	我的吞咽问题影响到我享用食物的快感	0	1	2	3	4
8	我吞咽时有食物卡在喉咙里	0	1	2	3	4
9	我吃东西有时会咳嗽	0	1	2	3	4
10	我吞咽时感到紧张	0	1	2	3	4

注:EAT - 10 总分≥3 分为异常。如果 EAT - 10 每项评分超过 3 分,您可能在吞咽的效率和安全方面存在问题,建议您带着 EAT - 10 评分结果就诊,做进一步的吞咽检查和/或治疗。

五、吞咽功能筛查

1. 反复唾液吞咽试验

2. 饮水试验

即洼田饮水试验。

（1）适应证:患者意识清楚,并能够按照指令完成相关动作方可做此试验。典型的饮水吞咽筛查方法:首先应观察患者的意识水平,观察姿势控制程度。如果患者可主动配合并能在外力支持下保持直立位或坐位,无严重的呼吸困难,痰量少且可通过咳嗽排出,在患者口腔唾液的控制情况、吞咽反射存在的情况下才可进行饮水试验测试。

(2)试验方法:先让患者单次喝下 2~3 茶匙水,如无问题,再让患者一次性喝下 30mL 水,然后观察和记录饮水时间、有无呛咳、饮水状况等。

(3)饮水状况的观察:包括吸饮、含饮、水从嘴唇流出、边饮边呛、小心翼翼地喝、饮后声音变化、患者反应、听诊情况等。

(4)评价标准(分级),共 5 级。①1 级:可顺利地 1 次将水喝完,无呛咳;②2 级:分 2 次以上喝完,无呛咳;③3 级:能 1 次喝完,但有呛咳;④4 级:分 2 次以上喝完,且有呛咳;⑤5 级:常常呛咳,难以全部喝完。

(5)诊断标准。①正常:5s 之内喝完,分级为 1 级;②可疑:5s 以上喝完,分级为 2 级;③异常:分级在 3、4、5 级。

(6)洼田饮水试验的必要性。①可以确定患者吞咽困难障碍程度;②根据洼田饮水试验可给予患者相应的护理干预;③根据洼田饮水试验及早给予患者留置胃管,降低肺部感染的发生率。

六、特殊检查

①吞咽造影检查;②电视内窥镜吞咽功能检查;③测压检查;④放射性核素扫描检查;⑤超声检查;⑥肌电图检查。

七、吞咽造影检查

1. 吞咽造影检查的定义

吞咽造影检查是在 X 线透视下针对吞咽运动所进行的特殊造影,即在透视下观察患者吞咽不同黏稠度、不同剂量的造影剂包裹的食团情况,并通过从侧位及前后位成像对吞咽不同阶段的情况进行评估,也能对舌、软腭、咽喉的解剖结构和食团的运送过程进行观察。是目前公认的全面、可靠、有价值的吞咽检查方法,被认为是吞咽障碍检查的"理想方法"和诊断的"金标准"。

2. 吞咽造影检查的临床意义

(1)评价吞咽的解剖和生理机制。

(2)评价异常的吞咽模式。

（3）观察临床评估观察不到的咽期的功能障碍。

（4）评价吞咽障碍的病因、部位、严重程度以及代偿情况。

（5）明确吞咽过程的各个时期是否发生误吸，尤其是隐性误吸。

（6）评价代偿的影响，为调整进食姿势和食物种类提供依据。

3. 吞咽造影检查的适应证和禁忌证

通常来说，各种原因引起吞咽功能障碍的患者均可考虑进行吞咽造影检查。但如果患者存在以下情况，一般不考虑进行吞咽造影检查。

（1）无吞咽动作。

（2）如果再次做吞咽造影检查不能发现新的或者有用的信息。

（3）有意识障碍、认知或智能精神障碍、失语或其他不能配合检查。

（4）病情危重、重要脏器功能衰竭。

4. 吞咽造影检查的流程

（1）造影剂准备。①硫酸钡混悬液：将硫酸钡粉剂加适量水调制而成，既不能太稠也不能太稀；②可显影的糊状食物：取适量硫酸钡混悬液和适量米粉或食物增稠剂，根据需要调制成不同浓度的糊状造影剂；③可显影的硬食物：取适量面包、馒头或饼干食用，使用喉镜经过咽腔或鼻腔直观观察会厌、杓状软骨、声带等咽及喉的解剖结构和功能状态，如梨状隐窝的唾液潴留、唾液流入喉部的情况、声门闭锁功能、食管入口处状态及有无器质性异常等。

（2）体位准备。采取卧位或坐位。

（3）观察内容。①正位：会厌谷、单双侧梨状窦、咽壁、声带；②侧位：直观看到口腔期、咽期情况；③观察食物在吞咽3个期的运送状况，滞留（吞咽前）、残留（吞咽后）、溢出、时序及协调性、误吸、渗漏和环咽肌功能障碍等。

八、吞咽障碍食品

吞咽障碍高危人群在经口进食前，应进行吞咽功能的筛查和评估（图7-1），根据结果考虑是否经口进食并确定合适的食物性状。目前我国还未普及对食品进行物性测量，结合国人膳食习惯，根据食物性状和形状，将食物分为液体和固体2大类共分6级，其中液体食物分为1级低稠、2级中稠和3级高稠型3个级别。根据2022版中国居民膳食宝塔内容，对于吞咽障碍患者，平衡膳食食物的需求与正常人是有区别的。

吞咽障碍患者的食物质地、软硬度已作为国际上吞咽障碍饮食建议的重要指标。吞咽障碍饮食按照其质地的软硬程度分为4级。根据吞咽障碍出现的具体原因为吞咽障碍患者选择合适的食物。

表7-2　吞咽障碍饮食分级

分级	构成	适用
第一级	果酱、浓汤	严重吞咽障碍症状,需要饮食支持治疗的口腔准备期、口腔期和咽期吞咽障碍患者
第二级	果酱、机械加工的浓稠食物、加稠液体、需稍作咀嚼的软食	口腔准备期和咽缩肌功能障碍患者
第三级	机械加工的软食	可以缓慢饮用液体并能开始咀嚼和可以耐受粗糙结构食物的患者
第四级	软食、各类液体	开始时应避免粗糙食物,以后再逐渐转为正常的一般饮食

表7-3　吞咽障碍饮食种类

食物质地	食物种类
全流质	无残渣,每日摄入热量1000kJ。如米汤、蒸鸡蛋、豆浆、牛奶、藕粉、红枣泥汤、鱼汤、鸡汤、瘦肉汤等
半流质	①谷类:大米粥、小米粥、米糕、麦糊、麦片 ②乳制品 ③蔬菜类:将各种蔬菜制成蔬菜泥、蔬菜汁等 ④水果类:将各种水果制成果汁、果冻 ⑤豆类:有豆浆、豆腐、豆花等
半固体或混合	挂面、馄饨、馒头、包子、水饺、蛋糕、面包等

表7-4　吞咽障碍异常情况适合及避免的食物

吞咽障碍异常情况	适合的食物质地	避免的食物质地
舌运动受限	开始吃浓稠液体,以后喝稀液体	糊状食物
舌协调性不足	浓稠液体	糊状食物
舌力量不足	稀液体	大量糊状食物
咽期吞咽延迟	布丁和糊状食物	稀液体和流质

表7-4(续)

吞咽障碍异常情况	适合的食物质地	避免的食物质地
呼吸道闭合不足	布丁和糊状食物	稀液体和流质
喉上抬不足/环咽肌功能紊乱	稀液体	很浓稠和高黏稠性食物
咽壁收缩不足	稀液体	很浓稠和高黏稠性食物
舌根部后缩不足	稀液体	高黏稠性食物

九、尿毒症合并吞咽障碍患者饮食营养管理

1.慢性肾脏病营养治疗计划

见表7-5。

表7-5 CKD营养治疗方案

类别		分期	蛋白/g·(kg·d)$^{-1}$	酮酸/g·(kg·d)$^{-1}$	热量/kcal·(kg·d)$^{-1}$	其他
透析前	非DN	CKD1,2期	0.8	/	30~35	维生素叶酸磷<800mg/d（最佳500mg/d）
		CKD3期 GFR<60mL/(min·1.73m²)	0.6	0.12		
		CKD重度下降 GFR<25mL/(min·1.73m²)	0.4（如患者可耐受）	0.2		
	DN	进入临床肾病期	0.8	/	30~35（2型糖尿病肥胖者适当减少）	
		当GFR开始下降	0.6	0.12		
透析后		维持性血液透析（MHD）	1.2	0.12	30~35	维生素叶酸铁
		维持性腹膜透析（CAPD）	1.2~1.3			

2.吞咽障碍患者饮食营养管理

1)饮食护理

(1)饮食:选择软饭或半流食。

(2)卧位:进餐时患者应保持端坐位,头稍微前倾,以利于食物顺利通过食道。

(3)时间:提供充足的进餐时间,喂饭速度要慢,每次喂食量要小,交替喂液体和固体食物,让患者充分咀嚼,以保证患者进食量和摄取足够的营养。

(4)餐次:少量多餐。

(5)如果患者唾液分泌不足,进食前用柠檬汁擦拭口腔或鼓励患者进食酸味硬糖,可刺激唾液分泌。

(6)脑血管意外的患者进食时应将食物放在口腔健侧的后部。

(7)避免进食干硬、辛辣的食物,应选择密度均一的半流食,如酸奶、藕粉、烂面、粥等。

2)生活习惯

(1)进餐时尽量减少环境中的干扰因素,如电视、收音机、周围过多的人员,防止这些因素分散患者注意力而引起呛咳。

(2)进餐前后进行口腔护理,避免食物残留在口腔。

(3)呛咳处理:呛咳是吞咽困难的最基本特征。出现呛咳时,患者应腰、颈弯曲,身体前倾,下颌低向前胸。当咳嗽清洁气道时,这种体位可防止残渣再次侵入气道。如果食物残渣卡在喉部,危及呼吸,患者应再次弯腰低头。家属可在肩胛骨之间快速连续拍击,使残渣移出。并站在患者背后,将手臂绕过胸廓下,手指交叉,对横膈施加一个向上猛拉的力量,由此产生的一股气流经过会厌,可"吹"出阻塞物。

3)口腔护理

尿毒症合并吞咽障碍,均因疾病原因和口腔清洁度问题,多少都会伴有口腔异味,每天应做口腔护理2~3次,确保口腔清洁。

4)心理护理

吞咽功能障碍患者受呛咳、误吸的影响,生存质量下降,易产生紧张、悲观、厌食甚至拒食心理,应帮助患者树立战胜疾病的信心,创造轻松、愉快、安静的进食环境,避免患者精神紧张或分散注意力。家属鼓励患者使用健手进食,不但可增强其成就感,促进整体功能的康复,而且有利于患者自我把握进食量和进食速度,减少误咽的发生或对他人的依赖。

5)日常康复训练

在生命体征平稳,意识清楚,症状不再发展后,可在医生指导下进行吞咽障碍的康复训练。

(1)基础训练。适用于中、重度吞咽功能障碍患者,有针对性地对口咽部肌群进行功能训练。主要包括以下几方面:①增强口面部肌群运动、舌体运动和下颌骨的张合运动,让患者空咀嚼、皱眉、闭眼、鼓腮、吹气、微笑、张颌、闭颌运动,伸舌做左右、前后、舌背抬高运动或阻力运动。②咽部冷刺激:用冷冻的棉棒或小冰块轻轻刺激患者软腭、腭弓、舌根及咽后壁,提高其敏感性。③空吞咽训练:让患者做空吞咽口水训练,有利于患者吞咽模式的恢复。④呼吸功能训练等。

(2)摄食训练。适用于轻度吞咽障碍患者,对中、重度吞咽障碍的患者,经过基础训练产生一定的吞咽能力后方可进行摄食训练。其方法如下。①进食的体位:宜选择坐位或半卧位。取坐位进食的患者,头稍前屈,身体倾向健侧30°,辅助者立于健侧;取半卧位进食的患者,躯干上抬30°,头颈前屈,患肩用枕垫起。②食具选择:宜选用薄小的勺子从健侧喂食,尽量把食物放在舌根部。③摄入食量:先以3~5mL开始,然后酌情增加至1汤匙大小,15~20mL。④食物的性质:应选择密度均匀又不出现误咽的食物,有适当的黏性,不易松散,通过咽及食管时易变形、不在黏膜上残留。如鸡蛋羹等。⑤进食后护理:每次进食后应保持口腔清洁,进食后观察15min,以防止误咽,食物反流。保持坐或半坐位大于30min,在此期间不宜进行翻身、叩背、吸痰等操作。

总之,尿毒症患者的营养与进食安全,需要患者和家人共同关注。

第二节　尿毒症透析合并心力衰竭患者膳食营养管理

一、心力衰竭概述

心力衰竭(HF)是各种心血管疾病的终末期,是心脏疾病的严重阶段,消化道症状是其最常见的症状之一。2014年《心血管疾病营养处方专家共识》指出,约40%的HF患者存在营养不良的风险。营养不良是HF患者死亡的独立危险因素,并且是恶病质发生发展的关键环节,一旦进入心脏恶病质阶段,疾病进程将不能逆转。

二、慢性心力衰竭营养治疗原则

1）适当的能量

原则是既要控制体重增长,又要防止心脏疾病相关营养不良发生。

（1）一般给予25～30kcal/（kg·d）能量供给。心力衰竭患者的能量需求,取决于患者目前的干体重（无水肿情况下的体重）、活动受限程度以及心力衰竭的程度。

（2）肥胖患者给予低能量平衡饮食（1000～1200kcal/d）。

（3）活动受限的超重和肥胖患者,必须减重以达到一个适当体重,以免增加心肌负荷。

（4）严重心力衰竭患者,应按照临床实际情况进行相应的营养治疗。

（5）防止心脏疾病恶病质发生:由于心力衰竭患者增加能量消耗10%～20%,且面临疾病原因导致进食受限,约40%的患者面临营养不良的风险。

（6）根据营养风险评估评分,确定进行积极的肠内肠外营养支持。

（7）注意水、电解质平衡:根据水钠潴留和血钠水平,适当限钠,给予不超过3g盐的限钠膳食。若使用利尿剂,则适当放宽。由于摄入不足、丢失增加或利尿剂治疗等可出现低钾血症,应摄入含钾高的食物。同时应监测使用利尿剂者镁的缺乏问题,并给予治疗。如因肾功能减退,出现高钾、高镁血症,则应选择含钾、镁低的食物。另外,给予适量的钙补充在心力衰竭的治疗中有积极的意义。

心力衰竭时水潴留继发于钠潴留,在限钠的同时多数患者无须严格限制液体量。但考虑过多液体量可加重循环负担,故主张成人液体量为1000～1500mL/d,包括饮食摄入量和输液量。产能营养物质的体积越小越好,肠内营养管饲的液体配方应达到1.5～2.0kcal/mL的高能量密度。

2）低脂膳食

给予n-3多不饱和脂肪酸。食用富含n-3脂肪酸的鱼类和鱼油可以降低高TG水平,预防房颤,甚至有可能降低心力衰竭病死率。建议每天从海鱼或者鱼油补充剂中摄入 n－3 脂肪酸 1g。

3）充足的优质蛋白质

优质蛋白质应占总蛋白的 2/3 以上。

4）适当补充 B 族维生素

由于饮食摄入受限、使用强效利尿剂以及年龄增长，心力衰竭患者存在维生素 B 缺乏的风险。摄入较多的膳食叶酸和维生素 B_6 与心力衰竭及卒中死亡风险降低有关，同时有可能降低高同型半胱氨酸血症。

5）少食多餐

食物应以软、烂、细为主，易于消化。

6）戒烟、戒酒

三、尿毒症透析患者合并心力衰竭概述

尿毒症患者实施透析治疗，是急慢性肾功能衰竭患者肾脏替代治疗方式之一。尿毒症血透患者会出现不同程度的营养不良，研究显示长期血液透析患者营养不良发生率约占 1/2，导致患者住院率及死亡率明显升高，且经常出现慢性炎症、疲劳、创伤难以愈合等状况。导致营养不良的原因有很多，其中营养物质吸收减少或障碍、过分的饮食限制使得营养物质摄入减少或不均衡、透析不充分等是造成营养不良的重要因素。因此积极预防和治疗尿毒症血液透析营养不良患者，在充分透析状态下，遵循营养师的指导，通过营养护士向患者及家属进行营养宣教，实施营养护理干预，对改善尿毒症营养不良状况、提高患者生存时间及生存质量有重要意义。

四、尿毒症血液透析患者营养不良原因

尿毒症属于慢性肾脏病的终末期，血液透析是其主要的肾脏替代疗法。肾功能正常时能够清理毒素；肾功能衰竭时，很多新陈代谢废物长期滞留在患者体内，毒素蓄积可造成患者厌食、消化功能障碍，在疾病自身存在的营养不良基础上，透析后营养物质将继续流失，使患者营养状况持续恶化，因此长期血透患者容易出现不同程度的营养不良。造成营养不良的因素有许多，总结起来分为 3 方面。

（1）尿毒症引起的代谢及内分泌紊乱。尿毒症患者可出现甲状旁腺功能亢进、胰岛素抵抗等，这些改变可阻碍体内蛋白质的合成，引起三大营养物质

代谢障碍,造成高分解代谢及体内蛋白质、脂肪储存量下降,引起负氮平衡。

(2)透析不充分引起的营养不良。透析充分的情况下可清除毒素,纠正电解质紊乱与代谢性酸中毒,减轻患者胃肠症状,改善食欲。反之,则症状不能消除,营养状况无法改善,甚至可发展为恶病质与死亡。在透析的过程中也会出现一些不良反应,如发生恶心呕吐、腹泻,极大影响患者食欲,使营养物质摄入不足,造成患者体重下降、肌肉消耗、乏力、疲倦等症状。

(3)透析后每日热量、蛋白质及营养物质摄入不足。尿毒症血液透析患者在治疗过程,未能得到正确饮食指导,在保守治疗中,限制蛋白质摄入、限制磷钾钠及水分摄入,同时因胃肠道不适等原因导致热量、蛋白质、维生素及矿物质长期摄入不足,使患者存在不同程度的营养不良。

五、尿毒症血液透析合并心力衰竭患者饮食营养教育

(1)低盐低脂饮食。摄入食盐小于3g/d,避免摄入高钠、高钾、高磷食物。油脂小于25g/d,控制胆固醇摄入。

(2)摄入足够的热量和优质蛋白。适当补充维生素如叶酸及B族维生素,列举具体的食物清单,嘱咐患者遵循营养原则合理饮食,提高营养状况。

(3)关注患者心理问题。患者容易产生抑郁情绪,抑郁在很大程度影响食欲,造成营养摄入不足。

(4)少食多餐。4~6次/d,营养丰富易消化软烂食物。

(5)量出为入原则。控制水摄入量,记录出入量,注意包括食物中的含水量。

第八章

人 工 营 养

第一节 肠内营养

一、肠内营养的概述

近些年,肠内营养(entemlnutrition,EN)在临床营养支持中所占比例越来越高。国外应用肠外营养与肠内营养的比例已由 8∶2 转变成 2∶8。与肠外营养相比,肠内营养更符合生理状况,能维持肠道结构和功能的完整,费用低,使用和监护便捷,并发症较少且易处理。从长远讲,肠内营养对患者胃肠功能的恢复也起到了不可替代的作用。原南京军区总医院黎介寿院士进一步指出,"当肠道能够被安全地使用时,使用它",所以,只要患者胃肠功能完整或具有部分胃肠道功能,就应该选择肠内营养。有研究证明,早期给予肠内营养可以明显减低严重消化道并发症的发生率,促进患者的康复,提高患者的生存质量。

随着近些年 EN 研究的深入,临床工作者们逐渐认识和应用 EN,营养支持与抗生素应用、输血技术、重症监护与支持、麻醉技术、免疫调控与体外循环一并被认为是 20 世纪医学的最伟大成就。然而作为营养支持的重要组成部分——肠内营养在 20 世纪 50 年代以前,因缺乏有效的支持途径与营养制剂,营养支持很难实施。1957 年,Greenstein 等为宇航员开发肠内营养制剂,研究了一种化学成分明确的肠内营养制剂;1965 年,Winitz 等将其应用于人体;1973 年,Delany 等报道腹部手术后做导管空肠造口术(NCJ);1980 年,Hover 等证实术后早期空肠喂养的营养效益。随着 20 世纪 80 年代对肠功能的再认识,尤其是肠道黏膜屏障、细菌易位及肠道应激反应的一个中心器官等概念的确立,90年代肠内营养越来越被重视,无论是理论还是技术,制剂也取得了较大的发展。

凡胃肠道功能正常,或存在部分功能者,营养支持时应首选肠内营养。肠内营养制剂经肠道吸收入肝,在肝内合成机体所需的各种成分,整个过程符合人体生理,肝可发挥解毒作用。食物的直接刺激有利于预防肠黏膜萎缩,保护肠屏障功能。食物中的某些营养素(谷氨酰胺)可直接被黏膜细胞利用,有利于其代谢及增生。肠内营养无严重并发症,也是明显的优点。

二、肠内营养支持的目的

20世纪70年代初期,营养支持重在维持患者的氮平衡。消化道是维持机体营养的最符合生理的途径,是碳水化合物、脂肪、蛋白质、矿物质、维生素及微量元素吸收与调节的重要场所,并能分泌免疫球蛋白(如分泌型免疫球蛋白,SIgA)及一些消化性激素(如胃泌素、胃动素等)。随着研究的深入,特别是对肠道作为全身应激反应的中心器官,肠黏膜屏障在防止肠源性感染中所处的重要地位,及肠功能障碍对于全身脏器功能与疾病发展影响的认识,肠道结构与功能的维持日益受到重视。

经胃肠外途径并不能提供机体所需要的全部营养素,长期的肠外营养会使肠黏膜血流量下降,小肠绒毛萎缩,细胞间连接与细胞结构发生改变且活性退化,从而使肠黏膜屏障功能受损,分泌型免疫球蛋白减少,容易发生细菌与内毒素易位,使肠源性感染的发病率增加。在人类,当机体缺乏食物对肠道的刺激1周,即会使肠黏膜发生萎缩。此外,还可引起胆汁构成的改变,胆汁中磷脂减少,而磷脂对 VLDL 的合成非常重要,亦对抗感染起重要作用。有研究表明,创伤患者行 TPN 支持后,肺部感染、腹腔感染、全身性感染(sepsis)以及肝功能异常等发生率均较 EN 明显增高。

三、肠内营养支持的优势

近年来研究使我们对肠内营养支持(EN)的作用有了更深的认识与评价,其特有的优势在于以下3方面。

(1)肠内营养有助于维持肠黏膜细胞的结构与功能完整,减少内毒素释放与细菌易位,保持肠道固有菌丛正常生长,防止发生菌群失调;刺激 SIgA 以及胃酸与胃蛋白酶的分泌,从而维护其机械、免疫与生物屏障。

(2)肠内营养刺激某些消化性激素、酶,如胃泌素、胃动素、胆囊收缩素等分泌,促进胃肠蠕动与胆囊收缩,增加内脏血流,减少淤胆及胆石的发生。

(3)肠内营养支持效果优于肠外营养,并发症少,且费用低。

四、肠内营养制剂的种类与选择

目前国际上肠内营养制剂有 100 多种,按体外预消化的程度及功能,基本分为 5 大类:口服补充性饮食、部分预消化多聚体性饮食、预消化的化学成分明确的要素饮食、特殊疾病饮食和特殊性饮食。

1. 口服补充性饮食

口服补充饮食用于胃肠道功能正常或接近正常的患者,有高氮和高热量型可作为餐间补充性营养,其氮源为整蛋白碳水化合物由酶部分水解的淀粉提供,脂肪由长链甘油三酯提供。

2. 部分预消化多聚体性饮食

在临床上营养于胃肠道功能正常或接近正常但需管饲进行肠内营养支持的患者,其氮源也为整蛋白,碳水化合物同样由酶部分水解的淀粉提供,脂肪可由长链甘油三酯及中链甘油三酯共同提供,部分制剂含膳食纤维。它需要在肠道内经过消化才能吸收,因此要求患者肠道功能较好,否则不宜使用。常用的制剂有安素(abbott)、能全素(nutricia)等。可行管饲,亦可口服。

3. 预消化的化学成分明确的要素饮食(主要为单体营养素)

主要适用于胃肠道障碍患者,其氮源也为水解蛋白短肽或游离氨基酸单体,碳水化合物由酶部分水解淀粉后的麦芽糖糊精或双糖、单糖提供,脂肪可由长链甘油三酯及中链脂肪酸共同提供,以及必需的电解质和微量元素。要素饮食提供了可满足机体需要的营养素的种类与数量,不含高分子蛋白质,故不需要或较少需要消化,吸收较完全,对消化道刺激小。其剂型有粉状与液体 2 种。

4. 特殊疾病饮食

包括心肺功能衰竭、肝衰竭、肾衰竭、治疗某些代谢缺陷症专用膳食等。

肝功能不全时可选用低乳糖与低芳香族氨基酸、高支链氨基酸配方的要素饮食,肾衰竭时宜选用含必需氨基酸及不含有乳糖与电解质配方的要素饮食,心功能不全时可选用低钠及高能量配方的要素饮食,烧伤与创伤患者可选择高能量配方要素饮食。

5.特殊性饮食

添加谷氨酰胺、精氨酸、核苷酸和生长激素等特殊物质的饮食。单糖无须消化,但因其相对分子质量小而显著增加渗透压,而使患者耐受性下降。双糖包括蔗糖、乳糖、麦芽糖,双糖首先需小肠黏膜上的双糖水解酶将其水解为单糖,胃肠功能障碍时,双糖水解酶活性下降,但蔗糖和麦芽糖水解快,因此其消化吸收影响较少,而乳糖水解较慢,其消化吸收影响较大。水解蛋白短肽或游离氨基酸单体为要素膳提供氮源,它们无须消化而被肠黏膜直接吸收。游离氨基酸与短肽在肠黏膜上分别有其独立运转系统,研究表明肠道吸收短肽比吸收游离氨基酸更快、更有效。长链脂肪酸不仅提供热量而且能提供人体必需脂肪酸,而中链脂肪酸的吸收不依赖胰脂酶或胆盐,直接经肠上皮进入门脉系统,不需通过淋巴循环,且不依赖肉毒碱即可进入细胞线粒体内氧化。在胃肠功能减退时,添加中链脂肪酸有利于消化吸收。

基础与临床研究显示,在肠内营养配方中提供在药理上能产生免疫增强作用或/和肠道特需的营养物质,可改善肠内营养支持效果,提高机体的免疫机能,促进肠道功能。这类营养物质包括:谷氨酰胺、精氨酸、n-3聚不饱和脂肪酸、短链脂肪酸与核苷酸。它对于应激后的危重患者可提供更多的益处。像 IMPACT(novartis)是一种含超标准精氨酸、膳食核苷酸和鱼油的高蛋白肠内营养处方。nutrisonfibre(能全力,nutricia),jevity(健力体,abbott)等是含有纤维素的肠内营养食品,其被肠道内细菌代谢后产生短链脂肪,有助于保护重症患者的肠黏膜屏障及调整肠道功能。这些独特的营养物质对存在有免疫抑制的患者,如严重创伤、烧伤、肿瘤放化疗、全身严重感染及呼吸机依赖的重症患者的营养支持有着重要的意义。

五、肠内营养的实施

肠内营养的投给方法有口服和管饲。口服是提供营养支持的首选途径,因为口服能刺激口腔分泌唾液,既利于消化,又具有一定的抗菌作用。是否能够采用口服途径取决于患者的吞咽能力和有无食管或胃梗阻。当进食不足造成营养不足或微量元素缺乏时,应考虑口服营养补充剂。

肠内营养的实施患者常不能或不愿口服,或口服量不能达到治疗剂量,或因存在解剖或原发疾病的因素不能经口补充者,采用管饲的方式。目前喂养管放置技术有以下几种:鼻胃置管、鼻十二指肠/空肠置管、术中胃造口术、术中空肠造口术、经皮内窥镜胃造口术(PEG/PEGJ)。近年来国内开展空肠穿刺置管(NCJ)方法,与手术同时进行,损伤小,简单易行。而 PEG 和 PEJ/PEGJ 可在床旁、非开腹手术完成。

1. 经鼻胃管技术

(1)适应证。①常用于胃肠功能正常,非昏迷以及经短时间(<4 周)管饲即可过渡到口服饮食的患者。②因神经或精神障碍所致的进食不足及因口咽、食管疾病不能进食的患者。③全肠外营养到肠内营养的过渡。④烧伤、某些消化系统疾病、接受放化疗的患者等。

(2)禁忌证。①存在不能进行肠内营养的疾病。②严重的胃排空障碍。

(3)置管技术。①床边插管:评估患者需要置管的深度(一般可测量患者的发际到脐的长度),协助患者半卧位,液体石蜡润滑鼻饲导管头端,自鼻腔缓慢插入,置入 15cm 左右时嘱患者做吞咽动作,在患者吞咽时顺势将胃管插入直至到达预设深度。检查口腔内有无盘绕,观察患者有无恶心、呕吐现象,用胶布将胃管固定于鼻翼部。②确定胃管位置:影像学检查是确定胃管位置的"金标准",可采用 X 线检查或胃管内注射造影剂。③其他方法有回抽胃液、听气过水声及检查置管深度,但这些都不能完全确认胃管的位置。

(4)护理。①固定:通常使用低过敏性胶布,采用"工"字形或倒"Y"形固定。②输注方式:根据患者病情及生活便利度的考虑,选择连续输注或间歇输注。对于危重患者而言,连续输注很少引起代谢紊乱,且不易引起腹泻。③监测:定时评估胃管的置管深度、通畅度,观察胶布固定外皮肤有无红肿,避免胃管向头部翻折而压迫鼻孔上方的皮肤引起压疮。询问患者的感受,观察有无恶心、呕吐。④维护:管饲前后及管饲期间定时冲洗胃管,防止胃管堵塞。鼻饲结束后盖紧胃管尾端。

2. 经鼻十二指肠/空肠置管技术

应用特点与上述基本相同,优点在于因导管通过幽门进入十二指肠或空肠,使反流与误吸的发生率降低。但要求营养液的渗透压不宜过高,滴注速度较均匀,且不宜过快,尤其在喂养的开始阶段。

(1)适应证。①短期(<4周)的肠内营养支持。②误吸风险高或经胃喂养后表现不耐受。③某些消化系统疾病(如胰腺炎等)无法进行经胃喂养。

(2)禁忌证。①肠梗阻、肠坏死、肠道穿孔等严重的肠道疾病。②严重腹胀或腹泻间隙综合征,无法耐受肠内营养。

(3)置管方法。①手术置管,多在行原发病手术时同时置管。②内镜下引导置管:通过胃十二指肠镜直视下以异物钳钳夹鼻肠管尖端,过幽门,将胃镜缓慢推入十二指肠降部,后退异物钳至胃腔,以异物钳再次钳夹管身,缓慢向前推进至十二指肠镜降部,反复操作,直至通过屈氏韧带。③B超下引导。④X线下引导。⑤徒手床旁盲插法:盲插鼻肠管技术是在床边无须利用任何仪器,单凭手法将鼻肠管间接或直接送入十二指肠或空肠上段,为早期肠内营养争取时机。此技术的优势在于床边操作、成功率高、患者耐受性好、操作时间短、所需耗材少、费用低、患者满意度高。

(4)护理:基本同经鼻胃管技术。

3.经胃/空肠造口术

(1)适应证。①预计肠内营养支持时间>4周。②上消化道肿瘤、神经性吞咽困难、创伤、长期机械通气、口咽部手术围术期等。

(2)禁忌证。①存在不能进行肠内营养的疾病。②严重的凝血功能障碍。③无法进行内镜治疗及不能耐受手术者。

(3)优点。①导管可长时间放置。②去除了鼻管,减少了鼻咽与上呼吸道的感染性并发症,并减少了患者心理上的负担,行动方便。③降低了反流与误吸的发生率,反流和误吸是肠内营养的主要并发症;在喂养的同时可行胃肠减压,尤其适合于危重患者及某些特殊需要的患者,如食管瘘、十二指肠瘘、胰腺炎等;患者可同时经口进食。

(4)置管方法。①手术置管,多在行原发病手术时同时置管。如行重症胰腺炎、肠瘘、腹部创伤等手术时。②经内窥镜胃造口置管(PEG),即在纤维胃镜的引导下,经胃造口置入营养管。此方法对患者打击小,床旁即可施行。尤其适合于需要给予肠内营养的危重患者,既减少了手术创伤,又提供了肠道喂养的最佳途径。

（5）护理。①固定：尽管胃造口导管通常有固定板或气囊可防止导管滑脱，但仍建议使用低过敏性胶布，采用高举平台法固定。通常内镜下胃造口置管后2周内固定稍紧，以压迫胃壁防止出血和渗漏。②输注方式：根据患者病情及生活便利度，选择连续输注或间歇输注。③监测：观察穿刺置管处皮肤情况，有无出血、红肿、压痛或消化液渗出。评估导管通畅度、有无滑脱。④维护：内镜下胃造口置管术后2周，应预防内垫包埋综合征。每天将外垫松开，清洁管口周围，转动导管360°，将导管推进1～2cm再拖回原位，减少胃内壁局部受压，防止导管固定板被包埋入胃壁。鼻饲前后及管饲期间定时冲洗造口管，防止堵塞。

六、肠内营养管饲输注的方式

肠内营养有几种方式，不同方法的选择取决于各种肠内营养制品的特性、患者胃肠功能状态及营养管顶端所处的位置。

（1）一次性投给（bolus feeding）。也叫间歇推注法，符合正常进食的生理特点。间隔一定时间使用大于50mL的注射器将配好的肠内营养食品于10min内注入胃肠道的方法，通常每次推注量为200mL。此方法适用于经胃喂养的患者，患者能活动，常见于家庭营养管饲的患者。这种喂养方式引起的并发症较多，如恶心、腹痛、呕吐。

（2）间歇性喂养。也叫间歇滴注法，24h循环滴注，分次给予肠内营养食品，常常是重力滴注，滴注数小时后休息，循环重复。这种喂养方式造成的并发症比一次性喂养时少。

（3）连续输注（continuous feeding）。不间断连续输注，通常用于肠内营养耐受性差，无法活动的危重患者。常常借助肠内营养泵于20～24h连续性滴注。多数患者对这种方式耐受较好，危重患者尤其是放置空肠喂养管者常用此方法行肠内营养。

（4）循环滴注（cyclic feeding）。通常也需要在输液泵的控制下，于规定的一段时间内持续泵入。输注时间多在夜间，以利于患者白天能够活动和作为口服饮食的补充。这一方法可用于恢复期接受肠内营养治疗的危重患者。

七、肠内营养管饲输注的浓度、速度及检测

1. 肠内营养管饲输注的浓度及速度

在开始接受肠内营养时,应将营养液的浓度稀释 1/4 ~ 1/2,在某些危重患者,则可能从温开水或盐水开始,逐渐增加浓度。最高要素饮食浓度一般为 25%。此外,开始阶段应以缓慢速度滴注,如 25mL/h 开始,如耐受良好,可适量增加,如 50mL/h + 80mL/h + 100mL/h,6 ~ 24h 后,根据患者对开始阶段或前一阶段肠内营养液输注的耐受情况,逐渐增加输注的速度与浓度。这一过程因病情而定,一般需要 7 ~ 10d 达到 TEN。

2. 肠内营养管饲输注检测

(1)常规检测:在肠内营养支持时,进行常规监测项目如营养支持效果及代谢等并发症。

(2)置管位置和滴注情况:应注意经常检查营养管的位置和滴注情况,注意患者是否发生腹胀、恶心、呕吐、腹泻等胃肠并发症的症状。

(3)胃内残留量检测:胃内残留量检测被广泛用于评价胃的排空状况,胃内残留量超过 75mL,应停止胃内灌注。在危重患者肠内营养支持时,残留量 >400mL 时也不一定是不能耐受。但一般认为,如胃残留量 >100mL,空肠置管时其小肠内残留量 >200mL 时,应密切观察胃肠运动状态及排空功能,必要时停止灌注或减量。

八、肠内营养实施注意事项

1. 把握好"度"

(1)浓度:渗透压 300mOsm/L 有益于耐受。

(2)速度:泵输注速率鼻肠管 20 ~ 100mL/h,鼻胃管 50 ~ 150mL/h。

(3)温度:38 ~ 40℃。

(4)洁净度:洗手及器具卫生,避免抗生素过度使用。

(5)适应度:根据胃肠功能,选择合适的剂型。

(6)角度:患者以半卧 35° ~ 45°体位为宜,减少误吸或呕吐。

2. 注意并发症

（1）胃肠功能障碍：如食管反流、胃潴留、恶心、呕吐、腹胀、腹痛、腹泻、便秘、肠扭转和肠梗阻。

（2）感染性并发症：如误吸性肺炎和导管相关感染。

（3）代谢性并发症：如高血糖、电解质紊乱和淤胆。

（4）机械性并发症：如导管移位、堵塞或脱出等。腹泻或便秘的处理：先除外机械性肠梗阻或严重低蛋白血症，调整合适剂型（整蛋白、短肽或氨基酸型）。

3. 添加药物

包括膳食纤维、谷氨酰胺、益生菌、胃肠动力药、通便药和消化酶（胰酶）。

水、电解质平衡和消化液回输，有利于保护肝功能、肠功能及肠道有益菌群，有利于消化，减少输液量及电解质的静脉补充。肠内营养相关表格及流程如表8-1至表8-5所示。

表8-1 留置胃管鼻饲操作流程及评分标准

	评分细则	分值	扣分标准	扣分
操作前准备（25分）	护士准备：衣帽整齐，七步洗手	5	1项不符合扣2分	
	患者评估：双人核对医嘱，核对床头卡，询问身体状况，了解有无插管经历，评估口腔、鼻腔黏膜及吞咽情况，鼻腔有无肿胀、鼻中隔偏曲，既往有无鼻部疾患 携带用物：压舌板、手电筒、弯盘	8	1项不符合扣1分	
	洗手，戴口罩	4	1项不符合扣2分	
	用物准备：型号相符一次性胃包、鼻饲液（38~40℃）、少许温水、压舌板、听诊器、纱布、胶布、棉签、手电筒、50mL注射器、别针	8	1项不符合扣1分	

表 8 - 1(续)

	评分细则	分值	扣分标准	扣分
操作过程（60分）	1. 携用物至床旁,查对腕带,解释	2		
	2. 协助患者取舒适卧位(摇起床头 30°~40°)	2		
	3. 将胃包放于治疗车,其余放置床头	2		
	4. 清洁鼻腔,头偏向近侧	3		
	5. 打开 50mL 注射器放于温水碗中,备胶布 3 条	4		
	6. 打开胃包,铺治疗巾于颌下,弯盘置口角旁	2		
	7. 戴手套,左手持纱布,拿起胃管,右手润滑胃管头端	2		
	8. 右手持镊子夹住胃管前端,测长度,标记并读数	5		
	9. 再次核对身份	2		
	10. 左手持纱布拖住胃管,右手镊子夹住胃管前端沿一侧鼻孔轻插入	2		
	11. 到咽喉部嘱做吞咽动作,随后迅速插入。昏迷者插管前将头后仰,插至咽喉处(14~16cm)时,左手托起头部使下颌靠近胸骨柄再插胃管,必要时张开插看,过程中注意观察患者反应	4		
	12. 插管过程中,如患者恶心,嘱作深呼吸,稍停片刻再插,如胃管盘在口中或误入气管,拔出后重插	3		
	13. 固定胃管于一侧鼻翼	2		
	14. 检查胃管是否在位:①有胃液抽出;②注入 10mL 空气,听到气过水声;③胃管末端置于水中,呼气时无气泡溢出(任选其一判断)	6		
	15. 固定胃管于一侧面颊部	2		
	16. 灌饲:一手折胃管末端固定,另一手吸流食缓慢注入;灌饲后温开水 20~50mL 冲进胃管;胃管末端盖好,用纱布包裹	5		
	17. 将胃管从颊部绕至耳后,用别针固定于病员服肩部	2		

表 8－1(续)

	评分细则	分值	扣分标准	扣分
操作过程（60分）	18.贴胃管标识,距离胃管末端 3～5cm 处	2		
	19.再次核对	2		
	20.观察,正确指导患者,交代注意事项	4		
	21.协助患者舒适卧位	2		
操作后处理（5分）	整理用物,洗手,记录	5	1 项不符合扣 1 分	
职业规范（8分）	1.着装规范; 2.举止端庄,仪表大方; 3.语言柔和恰当,态度和蔼,关心患者; 4.动作轻柔、准确、稳重	8	1 项不符合扣 2 分	
理论（2分）	目的和注意事项(详情请参考临床护理技能与实践指南)	2	1 项不符合扣 2 分	
总分				

表8-2 床旁盲插鼻肠管操作流程

一、评估
1. 核对医嘱
2. 掌握肠内营养输注的时间和要求
3. 掌握肠内营养液名称、浓度及需要加入的药物

二、物品准备
1. 配置医嘱浓度的肠内营养液，按医嘱在营养液中加入电解质等药物
2. 肠内营养输注泵、专用输注管，治疗巾，20mL注射器1付，纱布2块温开水，有条件时备加温器

> 1. 保存在冰箱内的营养液必须在输注前30min至1h取出
> 2. 向肠内营养液中加药，必须碾碎，并现配现输

三、解释
1. 洗手，戴口罩；备齐用物至患者床边
2. 双向核对
3. 解释，取得合作

> 向病人及家属解释肠内营养的目的和途径，名称，可能出现的不良反应和处理方法以及需要配合的注意事项

四、体位
根据病情协助患者取半卧位、斜坡位

> 适当的体位可以有效防止返流、误吸的发生

五、定位
1. 将治疗巾铺于患者导管下；
2. 输注前先询问患者有无腹胀，若无不适，即可开始输注肠内营养

> 若病人主诉腹胀等不适，先汇报医生，适当用药，暂停或减慢速度

六、输注
1. 先回抽，见消化液出，注入温开水10mL(35~37℃)
2. 将肠内营养接专用泵管排气，接肠内营养泵，预设总量调速度，与胃肠造口管相连，按开始键输注
3. 将加温器夹于输注管路上，距体表入口处30~40cm，勿烫伤

> 确认导管在位通畅后方可输注营养液

七、观察
1. 询问病人有无不适
2. 整理床单位

> 无肠内营养泵的科室，可用一次性输液器直接滴注，速度根据营养液总量和病人的适应程度从10滴/min开始逐渐增加

八、记录
1. 再次洗手
2. 记录好营养液的名称、剂量和浓度
3. 巡视、观察和记录病人不良反应

> 可通过调节加温器离体内管入口处的距离来调节温度

表8-3　床旁盲插鼻肠管操作流程

一、目的:建立肠内营养通路
二、要求:盲插鼻肠管的整个过程动作应轻柔
三、操作流程: 1. 签字:医生家属在《×××医院空肠营养管置入同意书》了解是否存在置管禁忌证。 2. 医嘱:临时医嘱。 (1)床旁盲插鼻肠管; (2)甲氧氯普胺10mg静脉注射,于置管前10min; (3)丁卡因胶浆1支(有胃管进行胃肠减压患者备用)。 3. 用物准备:鼻肠管、听诊器、橡胶手套、pH试纸、鼻贴及标识、小份包、甲氧氯普胺10mg、100mL生理盐水、20mL及2mL注射器各1个、石蜡油。 4. 评估:核对、解释(清醒患者)、评估、选择合适型号的鼻肠管,卷尺测量管道经鼻进入胃的长度。 5. 核对:再次核对患者信息,静脉缓慢推注甲氧氯普胺10mg,等待10min后置管。 6. 抬高:抬高床头30°,患者取右侧卧位。 7. 洗手:洗手、戴口罩。 8. 湿润:拆开鼻肠管包装,导丝送入最前端,关闭接入端口保持导丝牢固;弯盘倒入生理盐水,浸泡鼻肠管,空针预充管腔。 9. 铺巾:铺治疗巾于患者胸前。 10. 置管:注意动作缓慢轻柔,每次送管2~3cm。 11. 入胃:回抽胃液、听诊等方法确认在胃内。 12. 过幽门:确认在胃内后,减慢置管速度,当置入长达75cm时(一般处于幽门处),以每次1~2cm缓慢前行。 13. 初步位置确认:听诊法,真空实验,回抽出金黄色肠液测量pH值。 14. 固定:分叉交织法固定,贴导管标识。 15. 最终定位:腹部平片(金标准)。 导管位置确认 1. 注水回抽法:向导管内注入10mL生理盐水,如果易回抽液体少于5mL,可能进入肠道(存在争议)。 2. 听诊法:左上腹(胃腔)→右腹(过幽门)→左下腹(十二指肠或空肠)(存在争议)。 3. 抽取肠液法:抽出金黄色液体,pH>6可能进入肠内(存在争议)。 4. 腹部平片(金标准)。
四、注意事项: 1. 随患者呼吸缓慢进管,通常超过75cm后,可有一种突破感为过幽门,可继续轻柔推进。 2. 正常如遇阻力明显增加,不应盲目用力进管。置管困难可辅助使用注水、注气、双导丝等方法。 3. 气管插管/切开置管前可将气囊抽掉再置管。

表 8-4 肠内营养耐受性评估和管理(6h 测量 1 次)

指 标	严重度	定义	处理
呕吐	发生	>1 次/12h	检查鼻胃管是否在位,减少管饲输注速度的 50%,建议应用药物治疗
腹胀/腹内压	轻度或 IAP 12~15mmHg	既往史和体格检查	维持 EN 输注速度,6h 复评
	中度或 IAP 16~25mmHg	既往史和体格检查	减少输注速度的 50%,腹部平片,排除肠梗阻;6h 复评,持续腹胀≥24h,根据病情使用胃动力药
	重度或 IAP >25mmHg	既往史和体格检查	停止 EN 输注,腹部平片,排除肠梗阻;考虑实验室检验和腹部 CT 扫描
腹泻	轻度	1~2 次/12h	保持或增加输注速度
	中度	3~4 次/12h	保持输注速度,6h 复查
	重度	>4 次/12h	减少输注速度的 50%; 通过喂养管给予止泻药,每 6h 1 次; 回顾药物治疗:记录抗生素,胃肠药物; 粪便常规、培养; 持续 >48h 转向短肽类配方喂养
胃残留	测量	>1000mL/12h	X 线检查喂养管位置,若不是跨幽门后喂养,保持喂养同时放置新的跨幽门喂养管;若已是幽门后喂养,检查鼻肠管回抽物内葡萄糖,若出现葡萄糖,保持管饲,使用胃复安等胃肠动力药,6h 后评估
药物禁忌证	强心剂(多巴酚丁胺,米力农,多巴胺≤5μg/kg) 麻醉剂(机械通气的神经肌肉阻滞剂) 去甲肾上腺素、肾上腺素 >0.1μg/(kg·min),多巴胺 >5μg/(kg·min)		6h 评估,以 15mL/h 的短肽类制剂开始,24h 后评估决定是否重新开始

表 8 − 5　营养管固定规范

营养管固定要求:牢固、美观、舒适、清洁、通畅

一、鼻肠(胃)管固定规范

分叉交织法:取抗过敏透气弹性胶布,按胶布背面刻度剪出 7cm × 3cm 胶布 1 块,延纵向正中剪开至 4cm 处,修边角至美观。鼻胃(肠)管留置成功后,擦净鼻部分泌物,用未剪开的 3cm(此长度可根据患者鼻的情况而定)的胶布纵向固定于整个鼻部,剪开的一条沿胃管在鼻孔处顺时针螺旋形缠绕数圈,将导管稍向鼻内插入 0.5cm,目的是使导管和鼻子之间插入些胶布,减少导管对鼻子的刺激,再将另一条逆时针螺旋形缠绕。

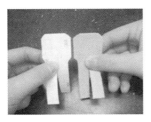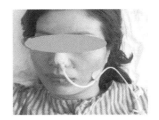

鼻肠(胃)管固定分叉交织法

二、空肠造口管的固定

螺旋法:取抗过敏透气弹性胶布,按胶布背面刻度剪出 14cm × 5cm 胶布 1 块,延纵向正中剪开 3 条至 7cm 处,中间 1 条宽 1cm,边上 2 条分别为宽 2cm,修边至美观。空肠造口管首先用缝线固定于周围皮肤,在造口管处覆盖 2cm × 2cm 开口无菌纱布,消毒并擦净周围皮肤,用未剪开的 7cm 端胶布粘贴于导管上方皮肤,将剪开的正中 1 条 1cm 宽胶布缠绕于造口管上数周至牢固,胶布末端内折稍许,两边的 2 条并排贴于导管下方的皮肤上。隔日消毒导管口并更换胶布。

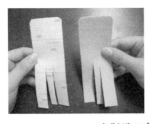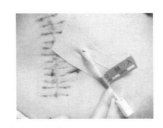

空肠造口管的螺旋法固定法

第二节　肠外营养

一、肠外营养的概述

20 世纪 60 年代末,营养支持的概念不再是单独提供营养的方法,而是许多疾病必不可少的治疗措施,正在向组织特需营养(Tissue specific Nutrent)、代谢调理(Metabolic Intervention)、氨基酸药理学(Amino Acid Pharmacoloy)等方向进一步研究、发展。

历史的经验值得注意:肠外营养起步时,由于对输入的热量、蛋白质、脂肪等营养素的质和量及相互比例了解不够,其临床使用效果不佳;如果现在再用同样的营养底物,其临床营养支持效果就截然不同,所以不是临床医生知道了脂肪乳剂、氨基酸、葡萄糖就懂得所谓的肠外营养的。

1. 肠外营养定义

肠外营养(parenteral nutrition,PN)是按照患者的需要,通过周围静脉或中心静脉输入患者所需的全部能量及营养素,包括碳水化合物、氨基酸、脂肪乳、电解质、维生素、微量元素和水 7 大营养要素的一种营养支持方法。

2. 肠外营养的目的

用于各种原因引起的不能从胃肠道摄入营养、胃肠道需要充分休息、消化吸收障碍以及存在超高代谢等,使患者在无法正常进食的状况下仍可以维持营养状况、增加体重和创伤愈合;保证热量及营养素的摄入,从而维持机体新陈代谢,促进患者康复。

3. 肠外营养的分类

(1)根据补充营养的量不同,胃肠外营养可分为部分胃肠外营养(PPN)和全胃肠外营养(TPN)2 种。作为围手术期及危重患者的营养支持,全胃肠外营养(TPN)的应用更为普遍,即全部营养需要从肠外供给。

(2)根据应用的途径不同,胃肠外营养可分为外周静脉营养及中心静脉营养。

4.肠外营养的支持途径

1）外周静脉

由四肢或头皮等浅表静脉输入的方法,适合短期,不超过2周,营养渗透压低于1200mOsm/L。

优点:操作简单,并发症少而轻。

缺点:不能耐受高渗液体输注,长期输注会引起静脉炎。

2）中心静脉

适用于肠外营养大于2周,营养液渗透压高于1200mOsm/L。

（1）经周围静脉进入中心静脉（Peripherally inserted central catheter, PICC）,由肘部贵要静脉、正中静脉、头静脉或腋静脉置管进入上腔静脉。

优点:具有留置时间长,减少穿刺次数的优点,并发症发生率较低。

缺点:护理不当,可能引起导管阻塞、感染等并发症。

（2）中心静脉导管（Central venous catheter,CVC）,经颈内、颈外、锁骨下静脉置管进入上腔静脉。

优点:置管时间长,可输入高渗液体。

缺点:易引起与导管有关的败血症、血管损伤、血栓等。

5.肠外营养的适应证

1）医院内肠外营养

（1）因疾病或治疗需要,不能经消化道补充营养者、胃肠道消化和吸收功能障碍、消化道梗阻、重症胰腺炎、短肠综合征、腹膜炎、放射性肠炎、严重腹泻不宜手术的小肠缺血性疾病、硬皮病、系统性红斑狼疮和类胶原血管病等。

（2）不宜经消化道补充营养时,急性胰腺炎,消化道瘘,肠道炎性疾病（如克罗恩病、溃疡性结肠炎、出血性肠炎）,肝、肾功能衰竭,难治性腹泻,咽部瘘,消化道出血等。

（3）不易经消化道进食时,神经性厌食、妊娠呕吐或其他顽固性呕吐、肿瘤放疗或化疗出现消化道反应、骨髓移植、严重口腔溃疡或损伤等。

（4）经消化道进食可能产生并发症如昏迷、脑血管意外、吞咽反射差、气管食管瘘、破伤风、辅助呼吸等。

（5）较大的手术前后：预计术后可能出现并发症或术后 5～7d 内不能恢复正常饮食者、腹腔残余脓肿和伤口裂开等。

（6）中、重度应激者：创伤、灼伤、神经系统损伤、严重感染和高分解代谢状态。

（7）肿瘤辅助治疗。

（8）蛋白质－热量营养不良。

2）家庭肠外营养

病情稳定但需长期肠外营养支持者，包括蛋白质－热量营养不良、短肠综合征、肠道炎性疾病、消化和吸收功能障碍、不完全性肠梗阻、部分肿瘤患者。

6.肠外营养的禁忌证

（1）胃肠道功能正常，能获得足够的营养。

（2）估计应用时间不超过 5d。

（3）患者伴有严重水电解质紊乱、酸碱失衡、出凝血功能紊乱或休克时应暂缓使用，待内环境稳定后再考虑胃肠外营养。

（4）已进入临终期、不可逆昏迷等患者不宜应用胃肠外营养。

7.肠外营养的输注方式

（1）全营养混合液(3L 袋)：即将每天所需的营养物质，在无菌条件下按次序混合输入由聚合材料制成的输液袋或玻璃容器后再输注的一种方法。这种方法热氮比例平衡、多种营养素同时进入体内而增加节氮效果，同时简化输液过程，节省时间，可减少污染并降低代谢性并发症的发生。

优点：易管理，减少相关并发症，有利于各种营养素的利用，并减少费用。

缺点：混合后不能临时改变配方。

配制：肠外营养支持所用营养液根据当日医嘱在层流室或配制室超洁净台内，严格按无菌操作技术进行配制。混合顺序：①电解质溶液(10% NaCl、10% KCl、钙制剂、磷制剂)、水溶性维生素、微量元素制剂先后加入葡萄糖溶液或氨基酸溶液；②将脂溶性维生素注入脂肪乳剂；③充分混合葡萄糖溶液与氨基酸溶液后，再与经步骤②配制的脂肪乳剂混合；④轻轻摇动混合物，排气后封闭备用。

（2）单瓶输注：在没有条件进行全营养混合液输注时，可单瓶输注。此方法由于各种营养素非同步进入机体而造成营养素的浪费,另外易发生代谢性并发症。

优点:适用于不具备无菌配制条件的单位。

缺点:工作量相对大,易出现血糖、电解质紊乱,且不利于营养素充分利用。

8. 肠外营养支持的原则

(1)消化道功能存在或可利用时,应首选胃肠内营养支持。

(2)应待水、电解质、酸碱失衡基本纠正,内环境趋于稳定后,开始 TPN。

(3)肠外营养支持时间需持续 5~7d 以上。

(4)提供完整的营养素和合理的热氮比。

(5)应用3L袋时,袋面应贴标签,注明患者姓名、床号、内容物、配置日期和时间。

(6)配液袋和管道应一次性使用。

(7)应有专人管理(专科或会诊小组)和负责全院范围内肠外营养支持的质量控制。

9. 肠外营养制剂及临床应用

(1)水。正常需要量成人每日 1500~2000mL,儿童代谢旺盛,需水量比成人多。2 岁以上的儿童,每日需水量 = 体重(kg) × (80~90)(mL)。2 岁以下的儿童,每日需水量 = 体重(kg) × (100~150)(mL)。

(2)碳水化合物。可提供静脉用的碳水化合物主要为葡萄糖。对胰岛素分泌不足、应激或糖尿病患者在应用葡萄糖作为热量来源时,需加用外源性胰岛素,比例为 4~10g 葡萄糖加 1U 胰岛素,并根据血糖、尿糖监测结果,调整比例。除葡萄糖外的其他碳水化合物由于各自的代谢特点,不宜作为独立能源替代葡萄糖。

(3)氨基酸。主要作为氨基酸提供人体合成蛋白质和其他生物活性物质,所以在输注氨基酸溶液时,必须提供以葡萄糖和脂肪乳剂构成双能源的足够的非蛋白质热量。氨基酸溶液分类和选择:平衡氨基酸溶液作为营养支持用;不平衡氨基酸溶液需根据某种疾病特点设计,具有治疗作用,例如肝病,高支链、低芳香族氨基酸溶液;肾脏病,以必需氨基酸为主的氨基酸溶液。氨基酸溶液应根据年龄、生理状况、疾病特点和含氮量等来选择。处于高代谢状态或谷氨酸胺缺乏时,可选用或加用含谷氨酸胺的溶液。

(4)脂肪乳剂。脂肪乳剂主要提供能量、必需脂肪酸。脂肪乳剂的特点是能量密度高、渗透效应小、对血管内膜无刺激作用,可自中心或周围静脉输注。脂肪乳剂的选择:商品化的脂肪乳剂有 2 大类,即由长链甘油三酯构成的乳剂和由中、长链甘油三酯各 50% 的物理混合的乳剂。一般情况下,2 类均可选用,但当机体缺乏肉毒碱或肝脏功能不全时,宜选用后者。

(5)维生素。长期禁食、应用肠外营养支持的患者,需加入人体所需的多种维生素(表 8 − 6)。

表 8 − 6　WHO 推荐的静脉用维生素剂量

维生素	11 岁儿童至成人 (每日剂量)	0 ~ 10 岁婴幼儿 (每日每千克体重剂量)
A/IU	3330	230
D/IU	200	40
E/IU	10	0.7
K/mg	2 ~ 4/周	0.02
C/mg	100	8
叶酸/μg	400	14
烟酸/mg	40	1.7
B_2/mg	3.6	0.14
B_1/mg	3.0	0.12
B_6/mg	4.0	0.1
B_{12}/mg	5.0	0.1
泛酸/mg	15	0.5
生物素/μg	60	2

(6)微量元素。长期禁食并接受肠外营养支持者,必须补充微量元素。国内微量元素制剂以美国医学会推荐的静脉用量为基础。

表 8 - 7 部分微量元素静脉推荐量

微量元素	0～5 岁婴幼儿 （每日每千克体重剂量）	6 岁儿童至成人 （每日剂量）
锌	100/μg	2.5～4mg
铜	20/μg	0.5～1.5mg
铬	0.14～0.2/μg	10～15μg
锰	2～10/μg	0.15～0.8mg

（7）电解质。除根据正常需要量提供电解质外，尚应根据检测结果及时调整供给量。正常电解质需要量如表 8 - 8 所示。

表 8 - 8 正常电解质需要量

电解质	每日成人需要量/（mmol · kg^{-1}）	每日婴幼儿需要量/（mmol · kg^{-1}）
钠	1～3	3～5
钾	1～1.5	1～3
镁	0.05～0.1	0.1～0.7
钙	0.05～0.1	0.1～1
氯	1～3	3～5
磷	0.2～0.5	0.5～1

10. 肠外营养支持的监测与评价

目的是根据监测结果，判断和调整每日的需要量，减少和避免与 TPN 有关的并发症。

（1）临床监测：监测患者全身情况，如体温、血压、脉搏、呼吸、体液平衡、营养摄入、体重。

危重患者，每日测上述指标。疾病稳定或长期 TPN 者，上述部分指标的监测间隔天数可视病情适当放宽。氮平衡、氨基酸谱、维生素、微量元素、免疫功能等指标的测定需视病情及 TPN 持续天数长短而定。

（2）实验室监测指标（表 8 - 9）。

表 8-9　实验室监测指标

参数		病情不稳定	病情稳定
红细胞及血细胞比容		2 次/周	1 次/周
白细胞及淋巴细胞计数		2 次/周	1 次/周
血小板		2 次/周	1 次/周
血糖		2～3 次/周	1 次/周
酸碱平衡		2～3 次/周	1 次/周
血清	钠、钾、氯	1 次/周	1 次/周
	镁、钙、磷	2 次/周	1 次/周
	尿素、肌酐	2～3 次/周	1 次/周
	清蛋白	1 次/周	1 次/周
	转铁蛋白	1 次/周	1 次/周
	前清蛋白	1 次/周	1 次/周
	胆固醇	1 次/周	1 次/周
	血脂全套	1 次/周	1 次/周
	ALT、AST、GGT、AKP	2 次/周	1 次/周
	胆红素	2 次/周	1 次/周
	渗透压	1～2 次/周	1 次/周
尿	尿糖	1 次/d	必要时
	钠、钾、氯	1 次/周	必要时
	渗透压	1 次/d	必要时
引流物	电解质和氮	必要时	必要时

11.肠外营养的注意事项

(1)加强配制营养液及静脉穿刺过程中的无菌操作。

(2)将配制好的营养液储存于 4℃ 冰箱内备用,输注前 30～60min 取出待输。当日配当日用完,若存放超过 24h,则不宜使用。

(3)输液导管及输液袋每 12～24h 更换 1 次,导管进入静脉处的敷料每

24h应更换1次,更换时严格无菌操作,注意观察局部皮肤有无异常征象。

(4)输液过程中加强巡视,注意输液是否通畅,开始时缓慢,逐渐增加滴速,保持输液速度均匀。一般成人首日输液速度60mL/h,次日80mL/h,第3d 100m/h。输液浓度也应由较低浓度开始,逐渐增加。输液速度及浓度可根据患者年龄及耐受情况加以调节,尽可能用输液泵控制。

(5)输液过程中应防止液体中断或导管拔出,防止发生空气栓塞。

(6)静脉营养导管严禁输入其他液体、药物及血液,也不可在此处采集血标本或测中心静脉压。

(7)使用前及使用过程中要对患者进行严密的实验室监测,每日记录出入液量,观察血常规、电解质、血糖、氧分压、血浆蛋白、尿糖、酮体及尿生化等情况,根据患者体内代谢的动态变化及时调整营养液配方。

(8)密切观察患者的临床表现,注意有无并发症的发生。若发现异常情况应及时与医师联系,配合处理。

(9)停用胃肠外营养时应在2~3d内逐渐减量。

(10)水溶性维生素加入葡萄糖或氨基酸溶液输注时,应用避光罩。

(11)应注意氨基酸与非蛋白质能量液体应同步或合理间隔输注,输注高渗葡萄糖溶液后应以含葡萄糖的等渗溶液过渡。

12.肠外营养的护理措施

1)评估要点

(1)局部:患者周围静脉显露是否良好,颈部和锁骨上区皮肤有无破损,有无气管切开或其他影响静脉穿刺或置管的因素。

(2)全身:患者的生命体征是否平稳,有无脱水或休克等征象。

(3)辅助检查:根据患者的体重、血电解质、血生化和细胞免疫功能等检查结果,评估患者的营养状况及其对肠外营养支持的耐受程度。

(4)心理和社会支持状况:患者及家属对肠外营养支持重要性和必要性的认知程度及对相关知识的了解程度,对肠外营养支持费用的承受能力。

2)护理措施

(1)促进患者舒适感。①体位:在妥善固定静脉穿刺针或深静脉导管的前提下,协助患者采取舒适体位。②高热患者的护理:营养液输注过程中出现的发热,多因输液过快引起,在输液结束后数小时、不经特殊处理可自行消退。

对于部分高热患者,可根据医嘱予以物理降温或服用退热药。

(2)合理输注,维持体液平衡。①合理安排输液顺序,控住输注速度。②观察和记录:液体出入量,水、电解质和酸碱平衡。③定期监测和评价:监测患者全身情况,如体温、血压、脉搏、呼吸、体液平衡、营养摄入、体重等。④加强巡视:输注途中3L袋内不加入其他药品。输液过程中密切观察有无输液反应。配制好的3L袋持续24h匀速输入。严格体温监测,体温是输注TPN期间检测感染发生的重要指征。TPN输注过程中出现的高热,与营养素产热有关。一般不经特殊处理可自行消退,部分患者可予物理降温。一旦出现难以解释的体温骤然升高、寒战、反应淡漠等应考虑导管性感染。

(3)心理护理。TPN患者不能经口进食,容易从心理上产生悲观、焦虑和失落感。同时输液时间长给患者带来的心理压力和意外拔管也不容忽视。因此在输液前应向患者及家属解释TPN的重要性和必要性,了解其对TPN的态度、看法,评估其家庭经济状况及住院的支持系数,使其认识到TPN的必要性、安全性和临床意义,同时告知TPN可能产生的临床效益和并发症,以得到患者和家属的理解、配合和支持。

13. 并发症的观察和护理

1)与中心静脉置管有关的并发症

(1)气胸:临床表现包括静脉穿刺后患者出现胸闷、胸痛、呼吸困难或持续胸痛,同侧呼吸音减弱。

护理措施:立即通知医师并协助处理。停止置管并摄X胸片以明确诊断,少量气胸可在数日内自行吸收,重症者需反复穿刺抽气或作胸腔抽气减压或闭式引流。

(2)血胸、水胸:临床表现包括因导管误入胸腔或纵隔,或因穿制过程损伤动、静脉并刺破胸膜,患者出现肺部受压症状及呼吸困难。

护理措施:立即通知医师并协助处理,退出导管并作胸腔穿刺引流。

(3)血肿:临床表现包括反复穿刺损伤血管,或全身肝素化后致穿刺部位出血并形成血肿。

护理措施:大多数病例经压迫局部后不需再作其他处理,少数患者需手术处理。

(4)心包填塞:临床表现包括突然出现紫绀,头面部、颈部静脉怒张,恶心,胸骨后和上腹部疼痛,烦躁,呼吸困难,继而低血压,脉压变窄,心动过速,心音低远。

护理措施:立即停止静脉输液;降低输液器高度,使之低于患者心脏水平,利用重力吸出心包或纵隔内的积血或积液,缓慢拔除导管;病情未能得到改善者,考虑做心包穿刺减压;严密观察患者生命体征。

(5)胸导管损伤:多见于左侧锁骨下静脉穿刺时,可见穿刺点渗出透亮的淋巴液或乳糜液。

护理措施:立即退针或拔除导管。出现乳糜胸者需置胸腔引流管。

(6)导管栓塞:视断离导管的滞留部位而异。若进入肺血管,可造成栓塞产生相应症状。

护理措施:立即通知医师并协助处理,大的导管栓子需在 X 线透视定位下经手术取出。

(7)神经损伤:穿刺时若损伤臂丛神经,患者手、臂出现与穿刺同侧的放射性的触电样感觉。

护理措施:立即拔除穿刺针或导管。

(8)空气栓塞:大多发生在穿刺成功置入导管时,轻者无症状,重者出现呼吸困难、紫绀、气急、休克等症状。

护理措施:穿刺时嘱患者取头低足高位,使上腔静脉充盈。置管时请患者暂时屏气,可防止空气栓塞。置管成功后及时连接输液管通道,牢固连接,输液结束应拧紧导管塞。一旦疑似空气进入,立即置患者于左侧卧位,以防空气栓塞。

(9)导管性感染败血症:不明原因的发热(体温高于39℃)、寒战、白细胞计数升高及穿刺部位出现红肿压痛,反应淡漠或烦躁不安,应疑为导管性感染。若血培养与导管尖端培养结果一致,则为导管性感染败血症。

护理措施:①导管护理。每天清洁、消毒静脉穿刺部位、更换敷料,加强局部护理。若用 3M 透明胶布贴封导管穿刺处者,胶布表面应标明更换日期并按时予以更换。观察穿刺部位有无红、肿、热、痛等感染征象。若患者发生导管性感染,应及时通知医师,并协助医师在无菌条件下,作导管尖端、正在输注的营养液的血培养。培养应包括细菌和真菌培养,同时做细菌药敏试验。一旦证实,给予抗感染治疗。避免经导管抽血或输血。输液结束时,可用肝素稀释液封管,以防导管内血栓形成,保持导管通畅。②营养液的配制及管理。营养液应在层流环境、按无菌操作技术配制,保证配制的营养液在24h内输完。③尽早经口饮食或肠内营养。当患者胃肠功能恢复,或允许进食的情况下,鼓励患者经口饮食。

(10)导管内血栓形成:留置导管封管失当可致导管内血栓形成,阻塞导管。一旦栓子脱落进入血循环,可致某些部位栓塞,引发严重后果。

护理措施:用稀释的肝素液封管。如发现导管阻塞,不可用注射器推注生理盐水或其他溶液,应拔除导管重新置管。

(11)导管移位:输液不畅或患者感觉颈、胸部酸胀不适、呼吸困难,X线透视可明确导管位置。导管移位所致液体渗漏可致局部液体肿胀。

护理措施:一旦发生导管移位,应立即停止输液,拔管和做局部处理。

2)与代谢有关的并发症及处理

(1)糖代谢异常。

①高渗性非酮性高血糖性昏迷:临床表现包括血糖水平很少低于22.4mmol/L,糖尿和高渗性利尿(大于1000mL/h)。伴脱水和电解质丢失、代谢性酸中毒,继而血压下降、神志改变、抽搐、昏迷。

护理措施:立即报告医师并协助处理。立即停止输注葡萄糖溶液或含有大量糖的营养液;输注等渗或低渗盐水或等渗葡萄糖溶液,内加胰岛素;计算液体丢失量,测中心静脉压;反复多次测电解质和血糖,纠正水、电解质失衡和酸中毒。

②低血糖:临床表现包括突然停止输注高渗葡萄糖溶液后15~30min内出现心悸、脉搏细速、面色苍白、四肢湿冷、震颤、乏力等症状,严重者出现休克。

护理措施:立即报告医师并协助处理。测血糖,立即输注葡萄糖溶液。

(2)脂肪代谢紊乱。

①必需脂肪酸缺乏:长期禁食应用不含脂肪乳剂的肠外营养支持后,出现干屑样皮炎伴红色小丘疹、脱发、伤口愈合迟缓、肝脏脂肪变性及骨质疏松等症状。

护理措施:立即报告医师并协助处理。遵医嘱静脉输10%的脂肪乳剂500mL,或20%的脂肪乳剂250mL,每周2~3次,可预防必需脂肪酸缺乏。每日输注10%~20%的脂肪乳剂500mL,可治疗必需脂肪酸缺乏。胃肠道功能存在者,可经胃肠道补充葵花油、玉米油或红花油,每次 5 ~ 10mL,每日 3 次。

②高脂血症:输入脂肪乳剂过快过量时,可出现高脂血症。若出现发热、胃肠道应激性溃疡、血小板减少、溶血或自身免疫性贫血、白细胞减少、肝脾肿大,则为脂肪超载综合征。

护理措施:立即报告医师并协助处理。连续接受脂肪乳剂 2 周以上的患者,遵医嘱应做血清浊度试验。若发现血清混浊呈乳白色,应停输脂肪乳剂,并复测血清甘油三酯。

(3)氨基酸代谢异常。

①高氨血症:常因体内氨基酸代谢异常或肝功能障碍引起血氨水平升高。其次因氨基酸配方模式不佳,表现为呕吐、昏睡、呼吸窘迫、痉挛、惊厥和抽搐等。

护理措施:立即报告医师并协助处理。遵医嘱选用合理配方的结晶氨基酸溶液。

②肾前性氮质血症:过量输入氨基酸,或氨基酸溶液的模式、热氮比不合理,机体利用不全,表现为血浆尿素氮水平升高。

护理措施:立即报告医师并协助处理。计算和提供合理的热氮比,遵医嘱提供适量氨基酸。

(4)电解质紊乱。

①低钾血症:因摄入不足、利尿过度或钾离子参与蛋白质合成,出现低钾,表现为肌肉收缩乏力、氨基酸尿。

护理措施:立即报告医师并协助处理。遵医嘱按正常需要量和额外丢失量补充。

②高钾血症:因供钾过多或肾功能不全所致。

护理措施:立即报告医师并协助处理。遵医嘱利尿排钾,应用葡萄糖和胰岛素,促使钾离子进入细胞。

③低钙、低磷血症:因摄入不足所致,伴有唇周和肢体末端麻木、肌肉收缩无力、反射减弱、嗜睡、发育困难、呼吸异常、抽搐甚至昏迷。

护理措施:立即报告医师并协助处理。遵医嘱补充钙、磷制剂。约每4184kJ 的热量需补充磷 8.33 ~ 13.89mmol/L。

④低镁血症:见于长期 TPN 而不补充镁时。这些患者常有大量胃肠液的丢失或慢性腹泻,表现为记忆力减退、易激动、肌肉抽搐,严重者可有癫痫

发作。

护理措施:立即报告医师并协助处理。遵医嘱补充硫酸镁,肠外营养支持时每日可提供 0.15 ~ 0.25mmol/L。

⑤高氯性代谢性酸中毒:长期输注应用盐酸盐制备的氨基酸溶液,其中含有大量氯离子。表现为面色潮红、呼吸加深加快,严重者面色灰白、反应淡漠、嗜睡甚至昏迷。

护理措施:立即报告医师并协助处理。遵医嘱选用以磷酸盐或醋酸盐制备的氨基酸溶液;遵医嘱输注碳酸氢钠溶液,纠正代谢性酸中毒;供氧,改善心、肺、肾功能。

(5)微量元素缺乏:微量元素缺乏不常见,但长期 TPN,且未补充微量元素者,可能发生微量元素缺乏。一旦发生,常表现为多种元素的同时缺乏。

护理措施:在长期禁食并接受 TPN 时,遵医嘱每日补充生理需要量的微量元素。

(6)肝胆损害:长期禁食并 TPN 治疗后,出现肝功能异常,ALT、AKP、GGT、总胆红素升高,胆汁淤积,胆泥形成或胆囊结石、肝脂肪变性等。

护理措施:遵医嘱调整 TPN 配方,减少总热量摄入,提供合理的碳水化合物、脂肪和氨基酸的比例。脂肪乳剂可选用物理混合的中长链脂肪乳剂或结构脂肪乳。严重者应暂停 TPN,尽可能恢复胃肠道饮食。

14. 肠外营养健康教育

1)肠外营养应用前健康教育

(1)心理调适指导:耐心解释肠外营养治疗的必要性,告知肠外营养置管操作具有成功率高、减少反复穿刺痛苦、安全性高的特点,以便取得患者配合。

(2)肠外营养监测指标:告知患者要定时测量各种参数,以便合理制定营养配方。监测内容包括记录出入量、尿糖、血糖、电解质、尿毒氮、血浆蛋白、体液平衡、营养摄入、体重等,取得患者配合。

2)肠外营养应用后的指导

(1)并发症预防指导:告知患者如出现发热、穿刺部位疼痛、呼吸困难等异常症状,应及时报告医护人员。

(2)导管维护指导:告知深静脉置管的重要性。告知患者不可随意触摸、牵拉静脉导管,保持静脉导管局部清洁,位置固定,保持管路通畅,翻身或活动时,避免导管受压、折叠、扭曲,防止导管脱出,以保证肠外营养顺利进行;肠外营养侧肢体活动时不可用力过大,以免造成回血,堵塞输液管道,如有回血应及时给予相应处理;告知患者避免用手抓撕敷贴导致脱落,注意观察敷贴有无渗血、渗液、边角泛起,若穿刺局部有发痒、红、肿、热、痛、出血等不适时应及时通知护士处理。

(3)治疗知识指导:告知患者及家属不能随意调节输液速度,避免因过快或过慢而引起输液反应,影响能量的利用。记录经口入量和排出量,为营养液量的配制提供依据。

(4)拔管指导:治疗结束需要拔管时,告知拔管后要压迫穿刺点 5 ~ 10min,对导管留置时间较长者应适当延长压迫时间,防止空气沿穿刺孔进入血液,引起空气栓塞。

15. 小儿肠外营养的定义

当小儿不能耐受经肠道喂养时,由静脉供给热量、液体、蛋白质、碳水化合物、脂肪、维生素和矿物质等来满足机体代谢及生长发育需要的营养支持方式。

16. 儿肠外营养的适应证

(1)新生儿先天性畸形手术前后,特别是先天性消化道畸形,如食道气管瘘、脐膨出、短肠综合征。

(2)坏死性小肠结肠炎。

(3)重度营养不良。

(4)重症感染合并感染性休克。

(5)早产儿,低体重儿有反复呼吸暂停,严重胃食道反流、胃排空障碍,喂养困难或有严重心肺系统并发症等。

17. 小儿肠外营养的禁忌证

(1)肝肾功能不良,转氨酶显著增高或 BUN 明显增高超过正常值 2 倍以上。

(2)严重代谢性酸中毒未纠正前。

(3)循环衰竭未扩容纠正前。

（4）患儿有重度缺氧、严重感染败血症、高胆红素血症（血总胆红素 > 204μmol/L）以及血小板明显减少时静脉营养中禁用脂肪乳，只用葡萄糖和氨基酸供能。

18. 小儿肠外营养的支持途径

（1）外周静脉。
（2）中心静脉：PICC、CVC。
（3）脐静脉插管。

优点：操作简单，可迅速建立给药通道。

缺点：插管过深易造成心律失常，引起门静脉系统压力增高，影响血流，导致肠管缺血及坏死可能。

19. 小儿肠外营养制剂及临床应用

（1）液体量：因个体而异，需根据不同临床条件（光疗、暖箱、呼吸机、心肺功能、各项检测结果等）调整。总液体量在 20～24h 内均匀输入，建议应用输液泵进行输注。

（2）热量：每天 60～80kcal/kg。

（3）氨基酸。推荐选用小儿专用氨基酸。出生后 24h 即可应用（肾功能不全者例外），从每天 1.0～2.0g/kg 开始（早产儿建议从 1.0g/kg 开始），按每天 0.5g/kg 的速度逐渐增加，足月儿可增至每天 3g/kg，早产儿可增至每天 3.5g/kg。氮：非蛋白质热卡 = 1g :（100～200）kcal。

（4）脂肪乳剂。出生 24h 后即可应用。早产儿建议采用 20% 脂肪乳剂，中长链混合型脂肪乳剂优于长链脂肪乳剂。剂量从 0.5～1.0g/kg 开始，按每天 0.5g/kg 的速度逐渐增加，总量不超过每天 3g/kg。

（5）葡萄糖。开始剂量为每分钟 4～8mg/kg，按每分钟 1～2mg/kg 的速度逐渐增加，最大剂量不超过每分钟 11～14mg/kg。注意监测血糖。小儿不推荐使用胰岛素。

（6）电解质：应每天适量供给。

（7）维生素：应每天适量供给。

20. 小儿肠外营养监测及评价

（1）摄入量：能量和蛋白质，每日测定 1 次。

（2）临床体征观察：皮肤弹性、囟门、黄疸和水肿，每日测定 1 次。

（3）生长参数：体重，每日测定 1 次或隔日 1 次；头围，每周 1 次。

（4）体液平衡：出入量，每日 1 次。

（5）实验室检查：血常规，每周测定 1 次或 2 次；血钠、钾、氯，每周测定 1 次；血钙、肝功能、肾功能，每周测定 1 次；血磷、血浆总甘油三酯、总胆固醇、尿糖以及血糖必要时测定。

第九章

慢性肾脏病的中医饮食护理

一、慢性肾脏病中医认识

慢性肾脏病的基本特点可表现为水肿、高血压、蛋白尿和肾功能异常等，中医并没有直接对应其病名，目前大多数医学研究者认为其类似中医学之"水肿""虚劳""腰痛"等范围。中医学认为，病位涉及肾、肝、脾、肺、心诸脏，发病主要与肺、脾、肾三脏关系紧密。综合文献研究，CKD 的病机演化多为肺脾气虚、脾肾气虚、脾肾阳虚等逐步加重的过程，浊毒和瘀血是 CKD 的产物，正虚邪实自始至终贯穿于疾病。

慢性肾脏病多伤及脾肾，以致脾的升清降浊失调，肾的藏精泻浊障碍，湿浊羁留。肾为先天之本，肾藏先天之精，先天之精可化生先天之气，为脏腑之气中最重要的气;脾为后天之本，气血生化之源，中土旺则五脏受益，脾主运化水谷，脾气健旺，机体消化吸收功能则健全，脾能运化水湿。慢性肾脏病营养不良以脾肾两虚为主，又因虚产生湿、淤、毒等病理产物，因此饮食护理原则应补益脾肾为主加以化瘀，除湿。

中医食疗学有着悠久历史和丰富内容，其中四气五味学说、归经理论、饮食宜忌的整体辩证观等，均是经过千百年实践总结出来的精华。同时，在"药食同源"理论支撑发展下，孕育出特有药膳文化，并在中药理论下，以食借药之力，药助食之功，将中药与某些具有药用价值食物相配伍，审因施膳，辨证施食。

唐代医家孙思邈在《千金食治方》中说:"安身之本，秘资于食，救疾之速，必凭于药，不知食宜者，不足以存生也，不明药忌者，不能以除病也。是故食能排邪而安脏腑。悦神爽志,以资血气。若能用依平疴,释情遣疾者,可谓良工。"

在中医理论指导下的辨证施膳,对机体进行调理和养护,具有非常重要的意义。

二、饮食健康教育

1. 脾肾气虚

宜食健脾补肾益气的食物,如黄芪、红枣、肉桂等。黄芪味甘,性微温,补气固表,是补气主药,同时富含微量元素硒。红枣味甘,性温,补中益气,养血安神,同时有天然维生素的美誉。

推荐食疗方为红枣粳米粥(红枣 6 枚、粳米 120g,熬粥服用),黄芪粥(黄芪 60g、粳米 100g,红糖少许熬粥服用)。

2. 脾肾阳虚

宜食温阳食品,如肉桂、人参、羊肉等。肉桂味辛、甘,有补火助阳,引火归原,散寒止痛,温通经脉的功效。人参性温,味甘,味苦,微苦,微温,归脾、肺经,大补元气,复脉固脱,补脾益肺,生津安神。羊肉性甘温,补体虚,祛寒冷,温补气血,益肾气,助元阳,益精血。

推荐食疗方为人参桂圆粥(人参6g、桂圆肉 10 枚、粳米 100g,熬粥服用),羊骨粥。

3. 阴阳两虚

益食阴阳双补的食品,如牛肉、韭菜、枸杞、山药等。牛肉,味甘,补脾胃,益气血,强筋骨。韭菜,叶热根温,补肾温阳,益肝健胃,行气理血,润肠通便。枸杞,味甘平,滋肾,润肺,补肝,明目。山药,味甘,温,健脾、补肺、固肾、益精。

推荐食疗方为枸杞山药粥(枸杞、山药30g,粳米 100g,熬粥服用)。

4. 除湿

如茯苓、薏苡仁、赤小豆、冬瓜等。茯苓能健脾化湿,薏苡仁健脾渗湿、除痹止泻,赤小豆利水消肿,冬瓜利尿、清热、生津。

5. 化瘀

如葡萄、木耳、山楂、桃仁、当归、三七等。当归补血活血,润肠通便;桃仁活血祛瘀,润肠通便;三七化瘀止血,活血定痛。

第十章

恶性肿瘤患者营养管理

第一节　关于肿瘤

一、定义及分类

1.定义

肿瘤（tumor/neoplasm）是机体在内外各种致瘤因素作用下，局部组织细胞在基因水平上失去对其生长的正常调控，导致细胞异常增生而形成的赘生物。肿瘤几乎可以发生在身体任何部位。肿瘤细胞和正常细胞相比，有结构、功能、代谢的异常，它们具有超过正常的增生能力。这种增生的和机体不协调。

2.分类

依据其生物学特性以及对身体危害程度，可分为良性肿瘤（benign tumor）、恶性肿瘤（malignant tumor），以及介于良性和恶性之间的交界性肿瘤（borderline tumor）3大类型。

人们通常所说的癌症（cancer）泛指所有的恶性肿瘤。起源于细胞的恶性肿瘤称为癌，占恶性肿瘤的90%以上，包括胃癌、肝癌、结肠癌、肺癌、乳腺癌等；起源于间叶细胞的恶性肿瘤称为肉瘤，包括淋巴肉瘤、平滑肌肉瘤、骨肉瘤等。

二、肿瘤代谢特点

恶性肿瘤代谢活跃,需要大量营养和前体物质(乙酰 CoA、磷酸戊糖、磷酸二羟丙酮、丙氨酸和谷氨酰胺等)。这导致体内葡萄糖合成速度改变、糖异生、糖酵解增加、脂肪动员和氧化加速、蛋白质分解代谢加速而合成减少,出现代谢失衡,严重时发生恶病质。

1. 能量代谢异常

恶性肿瘤患者快速增殖的肿瘤细胞需要更多能量供给合成代谢和细胞分裂。正常细胞主要通过氧化磷酸化的方式获得能源物质三磷酸腺苷(ATP),而恶性肿瘤细胞的 ATP 主要来自低产能效率的糖酵解。1924 年,德国科学家 Otto Heinrich Warburg 发现,恶性肿瘤细胞即使在氧供充足条件下也进行活跃的糖酵解。为了与缺氧条件下的无氧糖酵解区别,人们将恶性肿瘤细胞这种有氧条件下的糖酵解称为有氧糖酵解,又称瓦博格效应(Warburg effect)。它是恶性肿瘤细胞能量代谢的重要特征。

2. 糖代谢异常

(1)胰岛素抵抗和葡萄糖利用障碍。恶性肿瘤患者糖代谢异常主要表现为一定程度的胰岛素抵抗和葡萄糖利用障碍,约 1/3 恶性肿瘤患者血糖升高(空腹血糖 >6.1mmol/L),1/3 以上恶性肿瘤患者胰岛素敏感性及处理葡萄糖能力降低、糖耐量异常,恶性肿瘤患者摄入葡萄糖后诱导胰岛素急性分泌增加幅度减少40% ~50% 。同时,肿瘤患者的乳酸 - 葡萄糖循环(cori 循环)增强,恶病质者更加明显。葡萄糖利用效率明显下降是患者消瘦的部分原因。

(2)葡萄糖的有氧酵解。恶性肿瘤细胞最重要的代谢特征是葡萄糖的有氧酵解。研究证实,肿瘤细胞的糖酵解能力是正常细胞的 20 ~30 倍,糖酵解增强与肿瘤生长速度成正比与肿瘤细胞分化程度成反比,还与肿瘤的侵袭性生长密切相关。但是,不同肿瘤细胞的瓦博格效应活跃程度不尽相同。

3. 蛋白质/氨基酸代谢异常

(1)恶性肿瘤患者会出现骨骼肌不断降解,内脏蛋白消耗和低蛋白血症。当恶病质患者体重下降30% 时,骨骼肌蛋白丢失可达75% ,且食物补充不可逆转肌肉消耗。

（2）机体总蛋白质转化率和净蛋白分解率增加，但蛋白质合成减少。

（3）恶性肿瘤细胞增殖需求促使细胞对蛋白质合成和氨基酸的摄取和代谢增加。

4. 脂代谢异常

脂代谢异常属恶性肿瘤患者早期改变之一，主要表现为高血脂，血浆脂蛋白、甘油三酯、胆固醇升高，脂肪动员增加，外源性脂肪利用率下降。肿瘤细胞脂代谢异常主要表现在脂肪酸从头合成以及磷脂和胆固醇合成增加。

三、2022 年全国癌症报告

来自国家癌症中心发布的最新一期全国癌症统计数据部分内容。

1. 发病情况

（1）我国整体癌症粗发病率仍持续上升，反映我国癌症实际负担沉重。

（2）发病首位：男性为肺癌，女性为乳腺癌。

（3）发病率城市高于农村。

（4）我国传统高发的食管癌、胃癌、肝癌等肿瘤呈现持续下降趋势，但疾病负担仍然较重。

（5）发达国家高发的结直肠癌、乳腺癌、甲状腺癌、前列腺癌等肿瘤的发病呈现持续上升趋势，防控形势严峻。

2. 死亡情况

（1）我国癌症粗死亡率仍然呈现上升趋势，但调整人口年龄结构后，标化死亡率呈现下降趋势，反映近年来我国癌症综合防控取得初步成效。

（2）死亡首位：男性和女性均为肺癌。

（3）死亡率农村高于城市。

（4）我国传统高发而预后较差的食管癌、胃癌、肝癌等肿瘤死亡率逐年降低，但宫颈癌死亡率仍呈上升趋势。

（5）发达国家高发的结直肠癌、乳腺癌、甲状腺癌、前列腺癌等肿瘤的死亡率呈现持续上升趋势。

3. 中国成为"癌症大国",新发病例和死亡人数全球第一

(1)世界卫生组织国际癌症研究机构(IARC)近日发布的 2020 年全球最新癌症负担数据显示,中国已经成为名副其实的"癌症大国"。

(2)2020 年中国新发癌症病例 457 万例,其中男性 248 万例,女性 209 万例;2020 年中国癌症死亡病例 300 万例,其中男性 182 万例,女性 118 万例。

(3)2020 年全球新发癌症病例 1929 万例,其中中国新发癌症 457 万人,占全球 23.7%。由于中国是世界第一人口大国,癌症新发人数远超世界其他国家。

癌症新发人数前十的国家分别是:中国 457 万,美国 228 万,印度 132 万,日本 103 万,德国 63 万,巴西 59 万,俄罗斯 59 万,法国 47 万,英国 46 万,意大利 42 万。

(4)2020 年全球癌症死亡病例 996 万例,其中中国癌症死亡人数 300 万,占癌症死亡总人数的 30%,主要由于中国癌症患者数多,癌症死亡人数位居全球第一。

2020 年癌症死亡人数前十的国家分别是:中国 300 万,印度 85 万,美国 61 万,日本 42 万,俄罗斯 31 万,巴西 26 万,德国 25 万,印度尼西亚 23 万,法国 19 万,英国 18 万。

(5)2020 年中国癌症新发病例 457 万例,乳腺癌在全球发病数居第一,但在中国则排在肺癌、结直肠癌、胃癌之后,位居第四。

2020 年中国癌症新发病例数前十的癌症分别是:肺癌 82 万,结直肠癌 56 万,胃癌 48 万,乳腺癌 42 万,肝癌 41 万,食管癌 32 万,甲状腺癌 22 万,胰腺癌 12 万,前列腺癌 12 万,宫颈癌 11 万。这 10 种癌症占新发癌症数的 78%。

(6)2020 年中国癌症死亡人数 300 万,肺癌死亡人数遥遥领先高达 71 万,占癌症死亡总数的 23.8%。

2020 年中国癌症死亡人数前十的癌症分别是:肺癌 71 万,肝癌 39 万,胃癌 37 万,食管癌 30 万,结直肠癌 29 万,胰腺癌 12 万,乳腺癌 12 万,神经系统癌症 7 万,白血病 6 万,宫颈癌 6 万。这 10 种癌症占癌症死亡总数的 83%。

(7)2020 年中国男性新发癌症病例数 248 万,占总数的 54%,其中肺癌、胃癌、结直肠癌、肝癌发病数最多。

2020 年中国男性癌症新发病例数前十的癌症分别是:肺癌 54 万,胃癌 33

万,结直肠癌 32 万,肝癌 30 万,食管癌 22 万,前列腺癌 12 万,胰腺癌 7 万,膀胱癌 7 万,甲状腺癌 5 万,非霍奇金淋巴瘤 5 万。这 10 种癌症占男性新发癌症数 84%。

（8）2020 年中国男性癌症死亡病例数 182 万,占总数的 61%,其中肺癌、肝癌、胃癌、食管癌死亡数最多。

2020 年中国男性癌症死亡病例数前十的癌症分别是:肺癌 47 万,肝癌 29 万,胃癌 26 万,食管癌 21 万,结直肠癌 16 万,胰腺癌 7 万,前列腺癌 5 万,白血病 4 万,神经系统癌症 3 万,非霍奇金淋巴瘤 3 万。这 10 种癌症占癌症死亡总数的 88%。

（9）2020 年中国女性新发癌症病例数 209 万,占总数的 46%,乳腺癌、肺癌、结直肠癌发患者数最多。

2020 年中国女性癌症新发病例数前十的癌症分别是:乳腺癌 42 万,肺癌 28 万,结直肠癌 24 万,甲状腺癌 17 万,胃癌 15 万,宫颈癌 11 万,肝癌 11 万,食管癌 10 万,子宫内膜癌 8 万,卵巢癌 6 万。这 10 种癌症占女性新发癌症数的 81%。

（10）2020 年中国女性癌症死亡病例数 118 万,占总数的 39%,肺癌、结直肠癌、胃癌、乳腺癌死亡数最多。

2020 年中国女性癌症死亡病例数前十的癌症分别是:肺癌 24 万,结直肠癌 12 万,胃癌 12 万,乳腺癌 12 万,肝癌 10 万,食管癌 9 万,宫颈癌 6 万,胰腺癌 5 万,卵巢癌 4 万,神经系统癌症 3 万。这 10 种癌症占癌症死亡总数的 83%。

在全球范围内,由于人口老龄化的加剧,预计 2040 年相比 2020 年,癌症负担将增加 50%,届时全新新发癌症病例数将达到近 3000 万。这在正经历社会和经济转型的国家中最为显著。

对于中国而言,将癌症预防和治疗干预纳入卫生计划,将有助于降低未来的癌症负担,同时推动抗癌创新药物的发展,"预防 + 治疗"双管齐下,才能更好地降低癌症负担,护卫人民健康。

四、肿瘤发病因素

肿瘤发生是多因素综合作用所致,包括环境因素和机体内部因素的影响（遗传因素、精神心理因素等）。环境因素中饮食因素约占 35%,吸烟因素占

30%；环境因素有化学、物理、生物的致癌因素。化学致癌剂包括：烷化剂(芥子气、氯甲醚、氯乙烯、苯等)、多环芳烃类化合物(苯并芘、二甲基苯蒽、沥青、煤焦油)、芳香胺类化合物(α-氨基联苯、α-硝基联苯、联甲苯胺、乙萘胺等)、氨基偶氮染料(邻位氨基偶氮甲苯等)、亚硝基化合物(N-亚硝胺、N-亚硝酰胺等)、植物毒素(苏铁素、莽草酸、黄樟素等)、金属致癌物(铬、镍、砷、镉等)、真菌毒素(黄曲霉毒素等)。

食物烹调过程中产生蛋白质和氨基酸的热解产物而致癌，如色氨酸和酪氨酸的热解产物。

化学致癌剂经过对细胞的启动(initiation)阶段和促癌(promotion)阶段，再经细胞发展(progression)阶段形成癌，其作用使细胞的遗传物质基因发生突变，引起癌抑制基因的丢失或癌基因的表达使细胞癌变。

物理因素中的辐射线或紫外线，亦可成为致癌的物理因素。

生物因素中的病毒与肿瘤的发生亦有关，如 EB 病毒与鼻咽癌、乳头状病毒与宫颈癌、乙型肝炎与原发性肝癌。

环境中促癌物的存在促进肿瘤的形成，环境中亦存在保护的因素。

食物中的抗氧化营养素和植物化学抑癌的物质等，在致癌的过程中起着相互影响的作用。

遗传因素中多基因的遗传可影响机体对致癌因素的易感性，机体内部的抗氧化能力及免疫功能亦影响肿瘤的发生和发展。

肿瘤的发生是多因素的综合影响，对肿瘤的防治亦应从多因素、多方面进行综合措施。

五、临床表现

(1)恶性肿瘤的早期常常无特殊症状，甚至无自觉症状。

(2)恶性肿瘤患者早发现、早诊断、早治疗对预后好坏非常重要。

(3)肿瘤常常和炎症、增生有关系，如前列腺增生和前列腺癌，因此应对前列腺增生的症状和体征给予重视，严密随访。

(4)常常由于原发疾病的影响(如食管癌患者吞咽困难)，疾病伴随症状(如胰腺癌患者发生肠梗阻)，某些因素或多个因素共同作用所引起的生理、心理及精神症状，包括食欲下降、厌食、恶心、呕吐、腹泻、便秘、梗阻、疼痛、发热、焦虑、恐惧等，直接或间接引起机体营养素摄入减少，能量消耗增加，最终导致患者营养不良。

(5)对于恶性肿瘤患者而言,经常会同时出现多个引起患者营养不良的不适症状。

(6)有些患者在疾病早期就已经出现,症状出现越早、越多,越容易引起患者营养不良。

六、肿瘤预防

癌症发生率不断升高,但是治愈率非常有限。癌症发生原因复杂,是多因素综合作用的结果,但是1/3的癌症是可以预防的。

(一)一般预防措施

(1)癌症很少源于遗传,绝大多数是环境因素所致。

(2)膳食营养因素在癌症预防方面非常重要。

(3)有效预防措施是降低癌症患者患病率和死亡率的主要途径。

(4)癌症预防包括免于罹患和延迟癌症发生。

(5)降低癌症危险性的主要方法包括避免使用烟草、摄入适宜的膳食、避免接触致癌物。

(6)改善膳食是防治癌症的重要手段,已知食管癌、乳腺癌、肾癌等与膳食关系密切。

(7)膳食中富含水果和蔬菜有防癌作用,红肉和加工肉类食物的摄入与结直肠癌发病有关。

(8)健康饮食习惯有助于预防膳食相关性癌症和降低心血管疾病风险。

(9)坚持体育运动和保持健康体重、配合平衡膳食可以明显降低癌症风险。

(10)政府制定相关政策法规、为公众提供相关信息、提高癌症预防知晓率、减少癌症危险因素暴露、改变不健康行为等。

(二)世界癌症研究基金会提出14条防癌膳食指南(1997年)

(1)以植物性食物为主的多样化膳食。

(2)保持适宜的体重。

(3)坚持体力活动。

（4）多吃蔬菜和水果。

（5）多种富含淀粉和蛋白质的植物性食物。

（6）不要饮酒。

（7）少吃红肉。

（8）限制总脂肪和油类。

（9）盐的摄入量每天不超过6g。

（10）食物储藏减少霉菌污染。

（11）食物保藏应冷藏或冷冻。

（12）食物添加剂和残留物应符合安全限量。

（13）食物制备应避免熏、烤、炸等高温制作。

（14）不靠营养补充剂。

（三）降低癌症风险10条建议（2007年）

2007年，由世界癌症研究基金会和美国癌症研究所联合出版"食物、营养、身体活动和癌症预防"第二份报告，再由21名世界知名专家组成的专家组提出降低癌症风险10条建议。

（1）在正常体重范围内尽可能变瘦。身体脂肪过多会增加多种癌症风险，特别是中心性肥胖，腰围每增加2.54cm，患癌症的风险增加8倍。肥胖会影响激素水平并能促进产生癌症危险性炎症标志物的产生。因此，在一生中保持健康体重可能是预防癌症的最重要方法之一。

（2）将从事积极的身体活动作为日常生活的一部分。每天运动30min（中度强度），每周5天。随着身体适应能力的增加，每天可进行60min或以上的中度身体活动，或者进行30min或以上的重度身体活动。无论是什么样的身体活动，均能预防某些癌症以及体重增加，重在坚持。

（3）限制摄入高能量密度的食物。高能量密度食物是指能量超过225~275kcal/100g的食物。含糖饮料和西式快餐多为高能量密度食物，应尽量避免摄入。

（4）以植物来源的食物为主。①每日至少吃5份（至少400g）不同种类的非淀粉蔬菜和水果。每餐都吃相对未加工的谷类和（或）豆类。②限制精加工的淀粉性食物。③将淀粉类根或块茎食物作为主食的人，要保证摄入足够的非淀粉蔬菜、水果和豆类。④每天吃9份蔬菜和水果，其中包括番茄和浆果等。番茄所含有的番茄红素有助于预防细胞受到损害。浆果(如草莓、黑莓和蓝莓)富含抗氧化剂,而抗氧化剂可以防止细胞受到损害。⑤大多数具有癌症预防作用的膳食,主要是由植物来源的食物组成的。摄入较多植物性食物可能对各种部位的癌症均有预防作用。⑥非淀粉蔬菜和水果不仅可能对某些癌症具有预防作用,而且由于能量密度很低,还可以预防体重的增加。

(5)限制红肉摄入,避免加工的肉制品。红肉和加工的肉制品是某些癌症的充分或很可能的原因,而且含大量动物脂肪的膳食,能量通常也相对较高。

(6)限制含酒精饮料。如果单纯依据癌症方面的证据,即便少量饮酒也应避免,考虑到适量饮酒可能对冠心病有预防作用,因此建议限制饮酒。如饮酒,男性每天不超过 2 份(以 1 份酒含 10~15g 乙醇计),女性不超过 1 份。儿童和孕妇不能饮用含酒精饮料。

(7)限制盐的摄入量。不吃或尽量少吃盐腌或过咸的食物,避免用盐腌保存食物。有证据表明,盐和腌制食物很可能是胃癌的原因。

(8)强调通过膳食本身满足营养需要,不推荐使用膳食补充剂预防癌症。一般对于健康人,最好通过富含营养素的膳食解决营养素摄入的不足;只在某种特定的情况下,可以用补充剂。

(9)6 个月母乳喂养。①母亲对婴儿最好进行 6 个月的完全母乳喂养,以后再添加其他液体和食物。②母乳喂养对母子均有保护作用。③对母亲来说,可预防乳腺癌的发生。④对于孩子来说,能增强儿童的免疫力,防止婴儿期感染,预防儿童的超重和肥胖等。

(10)癌症患者接受治疗的同时,生活及饮食应该遵循癌症预防的建议。要接受训练有素的专业人员提供的营养指导。

通过环境因素如食物、营养和身体活动对癌症危险性影响的研究,说明癌症是一类可以预防的疾病,如果遵循以上建议,就有可能降低癌症发生率。除了膳食干预外,应注意避免与癌症发生有关的感染、性行为和职业、环境致癌因素,并加强卫生立法,还要注意保持心理平衡、精神愉快。

(四)根据我国情况提出下列对肿瘤的膳食营养预防措施

1.饮水水质的改善

(1)在消化道癌症中,饮水的污染与肿瘤的发病率有着重要的关系。有报道,饮水污染是肝癌发病的有关因素。肝癌与饮水中的蓝藻毒素污染有关,且应用实验流行病学的方法改善饮水水质,确实可以见到肝癌发病的下降。饮水中的蓝藻毒素污染与黄曲霉毒素、慢性病毒性肝炎已成为肝癌发生发展的三大主要原因,且相互间有着协同影响。徐志祥曾报道,食管癌的发生与饮水污染有关,特别是与农家肥料的污染关系较为密切。

(2)饮水的水质与胃癌的发病有密切的关系。浅层水水质易受污染,故胃癌发病率高。从水源选择、水源保护和水质的净化消毒方法等方面改善饮水水质,对预防消化道肿瘤的发生有着重要的意义。

2. 合理的膳食结构

1)膳食结构的改变对癌的发生发展起着重要的影响

分析 1950—1985 年上海居民食物结构的变化发现,近 30 多年中,上海居民的肉类、蛋类、水产类和蔗糖类食物的消费量明显增长,特别是肉类和蛋类增长更为明显,脂肪占总能量的百分比由 20.1% 提高到 28%。恶性肿瘤从死因的第七位上升至第一位,这和膳食结构的变化是密切相关的。

2)膳食结构的改革是我国饮食防癌最重要的一项措施

(1)中国营养学会编著并多次修订的中国居民膳食指南(2022 版):食物多样,合理搭配;吃动平衡,健康体重;多吃蔬果、奶类、全谷、大豆;适量吃鱼、禽、蛋、瘦肉;少盐少油,控糖限酒;规律进餐,足量饮水;会烹会选,会看标签;公筷分餐,杜绝浪费。

(2)食物要多样化,即膳食中应各类食物均有,使蛋白质、脂肪、碳水化合物、维生素、矿物质(包括微量元素)、水和膳食纤维能得到全面的供给。合理搭配是指食物种类和重量在一日三餐中合理化分配。食物多样是平衡膳食的基础,合理搭配是平衡膳食的保障。

(3)每日的食物构成中应包括五大类的食物。第一类为谷类、薯类、干豆类,主要提供碳水化合物、蛋白质、B 族维生素,也是我国膳食主要能量来源,亦可提供较多的膳食纤维。第二类为蔬菜、水果,主要提供膳食纤维、矿物质、维生素 C 和胡萝卜素。第三类为动物性食品,包括肉、禽、蛋、鱼、奶等,主要提供蛋白质、脂肪、矿物质、维生素 A 和 B 族维生素。第四类为奶及奶制品、大豆及坚果类,主要提供蛋白质、脂肪、膳食纤维、矿物质和 B 族维生素。第五类为纯能量的食物油、盐,包括动植物油脂、各种食用糖和酒类。这五类食物应按需适量摄取,应保持膳食以植物性食物为主、动物性食物为辅,能量来源以粮食为主的特点。

(4)蔬菜要多选用一些绿色或其他深色的蔬菜,供给丰富的胡萝卜素、矿物质和膳食纤维。

(5)摄入能量与体力活动保持平衡,维持正常体重。

(6)能量的分配:脂肪占总能量的20%～30%,蛋白质占10%～15%,碳水化合物占60%～70%。

(7)粗细要搭配,即保持每天有一定的膳食纤维的供给。

(8)通过合理的膳食结构使营养素得到平衡,且营养素之间比例恰当,增加机体的防癌功能,预防癌症的发生。

3.食物的合理加工、烹调

(1)不合理的加工、烹调过程,可产生致癌、致突变物。

(2)对于蛋白质丰富的食物,以清蒸或白烧为佳。有研究显示,将鱼或肉进行煎烤,随煎烤的时间延长、焦黄颜色的增加,其抽提物的致突变性亦增加,而清蒸的鱼或肉无致突变性。

(3)虾子酱油和鱼露中均可测出亚硝胺类物质,应尽量减少用虾子酱油或鱼露作为调味品。

(4)食物选择新鲜,保藏采取冷藏,少食或不食腌制食品。

(5)食盐:烹调过程中的用盐量应加以限制,按中国营养学会的建议每日每人的用盐量以不超过5g为宜。重盐食物对胃癌的发生和高血压均不利,应当避免。

4.良好的饮食习惯和精神状态

(1)有研究表明,三餐不按时、暴饮暴食、重盐食品、喜食烫食、饮烈性酒、好生闷气等是胃癌的高危险因素。

(2)培养良好的饮食制度和习惯,要按时进食,饥饱要适当,避免暴饮暴食;避免食物过烫、过硬,以保护食管和胃的黏膜免受损伤;不饮烈性酒,对保护食管和胃黏膜及肝细胞有利。

(3)要培养食物多样化的习惯,避免偏食,特别是要养成每天吃蔬菜的习惯。

（4）儿童时期由于蔬菜的制作不适合，纤维较长，儿童吞咽有困难，不爱食，因此应改进蔬菜制作，将蔬菜切成较短小的菜块或菜泥，使儿童易于吞咽，以培养儿童每日进食蔬菜的习惯。

（5）进食时宜细嚼慢咽，避免进食过快。

（6）平时应精神开朗、情绪乐观、不生闷气，好生闷气的人常常免疫功能低下，加上精神因素影响胃的分泌和蠕动，易使胃黏膜受损，增加了肿瘤发生的危险因素。

七、肿瘤治疗

肿瘤治疗包括手术治疗、放射治疗、化疗、靶向治疗、免疫治疗及营养疗法等综合治疗方法。营养疗法不仅仅是补充营养素不足，同时负有改善恶性肿瘤患者营养不良、调节代谢、调理免疫等使命。营养治疗贯穿于肿瘤治疗的全过程，融汇于其他治疗方法之中，详细见本章第三节。

第二节　营养与肿瘤

一、膳食营养与肿瘤

（一）膳食模式与癌

1.西方膳食模式

西方膳食模式是高脂肪摄入，低碳水化合物、低蔬菜摄入，谷类食物的摄入仅占总能量的 23%～25%，脂肪占总能量的 36%～37%，肉类和肉制品占10%～20%，乳及乳制品占 10%，蔬菜和水果占 5%～6%，糖占 16%，酒占5%。西方膳食模式包括北美的美国和加拿大，澳洲的澳大利亚和新西兰。

2.地中海式的膳食模式

地中海周边的国家，如希腊、法国、葡萄牙、西班牙、前南斯拉夫等的膳食具有 4 个特点：①蔬菜、水果、块根和豆类多；②小麦是能量的主要来源；③食鱼和海产品多;④食用橄榄油。小麦占总能量的25%,食用脂肪和植物油提供的膳食占总能量的19%,膳食总脂肪(包括肉类、乳和乳制品中的脂肪)约占总能量的40%,肉类占11%~15%,乳及乳制品占35%~37%,蔬菜和水果占6%,糖占9%,酒占3%~8%。近30年流行病学资料表明,地中海式膳食模式的国家,其癌症、心脑疾病的死亡率较西欧国家和北美国家为低,其原因可能与食用含单不饱和脂肪酸和橄榄多酚丰富的橄榄油,多食鱼和海产品有关。

3. 亚洲、非洲、拉丁美洲的膳食模式

其膳食模式主要是1种或2种谷类食物为主食,富含淀粉类的食物占总能量的50%~60%,脂肪占总能量的23%~25%,肉类消费占3%~14%,乳及乳制品占5%,蔬菜和水果占20%,糖<10%,酒<3%。他们的癌症以消化道的胃癌和食管癌常见,而乳腺癌、前列腺癌发生率较低。20世纪80年代的中国即是如此。随着经济的发展,膳食模式的变化,谷类食物的减少,油类食物的明显增加,肉类呈2~3倍的增加,蔬菜和水果的减少,酒消费的上升,癌症中的乳腺癌、结肠癌、前列腺癌明显上升。

4. 中国居民平衡膳食模式特点

(1)食物多样:中国居民平衡膳食模式包括五大类人体必需的基本食物,分别为谷薯类、蔬菜水果类、禽畜鱼蛋奶类、大豆坚果类以及烹饪用的油盐等。推荐的食物品种丰富,每周25种以上,以保障膳食能量和营养素的充足供给,传承和发扬了"五谷为养、五果为助、五畜为益、五菜为充"的膳食搭配原则。

(2)植物性食物为主:在整个膳食模式中,谷薯类提供能量占总能量的50%左右,是能量的主要来源,体现了"谷类为主"的理念。"谷类为主"是我国的膳食传统,实践证明对健康有益。另外,蔬菜、水果、大豆、坚果都是被鼓励多摄入的食物类别,占总体膳食的比例较高。

(3)动物性食物为辅:在整体膳食模式中,动物性食物比例低,属于辅助性食物。膳食指南强调动物性食物摄入适量,既保障优质蛋白质摄入,还常补植物性食物中脂溶性维生素、维生素B_{12}、锌、硒等微量营养素的不足,又可预防因动物性食物摄入过多引起的心脑血管疾病以及某些癌症发生风险的增加,既实践了我国传统膳食"植物为主"的原则,又体现了现代关于食物与健康科学研究的重要成果。

（4）少油、盐、糖：少油少盐是各国膳食指南的共识。我国减盐工作进行已久，已取得一定成效。在国际组织和各国膳食指南的推荐中，2013年起建议食盐用量为5g，我国也在DRIs（2013）中建议了成人钠的适宜摄入量为1500mg，预防慢性病不要超过2000mg（相当于5g盐）。我国青少年糖的摄入主要来自饮料，家庭和餐饮业烹调油和盐的用量也较大。油、盐、糖是膳食指南中特别强调的三点控制措施。

（二）食物的加工、烹调与癌症

（1）食物的加工、烹调不当可增加胃癌、结肠癌的危险度。冰岛胃癌死亡率高与居民喜食熏鱼、熏肉等食品有关。多食油炸、腌制食品增加患结直肠癌的危险性。

（2）食用油加热过程中产生的致突变物。改进烹调方法和降低食油中的亚麻酸含量，可防止食用油加热过程中产生的致突变物。

（3）油炸、烟熏食物中产生的多环芳烃。有报道称，在用木炭烤牛排的表面发现有致癌性的多环芳烃。无论是Bap或DBahA，其含量均为油烟雾＞加温后油＞未加温油，表明高温加热后食油中致癌性的多环芳烃含量明显增高。熏鱼、烤肉中的Bap含量较红烧的鱼肉明显为高。为减少食品中Bap的含量，避免熏烤的烹调方法是重要的。

（4）蛋白质和氨基酸的裂解产物。有报道称，鱼和牛肉烧焦的表面物质对鼠伤寒沙门氏菌株TA98加鼠肝微粒体酶S有强致突变性。这类强致突变物质是蛋白质和氨基酸的裂解产物。

（5）盐腌食品的影响。

日本各地的胃癌发病率与腌鱼和咸菜的消耗量成正相关，这些食物中含30%的氯化钠。

欧洲包括威尔士、斯堪的那维亚等的胃癌发病率，与腌制食品的消耗量成正相关，这些食品中含15%的氯化钠。

我国各地的胃癌流行病学病例对照研究亦表明，常食用咸肉、咸鱼或喜食重盐的人，胃癌的相对危险度高。高盐有促进肿瘤发生的作用，因高浓度的食盐可破坏胃黏膜屏障，从而增加胃黏膜受致癌物的作用。腌制食品（如火腿、咸肉）在腌制过程中，有的还添加了着色剂亚硝酸钠，增加了食品中的亚硝酸盐浓度。在腌制过程中，食物中的蛋白质分解产生的二级胺增加，胃内的二级胺及亚硝酸盐也增加,提供了合成亚硝胺的前体物,可增加亚硝胺的合成,增加了胃癌的危险性。

(6)烹调过程中添加调味品的影响。食物的烹调过程中为了调味,常添加一定的调味品,以增加食品的风味。如酱油、虾子酱油、鱼露等。但我国的酱油多数用发酵法生产,经亚硝化处理后,均有致突变性。因此在烹调过程中,合理地选用烹调方法和添加调味品种类,对预防肿瘤很重要。

二、营养素与癌症

1. 能量

能量是反映三大宏量营养素的间接指标。流行病学的资料表明,能量摄入过多,超重、肥胖者罹患乳腺癌、结肠癌、胰腺癌、子宫内膜癌和前列腺癌的机会高于体重正常者。

2. 蛋白质

膳食蛋白质过低,消化道癌症发病率增加,但豆制品尤其是豆浆可以使胃癌的发病率降低。动物性膳食蛋白摄入量与乳腺癌、结肠癌、直肠癌、胰腺癌、子宫内膜癌呈正相关。

3. 脂肪

脂肪的摄入与结肠癌、直肠癌、乳腺癌、肺癌、前列腺癌的危险性呈正相关。饱和脂肪酸和动物油脂的摄入增加肺癌、乳腺癌、结肠癌、直肠癌、子宫内膜癌、前列腺癌的患病风险。

4. 碳水化合物

精制糖有促进肿瘤发生的作用。食物中的膳食纤维过少是结肠癌的危险因素。

5. 维生素

有关维生素 C、D、E、胡萝卜素等与癌症相关研究很多,在满足人体生理需要后,额外补充这些膳食补充剂是否可以降低癌症的发病风险,迄今缺乏系统的、高质量的证据支持。

6. 矿物质

(1)钙:高钙高维生素 D 的膳食对结肠癌和直肠癌呈负相关。研究表明,钙能与脱氧胆酸等相结合,形成不溶性钙盐,保护胃肠道免受次级胆酸的损伤,有利于防止癌变。

(2)锌与铜:在肺癌、食管癌、胃癌、肝癌、膀胱癌、白血病患者血清中均可见到铜高锌低,铜/锌比值升高的现象,尤以病情恶化或有转移者更为明显。锌的摄入过低,可降低机体的免疫功能,但摄入过高亦会降低机体的免疫功能。锌摄入过多还能影响硒的吸收。有报道,锌摄入量过多可能与食管癌、胃癌有关。

(3)硒:硒的防癌作用比较肯定。有资料表明,土壤和植物中的硒含量、人群中硒的摄入量,血清中硒水平与人类各种癌症(肺癌、食管癌、胃癌、肝癌、肠癌、乳腺癌等)的死亡率呈负相关。亦有资料表明,高硒膳食可以预防肺癌。硒是谷胱甘肽过氧化酶的重要组成成分,能清除氧自由基,保护细胞和线粒体膜的结构和功能,还能加强免疫功能,因此有防癌作用。

(4)碘:碘与肿瘤危险性的关系主要是关于甲状腺癌。有资料表明,碘的过多和缺乏都会增加甲状腺癌的危险性。碘摄入过多,超过每日推荐摄入量的 100 倍,可阻断甲状腺对碘的吸收,导致甲状腺肿瘤,主要是增加乳头型的甲状腺癌,因此,高碘膳食亦有可能增加甲状腺癌的危险性。

(5)铁:高铁膳食有可能增加结直肠癌和肝痛的危险性。有研究发现,体内铁储备高及铁摄入高的人群,结肠、直肠癌的危险性增高。

三、食物与癌症

(1)谷薯类。全谷物中富含膳食纤维,可促进肠蠕动、增加排便量,起到稀释肠内毒素的作用。有研究显示,全谷物可降低结直肠癌发病风险,而薯类摄入与结直肠癌发病无显著相关。

(2)蔬菜水果类。蔬菜摄入总量有预防食管癌作用,但与胃癌、肺癌乳、腺癌发病及死亡风险无关;增加十字花科蔬菜和绿叶菜摄入可显著降低肺癌、胃癌、乳腺癌发病风险;水果摄入量与食管癌、胃癌、结直肠癌发病呈负相关。

(3)畜、禽肉。畜肉中含有丰富的血红素铁,后者通过产生自由基、DNA

损伤和刺激上皮细胞增殖而诱导氧化应激,摄入过多可增加结直肠癌发病风险;禽肉摄入与结直肠癌发病风险无关。

（4）鸡蛋。鸡蛋摄入与癌症的风险关系不明确。

（5）大豆类。大豆及其制品的消费可降低乳腺癌、胃癌的发病风险。

（6）牛奶及其制品。牛奶及其制品,特别是低脂奶类摄入可降低乳腺癌、结直肠癌发病风险。

（7）茶。增加饮茶可降低胃癌（每天 > 20g）和乳腺癌（每天 > 12g）发病风险。

（8）油脂。油脂摄入与癌症发病关系的研究较少,综合分析提示,总脂肪和动物脂肪摄入与癌症的发病风险无关,而橄榄油的摄入可能降低乳腺癌的发病风险。

（9）钠盐。高盐（钠）摄入可增加胃癌发病风险。

（10）腌制食品。腌制的植物性食品可增加乳腺癌、胃癌、食管癌的发病风险,而腌制的动物性食品的摄入与上述癌症发病风险无明显关系（中国人群）。

（11）烟熏食品。烟熏食品摄入增加乳腺癌、胃癌、食管癌的发病风险。

（12）合理膳食模式。合理膳食模式可降低结直肠癌、乳腺癌发病风险。

（13）素食。素食分为:①全素（或纯素）,也称为严格素食,是指饮食中只有植物性食品,没有任何动物性食品,甚至连蜂蜜都不吃;②蛋奶素食,也称"不严格素食",指饮食中有奶类和蛋制品及植物性食品的素食,如果只接受奶类及其制品的称为奶素,只接受蛋类及其制品的称为蛋素。素食可能会降低癌症的发病风险,机制尚不明确。

第三节　肿瘤营养疗法

一、概述

1. 营养名词术语

（1）医学营养治疗（medical nutrition therapy,MNT）:临床条件下对特定疾病采取的营养治疗措施。包括对患者进行个体化营养评估、诊断,以及营养治疗方案的制订、实施及监测。

(2)营养风险(nutritional risk):现有的或潜在的与营养有关的导致患者出现不良临床结局(如感染相关并发症发生率增高、住院时间延长、住院费用增加等)的风险。

(3)营养支持(nutritionalsupport):采用特殊制备的营养制剂经肠内或肠外途径,为患者提供适宜能量及较全面的营养素。

(4)营养监测(nutritionsurve illance):在一定范围内,对选定的人群营养指标进行定期观测、分析和评价。

(5)营养干预(nutrition intervention):针对人们与营养有关的健康问题采取相应的对策进行改善。

(6)营养教育(nutritioneducation):一种经常性营养干预工作。即通过信息交流,帮助群众获得食物和营养知识,了解相关政策,养成合理饮食习惯及健康生活方式的活动。

(7)营养不良(malnutrition):一种不正常的营养状态。由能量、蛋白质及其他营养素不足或过剩造成的组织、形体和功能改变及相应的临床表现。

(8)营养缺乏病(nutrition deficiency disease):严重缺乏某种或某些营养素引起的疾病。

(9)营养低下(undernutrition):营养不足,主要是能量或蛋白质摄入不足或吸收不良的一种不正常营养状态,常伴有 1 种或多种微量营养素缺乏。

(10)营养缺乏(nutrition deficiency):机体从食物中获得的能量、营养素不能满足身体需要,从而影响生长发育或正常生理功能的现象。

(11)蛋白质-能量营养不良(protein-energy malnutrition,PEM):一种因蛋白质和能量长期摄入不足所致的营养缺乏病,根据临床特征可分为干瘦型、浮肿型和混合型。

(12)营养过剩(overnutrition):长期过量摄入产能营养素引起的一种不健康状态,早期表现为超重,进一步发展为肥胖病。

(13)肠内营养(enteral nutrition,EN):患者经口服或管饲摄入营养制剂,获得机体所需能量和营养素的营养治疗方法。

(14)全肠外营养(total parenteral nutrition,TPN):即全静脉营养,患者从静脉补充全部营养素和能量,以满足机体所需的营养治疗方法。

(15)营养评定(nutritional assessment):由营养专业人员对患者的营养代

谢、机体功能等进行全面检查和评估,用于制订营养治疗计划,考虑适应证和可能的副作用。

(16)恶病质(cachexia):是一种在癌症患者中存在的表现复杂的综合征,其特点为慢性、进行性、不知不觉的体重下降,经常伴有厌食、饱腹感和乏力等表现,且对营养治疗不敏感或仅部分敏感。

2.肿瘤患者营养不良发病率

(1)肿瘤患者的总体营养风险发生率为51%~64%。

(2)营养不良的发生率高达40%~80%。

(3)死于营养不良或恶病质为20%~50%。

(4)社区营养不良发生率为10%~30%。

(5)门诊患者营养不良发生率为19.6%。

(6)国外康复机构营养不良发生率高达30%~50%。

恶性肿瘤患者中营养不良发生率很高,40%~80%患者存在营养不良,20%直接死于营养不良。营养不良严重影响恶性肿瘤患者的治疗、生存时间及生活质量。

3.肿瘤患者营养不良发生的原因

(1)摄入不足:味觉丧失、恶心、呕吐、厌食、胃肠吸收功能障碍、疼痛、腹泻、便秘、口腔溃疡等。

(2)代谢障碍:前炎性介质、细胞因子(IL-6、TNF-α)、转录因子(NF-KB)。

(3)丢失增加:高代谢、肠黏膜损伤、氮丢失。

4.肿瘤患者伴发营养不良的后果

(1)有研究显示,肿瘤患者营养状况差,延长住院时间,使30d死亡率和60d死亡率升高,外科手术并发症的发生率增加。

(2)影响患者疗效及预后。营养不良患者体内多种蛋白质水平下降,进而影响机体器官功能和免疫功能。手术引起的机体应激反应,产生炎症反应和免疫抑制,将导致患者创口愈合延迟,手术并发症增加及其引起的死亡率上升。

化疗患者营养不良导致中性粒细胞和血浆蛋白水平降低,中性粒细胞水平下降使化疗药物导致的白细胞减少更为明显;血浆蛋白水平降低致使化疗药物的吸收、分布、代谢出现障碍,不良反应增加,机体的耐受性和疗效降低。

放疗患者营养不良会降低肿瘤细胞的放射敏感性,影响患者放疗体位摆放的精确性,降低患者对放疗的耐受性,增加放疗不良反应,影响治疗落实率和治疗效果。

(3)影响患者生存质量。不同的治疗方法或多种治疗方法的联合使用导致营养不良的肿瘤患者比一般患者更容易产生较多不良反应,加之患者耐受性下降、味觉改变、恶心、呕吐、疼痛、疲乏导致患者舒适度降低、体力不支感增加、社会活动减少。当患者体力不支时会导致活动能力、范围及量都下降,使患者从外界支持中疏导不良情绪和自我排遣不良情绪能力下降,心理健康受到威胁甚至影响。这些因素均会影响患者生存质量。

(4)增加医疗成本。营养不良导致患者感染风险、并发症及不良反应增加,使治疗方案更加复杂,营养治疗费用增加,治疗时间延长、住院次数增加,再住院风险升高,占用医疗资源增加,从而使个人及社会医疗负担愈发沉重。

二、肿瘤营养疗法

(一)定义

肿瘤营养疗法是与手术、放疗、化疗、靶向治疗、免疫治疗等疗法并重的另外一种治疗方法。当营养支持不仅仅是补充营养素不足,而是被赋予治疗营养不良、调节代谢、调理免疫等使命时,营养支持则升华为营养治疗。营养疗法贯穿于肿瘤治疗的全过程,融汇于其他治疗方法之中。

肿瘤营养疗法(cancer nutrition therapy,CNT)是计划、实施、评价营养干预,以治疗肿瘤及其并发症或身体状况,从而改善肿瘤患者预后的过程,包括营养诊断(筛查/评估)、营养干预、疗效评价(包括随访)3 个阶段。营养诊断分为营养筛查、营养评估、综合测定。

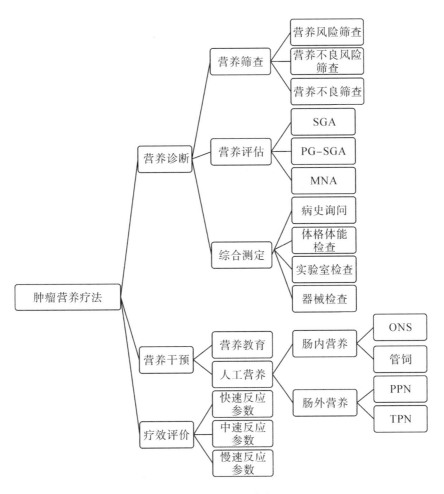

图 10 - 1　肿瘤营养疗法

(二) 三级营养诊断体系

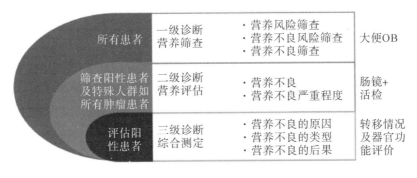

图 10 - 2　营养不良的三级诊断体系

1. 定义

营养不良的诊断标准和分类问题是制约全世界营养不良防治的共性问题,也是亟须解决而且可能解决的瓶颈问题。我们综合现有的营养不良诊断方法,分析不同方法的适用范围,遵循集成创新的原则,提出营养不良(本文特指营养不足)的三级诊断体系。营养诊断包括营养筛查、营养评估和综合测定。

2. 一级诊断营养筛查

1)营养筛查的对象、目的和时机

对象:所有患者。

目的:发现风险。

实施时机与人员:所有患者应该在入院 24h 内常规进行营养筛查。住院患者由办理入院手续的护士实施,门诊患者则由接诊医务人员如医师、营养师、护士等实施。

2)营养筛查的分类

(1)营养风险(nutrition risk)筛查 ESPEN:现存的或潜在的、与营养因素相关的、导致患者出现不利临床结局的风险,不是出现营养不良的风险。

(2)营养不良风险(risk of malnutrition)筛查 ASPEN:是识别与营养问题相关特点的过程,目的在于发现个体是否存在营养不足和营养不足的危险。ASPEN 是营养不良风险的筛查,ESPEN 是不利临床结局风险的筛查。

(3)营养不良筛查:通过筛查直接得出营养不良及其严重程度的判断。

3)营养筛查采用的方法

(1)营养风险筛查(NRS2002),一般适用于成年住院患者。总分≥3 说明营养风险存在,而不是说明营养不良。

①NRS2002 是指应用量表化工具初步判断患者营养状态的过程。营养风险不是发生营养不良的风险,而是现存的或潜在的与营养因素相关的导致患者出现不利临床结局的风险。实践证明,有风险的患者由营养因素导致不良临床结局的可能性较无营养风险的患者更大,但是有营养风险的患者亦有更多的机会从合理的营养支持中受益。

②营养筛查工具众多。营养风险筛查 NRS 2002(Nutritional Risk Sereening

2002)因其内涵丰富、可操作性强,被欧洲肠外肠内营养学会(ESPEN)、中华医学会肠外肠内营养学分会(CSPEN)等权威机构推荐使用。目前国内以 NRS 2002 应用较多。其适用对象为一般成年住院患者(18 ~90 岁)且住院时间超过 24h。

③NRS 2002 内容包括:营养状况手术情况(0 ~3 分);疾病严重程度评分(0 ~3 分);年龄评分(大于 70 岁者,加 1 分),总分为 0 ~7 分。评分≥3 分为具有营养风险,需进行营养评估。而入院时筛查 NRS <3 分者,虽暂时没有营养风险,但应每周重复筛查 1 次,一旦出现≥3 分情况,即进行营养评估。详见第三章第一节及附表。

(2)营养不良风险筛查:首选 MUST 或 MST,均是国际上通用的筛查工具,适用于不同医疗机构及不同专业人员如护士、医生、营养师、社会工作者和学生等使用。

(3)营养不良筛查:方法有多种,其中以体重及 BMI 较为常用。

BMI:中国标准为 BMI <18.5 为低体重(营养不良),18.5 ~23.9 为正常,24 ~26.9 为超重,≥27 为肥胖。

体重	46	48	50	52	55	59	59	61	64	66	68	71	73	75	77	80	82	94	96	84	91	93	96	98
身高	偏瘦					健康					肥胖					轻度肥胖					严重肥胖			
152	19	20	21	22	23	24	25	26	27	28	29	30	31	32	33	34	35	36	37	38	39	40	41	42
154	18	19	20	21	22	23	24	25	26	27	28	29	30	31	32	33	34	35	36	36	37	38	39	40
157	18	19	20	21	22	22	23	24	25	26	27	28	29	30	31	32	33	33	34	35	36	37	38	39
160	17	18	19	20	21	22	23	24	24	25	26	27	28	29	30	31	32	32	33	34	35	36	37	38
162	17	18	18	18	20	21	22	23	24	24	25	26	27	28	29	30	31	31	32	33	34	35	36	37
165	16	17	18	19	20	20	21	22	23	24	25	25	26	27	28	29	30	30	31	32	33	34	35	35
167	16	17	17	18	19	20	21	21	22	23	24	25	25	26	27	28	29	29	30	31	32	33	34	34
170	15	16	17	18	18	19	20	21	22	22	23	24	25	25	26	27	28	29	29	30	31	32	33	33
172	15	16	16	17	18	19	19	20	21	22	22	23	24	25	25	26	27	28	28	29	30	31	32	32
175	14	15	16	17	17	18	19	20	20	21	22	22	23	24	25	25	26	27	28	28	29	30	31	31
177	14	15	15	16	17	18	18	19	20	20	21	22	23	23	24	25	25	26	27	28	28	29	30	30
180	14	14	15	16	16	17	18	18	19	20	21	21	22	23	23	24	25	25	26	27	28	28	29	30
182	13	14	14	15	16	17	17	18	19	19	20	21	21	22	23	23	24	25	25	26	27	27	28	29
185	13	13	14	15	15	16	17	17	18	19	19	20	21	21	22	23	23	24	25	25	26	27	27	28
187	12	13	14	14	15	15	16	17	18	18	19	19	20	21	21	22	23	23	24	25	25	26	27	27
190	12	13	13	14	15	15	16	16	17	18	18	19	20	20	21	21	22	23	23	24	25	25	26	26
193	12	12	13	14	14	15	15	16	17	17	18	18	19	20	20	21	22	22	23	23	24	25	25	26

图 10 –3　BMI 结果判定标准

IBW:实际体重为 IBW 的 90% ~99% 为适宜,80% ~89% 为轻度营养不良,70% ~79% 为中度营养不良,60% ~69% 为重度营养不良。

4）营养筛查方法选择

表 10 -1　一级诊断营养筛查

	营养风险筛查	营养不良风险筛查	营养不良筛查
工具	NRS 2002	MUST,MST	BMI,IBW
目的	发现不利临床结局的风险	发现营养不良的风险	发现营养不良
结果	有营养风险,无营养风险	高、中、低营养不良风险或有、无营养不良风险	有无营养不良

5）营养筛查后续处理

营养筛查阳性患者,应该制订营养支持计划,但并不是实施营养支持的指征,是否需要营养支持应该进行营养评估。营养筛查阴性患者,在一个治疗疗程结束后,再次进行营养筛查。

3.二级诊断营养评估

1）营养评估的对象、目的和时机

（1）对象:对营养筛查阳性患者,对特殊患者群如全部肿瘤患者、全部危重症患者及全部老年患者(≥65 岁)应该常规进行营养评估。

（2）目的:通过营养评估发现有无营养不良并判断其严重程度。

（3）实施时机与人员:营养评估应该在患者入院后 48h 内完成,由营养护士、营养师或医师实施。

2）营养评估方法

（1）SGA:加拿大 Jeejeebhoy KN 团队 1982 年发明,ASPEN 推荐,结果是发现营养不良,并对营养不良进行分级。是目前营养评估的"金标准"。

（2）PG - SGA:美国 Ottery FD 于 1994 年提出,是专门为肿瘤患者设计的肿瘤特异性营养评估工具,是 ADA 推荐用于肿瘤患者营养评估的首选方法。

（3）MNA:专门为老年人开发的工具,有全面版本及简捷版本,老版本和新版本。新版 MNA 包括 2 步,第一步为筛查,第二步为评估。MNA 比 SGA 更适合于 65 岁以上老人。MNA 主要用于社区居民,也适用于住院患者及家庭照护患者。

3）营养评估方法选择

对不同人群实施营养评估时应该选择不同的方法。SGA 是营养评估的金标准,适用于一般住院患者,包括肿瘤患者及老年患者。肿瘤患者优先选择

PG – SGA,65 岁以上非肿瘤老人优先选择 NMA。

4)营养评估后续处理

通过营养评估将患者分为营养良好、营养不良 2 类。对营养良好的患者,无须营养干预;对营养不良的患者,应该进一步实施综合测定,或者同时实施营养干预。营养干预应该遵循五阶梯治疗模式。

4. 三级诊断综合测定(comprehensive measurement)

1)定义

对营养不良患者的身体、心理状况进行综合检查、全面分析的过程,了解营养不良的原因、类型及后果。从需求升高、摄入不足、吸收障碍、利用(代谢)异常、消耗增多 5 个环节对营养不良的原因进行分析,从能耗水平、应激程度、炎症反应、代谢状况 4 个维度对营养不良的类型进行分析,从人体组成、体能变化、器官功能、心理状况、生活质量 5 个层次对营养不良的后果进行分析。

2)综合测定的对象、目的和时机

(1)对象:理论上,任何营养不良患者都应该进行综合测定。实际工作中,出于卫生经济学及成本 – 效益因素考虑,轻、中度营养不良患者可不常规进行综合测定,重度营养不良患者应该常规实施综合测定。

(2)目的:营养不良原因、类型及其后果

(3)实施时机与人员:综合测定应该在入院后 72h 内完成,由不同学科人员实施。

3)三级诊断综合测定方法选择

表 10 – 2 三级诊断综合测定

病史采集	体格体能检查	实验室检查	器械检查
现病史	体格检查	血液学检查	影像学检查
既往史	人体学测量	重要器官功能	人体成分分析
膳食调查	体能测定	激素水平	PET – CT
健康状况评分		炎症反应	代谢车
生活质量评估		营养组合	
心理调查		代谢因子及产物	

4)营养不良类型

根据营养素摄入情况,将营养不足分为3型。

(1)能量缺乏型:以能量摄入不足为主,表现为皮下脂肪和骨骼肌显著消耗和内脏器官萎缩,称为消瘦型营养不足,又称 marasmus 综合征。

(2)蛋白质缺乏型:蛋白质严重缺乏而能量摄入基本满足者称为水肿型营养不足,又称为 Kwashiorkor 综合征、恶性(蛋白质)营养不良。劣质奶粉(蛋白质不足)造成的大头婴是一种典型的 Kwashiorkor 症。酗酒患者的营养不良也是一种蛋白质缺乏型营养不良。

(3)混合型:能量与蛋白质均缺乏者称为混合型营养不良,又称为 marasmic kwashiorkor 综合征,即通常所称的蛋白质 – 能量营养不良(protein – energy malnutrition,PEM),是最常见的一种类型。

表 10 – 3　肿瘤营养疗法三级诊断汇总

项目	营养筛查	营养评估	综合测定
内容	营养风险、营养不良风险及营养不良筛查	营养不良及其严重程度的评估	营养相关多参数、多维度综合测定
时机	入院24h内	入院48h内	入院72h内
实施人员	护士	营养护士、营养师或医生	不同学科人员
方法	简要营养相关病史 + 体重(BMI)	营养相关病史 + 营养相关体格检查	病史 + 体格检查 + 实验室检查 + 器械检查,上述项目仍然是与营养和代谢相关
结果	定性	半定量	定量数据
目的	判断有无营养风险	明确有无营养不良及其严重程度	了解营养不良的原因、类型及后果
诊断结论	有、无营养风险	无营养不良、营养不良(轻、中、重)	营养不良类型、原因,有无器官功能障碍
后续处理	制定营养计划,实施营养评估	实施营养干预,进行综合测定	综合治疗

5）营养不良的四维度分析

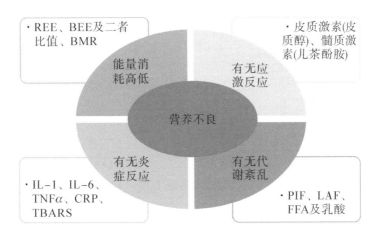

图 10-4 营养不良的四维度分析

6）营养不良后果的五层次分析

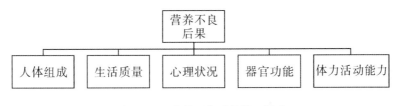

图 10-5 营养不良后果的五层次

7）综合测量的后续处理

对综合测定发现异常的患者,要实施综合治疗,包括营养教育、营养补充、炎症抑制、代谢调节、体力活动、心理疏导等。此时,常规的营养支持力不从心,而免疫营养、代谢调节治疗、精准或靶向营养治疗恰逢其时。防治严重营养不良要多管齐下:确切的原发病治疗是前提,规范的营养支持是基础,合理的代谢调节是关键,有效的炎症抑制是根本,从而达到抗消耗、抗炎症、抗疾病及免疫增强 4 个目的。

无论综合测定异常与否,在原发病一个治疗疗程结束后,均应该再次进行营养评估。对综合测定异常的患者,在原发病治疗过程中及一个治疗疗程结束后,均应该定期复查,综合测定参数,以判断疗效。

8）营养不良三级诊断及干预流程

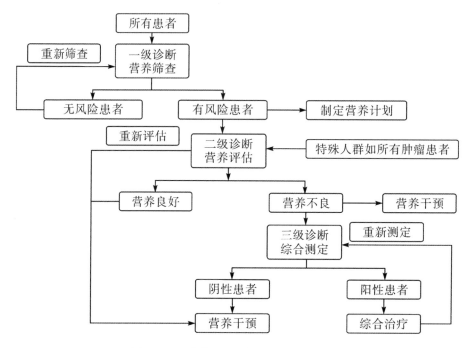

图 10-6　营养不良三级诊断及干预流程

（三）营养干预

1. 营养干预

包括营养教育和人工营养,后者包括肠内营养(含口服营养补充)和肠外营养。

（1）适应证。由于所有荷瘤患者均需要代谢调节治疗,所以,其适应证为荷瘤肿瘤患者和营养不良的患者。

（2）人工营养分类。①普惠性营养:营养支持或营养补充;②个体化营养:营养治疗,代谢调节治疗,精准营养治疗,靶向营养治疗。

（3）人工营养目标。CNT 并非仅仅提供能量及营养素、治疗营养不良,其更加重要的目标在于调节代谢、控制肿瘤。

（4）人工营养基本要求。满足 90% 液体目标需求、≥70%（70%～90%）能量目标需求、100% 蛋白质目标需求及 100% 微量营养素目标需求,即要求四达标;最高目标为调节异常代谢、改善免疫功能、控制疾病(如肿瘤)、提高生活质量、延长生存时间。

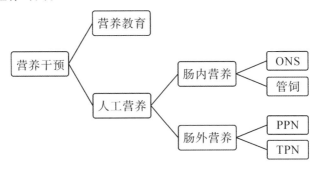

图 10 - 7　肿瘤营养干预

(5)肠内营养及肠外营养。详见第八章。

2.口服营养补充

(1)定义。口服营养补充(oral nutritional supplements,ONS)指除了正常食物以外,用特殊医学用途(配方)食品经口摄入补充日常饮食的不足。

(2)ONS 适应证(英国肠外肠内营养协会 BAPEN)。①营养不良患者手术前准备;②诊断明确的炎症性肠病;③短肠综合征;④棘手的吸收障碍;⑤全胃切除术后;⑥吞咽困难;⑦疾病相关的营养不良;⑧肠瘘。

(3)肿瘤患者应用时机。围抗肿瘤治疗(手术、放疗、化疗等)期、家居期间。

(4)ONS 的临床益处。①减少住院时间;②减少住院费用;③减少并发症发生率;④减少再次住院率;⑤其他临床益处。

(四)营养评价

详见第三章第四节。

三、肿瘤营养治疗的临床实践

(一)营养诊疗流程

对于入院的患者,首先进行营养风险筛查,对于有风险的患者,再进行详细的营养状况评价。根据评价结果,制订营养治疗方案。需要明确的是,营养风险不是发生营养不良的风险,而是现存的或潜在的与营养因素相关的导致患者出现不利临床结局的风险。另外还需要知道 2 点,一是对于有风险的患者由营养因素导致不良临床结局的可能性较无营养风险的患者大,二是有营养风险的患者有更多的机会从合理的营养支持中受益。

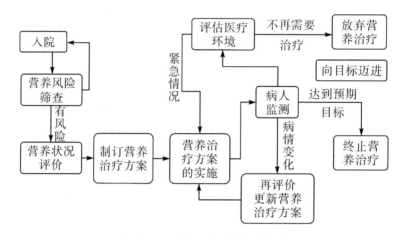

图 10 - 8 住院患者营养诊疗流程

(二)营养风险筛查

NRS2002 是一款营养风险筛查工具,是由欧洲临床营养与代谢学会提出的一种适用于 18 ~ 90 岁人群的营养风险筛查工具。中华医学会肠外肠内营养分会也推荐它为住院患者营养风险筛查工具。NRS2002 主要包括疾病评分、营养状况评分和年龄评分 3 个方面。对于有营养风险的,还需要进行营养状况评价。

(三)营养状况评价

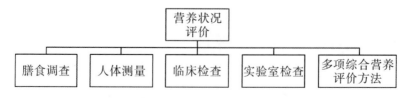

图 10 - 9 住院患者营养状况评价

(1)营养综合评价主要用于判定人体的营养状况,确定营养不良的类型和程度,估计营养不良的后果,还可用于监测营养治疗的效果,主要包括膳食调查、人体测量、临床检查、实验室检查以及多项综合营养评价方法。

(2)营养不良被重新定义(2017 年欧洲临床营养与代谢学会):不再将肥胖、超重、微量营养素异常称为营养不良;营养不良新增了 2 项营养代谢紊乱,即肌肉减少症和虚弱症。

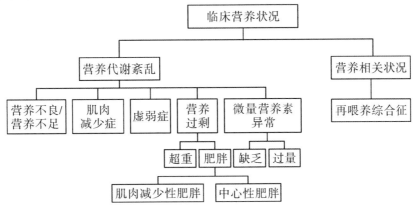

图 10 - 10　肿瘤患者营养状况分类

(3)将营养不良分为 3 个方面:有炎症的疾病相关性营养不良、无炎症的疾病相关性营养不良以及无病性营养不良或营养不足。肿瘤患者的营养不良属于慢性疾病相关的营养不良,严重者称为肿瘤性恶病质。

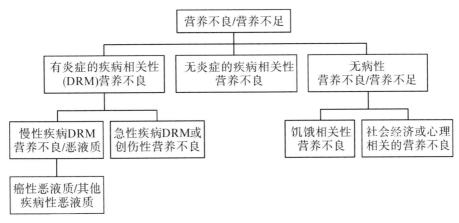

图 10 - 11　营养不良三方面

（4）体重和体重指数:还要关注肿瘤患者的体质指数和体重变化,体重丢失越多,BMI 越低,患者的中期死亡率更高。反之,中期死亡率更低。

（5）PG - SGA。对于肿瘤患者有一个专门的评价量表来评价营养状况,即主观整体评价量表,简称 PG - SGA。该量表主要包括 5 个部分,前 4 个部分可以由患者自己完成,第五部分由医务人员完成,根据得分情况,定义营养不良的程度;得分也决定了营养治疗与抗肿瘤治疗的关系,比如得 0 ~ 1 分者,可以直接进行抗肿瘤治疗;得分 9 分及其以上者,需要在营养治疗 1 ~ 2 周后再进行抗肿瘤治疗。在抗肿瘤治疗过程中还需要继续进行营养治疗。

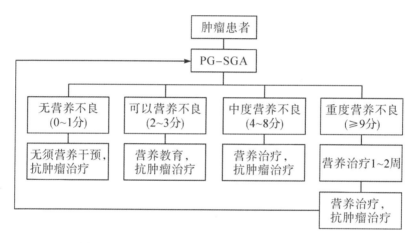

图 10 - 12　PG - SGA 结果与营养治疗/抗肿瘤治疗

（6）专家共识。2015 年欧洲临床营养与代谢学会发表了营养不良的专家共识。对于有营养风险的患者出现的低体质指数、非刻意的体重丢失或低去脂体质指数,就可以诊断营养不良。但是这个诊断流程存在争议。所以在2018 年主要由欧洲、美国和中国的专家发起制定了全球营养不良领导者倡议,简称 GLIM,定义了营养诊断的流程、方法和标准。该方法分为 4 个步骤:营养风险筛查、诊断性评价营养、做出营养诊断、判断营养不良严重的程度。在诊断性评价部分主要包括 2 方面:临床表现和病因学,临床表现主要为非刻意的体重丢失、体质指数和肌肉减少,病因学主要包括饮食摄入减少或消化不良以及疾病负担或炎症状态。在做出营养不良诊断的时候需至少 1 个临床表现和1 个病因学。营养不良的严重程度主要根据临床表现确定,在做出诊断后下一步就是对肿瘤患者进行营养干预。

(四)营养干预的实施

1. 营养干预的适应证

包括营养风险患者或者已经存在营养不良患者。原则上能量要达标,蛋白质要达标,同时要避免不足,更要避免过高的能量。

2. 制定计划

能量供给量可以通过拇指法则计算:一般建议,能量供给 25～30kcal/(kg·d),同时要监测体重,调整供给量。

间接测热法是计算热量比较准确的方法。间接测热法是根据三大产热营养素氧化过程中的等比定律,由 Weir 推导出的公式计算。由于 24h 尿素氮对结果的影响较小,所以在临床上主要用简易的 Weir 公式计算患者的近期能量消耗。

1)蛋白质供给

(1)一般情况下按 1.0～1.2g/(kg·d)供给。

(2)对于高代谢的肿瘤患者可以增加到 1.5～2.0g/(kg·d)。

(3)同时增加支链氨基酸(BCAA)的比例。当支链氨基酸增加到 35% 以上的时候可以改善患者的厌食,同时会增加患者的肌肉组织能量。

(4)注意蛋白质均匀地分配到三餐,当蛋白质三餐供给均匀的情况下蛋白质的利用率最高,当蛋白质集中到某一餐的情况下蛋白质的利用率更低,患者还表现为蛋白质供给不足。

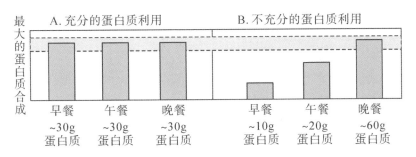

图 10-13 一日三餐蛋白质供给

2）脂肪供给

（1）对于肿瘤患者脂肪的供给存在一定的争议。正常情况下，要求脂肪可以达到全天能量需要的 25% ~ 35% 。对于胰岛素抵抗患者，可以适当提高一些。

（2）生酮饮食：考虑到恶性肿瘤细胞是通过无氧糖酵解获得能量，有人提出用生酮饮食控制肿瘤生长。生酮饮食对肿瘤的作用目前研究主要集中在脑胶质瘤患者，因为大脑有血脑屏障，血脑屏障只允许小分子的物质通过，如葡萄糖、谷氨酰胺、酮体，不允许大分子的蛋白质和脂肪酸通过，所以脑细胞能源物质为葡萄糖和谷氨酰胺。

（3）当饮食中含有极少的碳水化合物的时候，大脑将不能利用足够的葡萄糖提供能量，这个时候脂肪被氧化后产生的酮体，主要为 β - 羟丁酸，就会通过血脑屏障为脑细胞提供能量。而脑胶质瘤细胞恰恰只能利用葡萄糖进行无氧糖酵解，所以在没有能量供给的情况下，脑胶质瘤细胞的生长和分裂受到抑制。

3. 五阶梯模式

可以根据五阶梯的模式制订肿瘤患者的营养干预方案。

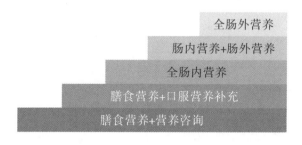

图 10 - 14　五阶梯模式

对于大部分肿瘤患者，饮食摄入充足，但是摄入比例不合理、不知道选用什么样的食物的时候，需要通过营养教育的形式告诉患者如何合理选用食物。比如很多患者喜欢选择一些补品，如增强免疫力的食物、药食两用的食物，但是这些食物对于患者抗肿瘤治疗的价值微乎其微。只要做到均衡饮食、摄入量充足，就能有效保证患者营养辅助抗肿瘤治疗。

对于饮食摄入不足，甚至不能进食的患者，可以按照阶梯的层级，逐渐向上选用适合患者的营养支持方式。除了饮食干预外,最常用方式就是口服营养补充,简称 ONS。

ONS 也是肠内营养的支持方式之一,很多患者可以通过 ONS 补充摄入的不足。

肠内营养另外一种方式是管喂,是通过鼻胃管、鼻肠管、胃造瘘管、空肠造瘘管等方式提供营养物质。在实施管喂的时候可以通过一次性推注、间歇重力滴注、经泵连续泵注 3 种形式进行。

肠外营养通过周围静脉和中心静脉 2 种途径提供营养。周围静脉营养液的渗透压一般要求控制在 900mOsm/L 以内,同时一般不超过 1~2 周的时间。肠外营养的 3 种中心静脉通路中,经皮外周静脉穿刺(PICC),主要由护理人员完成操作。CVC 优选右侧锁骨下静脉穿刺,特殊情况下可选左侧锁骨下静脉、颈内静脉和股静脉等。而输液港现在应用较少,主要用于化疗患者,通过手术将管道和输液港埋于皮下,可以使用 5~6 年的时间。在制订营养方案时最好将所有的营养素都放在一起,配制成 3L 袋,也就是全合一肠外营养,其优点是符合人体生理、节氮、减少并发症。

4. 营养教育

1)饮食指导

(1)可增加食物摄入量,避免肿瘤治疗过程中出现的体重丢失或者导致治疗的中断。如果饮食指导不能满足需求,需开始人工营养。

(2)制订一份食物计划表,将每天的食物分成 5~6 餐,以小分量的形式提供营养丰富的食物。患者更容易接受小分量的食物。

(3)在愉快的环境,与愉悦的对象在充足的时间享用制作精良、丰富多样、美味可口的食物。

(4)患者常合并一些症状,具体的饮食建议如下。①食欲缺乏:膳食和饮品需富含营养,提供小分量,充分利用患者具有食欲的时间段。②吞咽困难:调整食物的质地,通过小分量缓解吞咽不适及避免疲劳,因为后者可以加重吞咽困难,增加误吸的风险;确保患者在用餐时具有合适的体位从而有利于食物的蠕动;避免食物堆积在口腔中。如果患者对液体吞咽困难,摄食以胶状或乳脂类的为主;对固体吞咽困难者,可准备质地柔软的食物。③黏膜炎:细嚼慢咽,同时使用常温食品;保持口腔卫生;摄入柔软、光滑或者捣碎的混合有水分或汤汁的食物;避免辛辣刺激饮食,比如辛辣、酸或煎炸的食物。这些建议旨在避免黏膜的疼痛,缓解因唾液腺分泌减少引起的口腔干燥等不适,同时改善食物的风味。

2)家居康复指导

肿瘤患者出院后(家居)康复建议如下。

(1)保持理想体重:使之不低于正常范围的下限值,每2周定时(早晨起床排便后空腹)称重1次并记录。任何不明原因(非自主性)的体重丢失>2%时,应该及时回医院复诊。

(2)节制能量:每餐7~8分饱最好,不能过多,也不能过少。非肥胖患者以体重不下降为标准,但是切忌饥饿。

(3)增加蛋白质摄入量:动物蛋白质优于植物蛋白质,乳清蛋白优于酪蛋白。选择乳、蛋、鱼、肉、豆等优质蛋白质,荤素搭配(荤:素=1:2)。控制红肉(猪肉、牛肉、羊肉)及加工肉(如香肠、火腿)摄入。

(4)增加水果、蔬菜、全谷物摄入量:每日蔬菜和水果共要求摄入5份(蔬菜1份=100g,水果1份=1个),要求色彩、种类越多越好;增加全谷物摄入。

(5)改变生活习惯:戒绝烟草,限制饮酒(如果饮酒,每天白酒男性不超过2两,女性不超过1两),保持充足睡眠。不能以保健品代替营养素,保健品在营养良好的条件下才能更好地发挥作用。避免含糖饮品,避免过咸食物及盐加工食物(如腌肉、腌制蔬菜)。养成口服营养补充习惯。

(6)积极运动:每周不少于5次,每日30~50min的中等强度运动,以出汗为好。即使是卧床患者也建议进行适合的运动(包括手、腿、头颈部及躯干的活动)。肌肉减少的老年患者提倡抗阻运动。

(7)重返社会、回归生活:鼓励患者积极参加社会、社交活动,尽快重新回到工作岗位上去,在社会中发挥自己的作用。

(8)高度重视躯体症状及体征异常变化,及时发现并返回医院复诊。

(9)积极寻求心理支持、家庭支持、社会团体支持,包括抗焦虑药物的使用;控制疼痛等。

3)食物的选择

(1)宜选食物。

①菌菇类:因香菇、冬菇、银耳、金针菇、黑木耳等富含多糖、多种维生素与微量元素而具有明显的抗癌作用,其中金针菇对恶性肿瘤的抑制率可高

达81%。

②海洋食品:多选鱼类,尤其是海洋鱼类,因富含锌、钙、碘、硒等矿物质及核酸,具有防癌功效;海参中含有海参素,能提高吞噬细胞的吞噬功能,增强机体免疫力,对肉瘤有抑制作用;海带因富含藻酸,能促进肠蠕动,防止便秘,抑制致癌物在消化道吸收。

③豆类与蔬菜类:大豆富含异黄酮,对乳腺癌和结肠癌等均有明显的抑制作用;莼菜含有丰富的维生素 B_{12}、海藻多糖碱、天门冬素等,可有效抑制癌细胞增殖;萝卜和莴笋等蔬菜均含有能分解、破坏亚硝胺的物质,从而消除亚硝胺的致癌作用;大蒜含有大蒜素、硒及某些脂溶性挥发油,具有抗癌和提高机体免疫力的作用;茄子因含有龙葵碱而具有抗瘤功效。

④茶类:茶叶富含茶多酚、叶绿素及多种维生素,具有防癌、抗癌作用。

⑤化疗患者饮食:宜选用清淡少油的浓流食或半流食,新鲜蔬菜和水果(如洋白菜、菜花、萝卜、胡萝卜、苦菜、洋葱、西红柿、苦瓜、芹菜、大蒜、姜等以及无花果、大枣、柑橘、酸梅、桂圆等)含有丰富的维生素和矿物质,尤其是维生素 C 具有抗氧化作用,可阻断致癌物质亚硝胺的合成,减少胃肠道肿瘤的发生。胃癌化疗期间多吃新鲜葡萄,可以减轻化疗药物带来的副作用。酌情可适当补充肠内营养制剂。

⑥放疗患者饮食:宜选用藕粉冲鸡蛋、牛奶冲米粉、鱼羹、挂面汤、银耳冰糖粥以及西瓜汁、黄瓜汁、绿豆汤、红豆汤等流食或半流食。可选用肉末、菜泥、水果汁等。头颈部放疗患者可选用鱼肉、瘦肉、鸡蛋、豆腐等优质蛋白食品制成汤水较多饮食,如鲫鱼汤、豆腐汤等。为增强食欲,可加用少量食盐缓解口中乏味感。

(2)忌(少)用食物:动物脂肪、虾蟹类、腌制与烟熏食物、罐头制品以及含硝酸盐和亚硝酸盐多的食品,如咸鱼、酸菜、香肠、熏肉等,烧烤类及反复高温油炸食品,辛辣刺激性食物和调味品,霉变食物;少喝酒精饮料。

(五)肿瘤膳食营养误区

1. 饥饿疗法

"饿死肿瘤"曾被认为是"科学"方法。大量科学研究表明,肿瘤细胞的掠夺性摄取营养方式使其比正常细胞更容易获取营养物质,导致饥饿疗法对患者自身的不良影响远远大于对肿瘤的影响。

2."发物"不可食

源于对祖国医学知识的片面理解,有鱼、虾等水产品属于"发物",会引起恶性肿瘤加重的说法。现代科学研究表明,水产品中含有丰富的优质蛋白及高于一般食物的不饱和脂肪酸,鱼油和鱼肝油是维生素 A 和维生素 D 的重要来源,营养价值高,属癌症患者的推荐饮食。

(六)营养评价的实施

肿瘤患者经过一段时间的营养治疗,对营养支持治疗的效果需要进行评价,可以通过近期指标:每周评价体重、白蛋白、肝肾功能、电解质;中期指标:每月、每季度评价人体成分分析、生活质量、体能;远期指标:每年对生存时间进行评价。

总之,要发现需要营养干预的患者,选择合适的营养治疗方法,避免不良的临床结局;要摒弃道听途说的营养方案,选择科学的营养治疗。

第四节　恶性肿瘤患者营养治疗指南核心解读

一、恶性肿瘤患者膳食指导(WS/T 559—2017)

1. 恶性肿瘤患者膳食指导原则

(1)合理膳食,适当运动。

(2)保持适宜的、相对稳定的体重。

(3)食物的选择应多样化。

(4)适当多摄入富含蛋白质的食物。

(5)多吃蔬菜、水果和其他植物性食物。

(6)多吃富含矿物质和维生素的食物。

(7)限制精制糖摄入。

(8)肿瘤患者抗肿瘤治疗期和康复期膳食摄入不足,经膳食指导仍不能满足目标需要量时,建议给予肠内营养、肠外营养支持治疗。

2. 恶性肿瘤患者能量和营养素推荐摄入量

(1)能量:一般按照 20～25kcal/(kg·d)(非肥胖患者的实际体重)估算卧床患者的能量,按 30～35kcal/(kg·d)(非肥胖患者的实际体重)来估算能下床活动患者的能量,再根据患者的年龄、应激状况等调整为个体化能量值。

(2)蛋白质:一般可按 1～1.2g/(kg·d)(非肥胖患者的实际体重)给予,严重营养消耗者可按 1.2～2g/(kg·d)(非肥胖患者的实际体重)给予。

(3)脂肪:脂肪供能占总能量的 35%～50%。推荐适当增加富含 ω－3 及 ω－9 脂肪酸食物。

(4)碳水化合物:碳水化合物供能占总能量的 35%～50%。

(5)水:包括饮水和食物中所含水,一般按 30～40mL/(kg·d)给予,使每日尿量维持在 1000～2000mL。有心、肺、肾等脏器功能障碍的患者特别注意防止液体过多。

(6)矿物质及维生素:参考同龄、同性别正常人的矿物质及维生素每日推荐摄入量给予。在没有缺乏的情况下,不建议额外补充。

3. 恶性肿瘤患者的食物选择

(1)谷类和薯类:保持每天适量的谷类食物摄入,成年人每天摄入 200～400g 为宜。在胃肠道功能正常情况下,注意粗细搭配。

(2)动物性食物:适当多吃鱼、禽肉、蛋类,减少红肉摄入。对于放化疗胃肠道损伤患者,推荐制作软烂细碎的动物性食品。

(3)豆类及豆制品:每日适量食用大豆及豆制品。推荐每日摄入约 50g 等量大豆,其他豆制品按水分含量折算。

(4)蔬菜和水果:推荐蔬菜摄入量为 300～500g,建议选择各种颜色蔬菜、叶类蔬菜;水果摄入量为 200～300g。

(5)油脂:使用多种植物油作为烹调油,每天 25～40g。

4. 其他

(1)避免酒精摄入。

(2)限制烧烤(火烧、炭烧)/腌制和煎炸的动物性食物。

(3)肿瘤患者出现明确的矿物质及维生素等营养素缺乏时,在寻求医学治疗的同时,可考虑膳食强化而补充部分营养素。

二、恶性肿瘤患者的营养治疗专家共识(CSCO 肿瘤营养治疗专家委员会)

(一)肿瘤患者的营养风险筛查及评定(推荐意见)

(1)恶性肿瘤患者一经明确诊断,即应进行营养风险筛查。(1 类)

(2)现阶段应用最广泛的恶性肿瘤营养风险筛查工具为 PG – SGA 及 NRS 2002。(1 类)

(3)NRS 2002 评分≥3 分为具有营养风险,需要根据患者的临床情况,制定基于个体化的营养计划,给予营养干预。(2A 类)

(4)NRS 评分 <3 分者虽然没有营养风险,但应在其住院期间每周筛查 1 次。(2A 类)

(5)询问病史、体格检查及部分实验室检查有助于了解恶性肿瘤患者营养不良发生的原因及严重程度,对患者进行综合营养评定。(2A 类)

(6)营养风险筛查及综合营养评定应与抗肿瘤治疗的影像学疗效评价同时进行,以全面评估抗瘤治疗的受益。(2A 类)

(二)非终末期手术肿瘤患者的营养治疗

1. 推荐意见

(1) 无胃排空障碍的择期手术患者不常规推荐术前 12h 禁食,无特殊的误吸风险及胃排空障碍的手术患者,建议仅需麻醉前 2h 禁水、6h 禁食。对术前无法进食的患者可通过静脉给予碳水化合物。(1 类)

(2)多数患者术后不应中断营养摄入。手术后应尽早开始正常食物摄入或肠内营养,大部分接受结肠切除术的患者,可以在术后数小时内开始经口摄入清淡流食,包括清水。(1 类)

(3)具有重度营养不足风险的患者,大手术前给予 10 ~ 14d 的营养治疗。围手术期有重度营养不足的患者,以及由于各种原因(肠内营养不耐受,胃肠道功能受损等)导致连续 5 ~ 10d 以上无法经口摄食或无法经肠内营养达到营

养需要量的患者,应给予肠外营养治疗。(1 类)

(4)不能早期进行口服营养治疗的患者,可以应用管饲喂养,特别是接受了大型的头颈部和胃肠道手术、严重创伤或手术时有明显的营养不足的患者。在所有接受腹部手术的需管饲营养的患者中,推荐放置较细的空肠造瘘管或鼻空肠管。(1 类)

(5)对于接受大型的颈部手术和腹部手术的患者,可以考虑围手术期应用含有免疫调节成分(精氨酸、ω-3 脂肪酸和核苷酸)的肠内营养。(1 类)

2. 解读

(1)接受手术治疗的恶性肿瘤患者由于疾病本身的影响,加上手术创伤和术后导致的消化功能不全或障碍,营养不良或存在营养风险较常见。非终末期手术治疗恶性肿瘤患者营养治疗的目标是提高患者对手术的耐受性,减少手术并发症和降低死亡率。恶性肿瘤患者围手术期的营养治疗与其他外科患者无特殊区别,可参照非肿瘤患者围术期的营养支持。营养支持不是接受外科大手术治疗的肿瘤患者的常规措施。

(2)中度或重度营养不良患者,建议在手术前接受营养支持 1~2 周,即使手术延迟也是值得的。预期术后 7d 以上无法通过正常饮食满足营养需求的患者,以及经口进食不能满足 60% 需要量超过 10d 的患者,应给予术后营养支持。

(3)开腹大手术患者无论其营养状况如何,均推荐手术前使用免疫营养 5~7d,并持续到手术后 7d 或患者经口摄食 >60% 需要量时为止。谷氨酰胺有益于术后肠屏障功能恢复,ω-3 多不饱和脂肪酸可减轻术后炎症反应,两者均可改善肿瘤术后临床结局,推荐在肠外营养配方中添加。推荐量为谷氨酰胺 $0.5g/(kg \cdot d)$,ω-3 多不饱和脂肪酸 $0.2g/(kg \cdot d)$。

(4)需行手术治疗的患者若合并重度营养风险(6 个月内体重丢失 >10%~15%,或 BMI <18.5kg/m^2,或营养不良,或无肝功能不全患者的血清白蛋白 <30g/L),营养支持可以改善患者的临床结局(感染率降低,住院时间缩短)。这些患者应在术前给予营养支持 10~14d,即使手术因此而推迟也是值得的。该条意见中"营养支持"途径系指肠内营养。

(5)任何情况下,只要肠内途径可用,应优先使用肠内营养。手术后应尽早(24h 内)开始肠内营养。

(三)非终末期放、化疗患者的营养治疗

放、化疗患者的营养治疗目的:放射治疗也称放疗,是恶性肿瘤患者常用的治疗手段。放疗在治疗肿瘤的同时,也对正常的机体组织细胞有一定的杀伤作用,可以对消化道黏膜细胞造成损伤,使患者的摄入、吸收功能发生障碍,引起营养不良。营养治疗对改善患者机体营养状况,提高肿瘤综合治疗效果有着重要的意义。化疗是恶性肿瘤的主要治疗手段,但几乎所有化疗药物都可能导致营养相关不良反应,尤其是恶心、呕吐、腹痛、腹泻和消化道黏膜损伤等消化道反应,使营养物质摄入不足或吸收障碍。营养不良会降低患者对化疗的耐受程度,影响生活治疗、治疗效果及预后。因此,化疗患者的营养治疗目标是预防和治疗营养不良或恶病质,提高患者对化疗的依从性,控制化疗的不良反应,改善生活质量。

1. 非终末期化疗肿瘤患者的营养治疗(推荐意见)

(1)虽然营养治疗能够改善化疗患者的生活质量,增加食欲,但是目前数据显示对血生化指标和临床结局没有明显作用,因此对没有营养不足的化疗患者不推荐常规营养治疗。(1 类)

(2)当化疗患者每日摄入能量低于每日能量消耗60%的情况超过 10d 时,或者预计患者将有 7d 或者以上不能进食时,或者患者体重下降时,应开始营养治疗,以补足实际摄入与理论摄入之间的差额(2A 类)。为了降低感染风险,推荐首选肠内营养(2A 类)。如果患者因为治疗产生了胃肠道黏膜损伤,可以采用短期的肠外营养。(2A 类)

(3)建议肿瘤患者的营养治疗采用标准配方。(2A 类)

(4)化疗期间复合维生素的摄入对Ⅲ期结直肠癌患者的复发率与生存时间没有影响。(2A 类)

(5)因为担心营养对肿瘤的促进作用而放弃营养治疗缺乏依据,如果存在临床指征,仍应该使用。(2A 类)

2. 非终末期放疗肿瘤患者的营养治疗

1)推荐意见

(1)对放疗患者的营养评估应在肿瘤诊断或入院时就进行(特别是放疗前

和放疗过程中），并在后续的每一次随访中重新评估，以便在患者发生全身营养不足前就给予早期的营养治疗和干预。（2B 类）

（2）放疗患者的每日消耗和正常人相似，放疗患者的一般状况要求为 KPS 60 分以上，故以 25～30kcal/（kg·d）估算一般放疗患者的每日所需量。（2B 类）

（3）放疗患者中肠外营养通过以下方式实现改善功能和提高疗效的目的，预防和治疗营养不良或恶病质，提高患者放疗的耐受性和依从性，控制或改善某些放疗的不良反应，提高生活质量。（2B 类）

（4）对于没有胃肠道功能障碍者，肠外营养没有必要，甚至有害。（1 类）

（5）营养治疗的选择：为了降低感染风险，推荐首选肠内营养（2A 类）。梗阻性头颈部肿瘤或食管癌影响吞咽功能者，肠内营养应经管给予（2B 类）。肠外营养推荐用于不能耐受肠内营养且需要营养治疗的患者，如放疗后严重黏膜炎和严重放射性肠炎患者。

（6）不推荐没有营养不足或营养风险的放疗患者常规使用肠外营养。（1 类）

2）解读

（1）放、化疗患者的营养治疗目的。放射治疗是恶性肿瘤患者常用的治疗手段，也称放疗。放疗在治疗肿瘤的同时，也对正常的机体组织细胞有一定的杀伤作用，可以对消化道黏膜细胞造成损伤，使患者的摄入、吸收功能发生障碍，引起营养不良。营养治疗对改善患者机体营养状况，提高肿瘤综合治疗效果有着重要的意义。化疗是恶性肿瘤的主要治疗手段，但几乎所有化疗药物都可能导致营养相关不良反应，尤其是恶心、呕吐、腹痛、腹泻和消化道黏膜损伤等消化道反应，使营养物质摄入不足或吸收障碍。营养不良会降低患者对化疗的耐受程度，影响生活质量、治疗效果及预后。因此，化疗患者的营养治疗目标是预防和治疗营养不良或恶病质，提高患者对化疗的依从性，控制化疗的不良反应，改善生活质量。

（2）放、化疗营养治疗原则。①没有营养风险的放疗、化疗及联合放/化疗患者不常规推荐营养支持，因为常规营养支持对放/化疗的治疗效果及毒副反应均无任何影响。②对放疗、化疗有明显治疗毒副反应的患者，如果已有明显营养不良，则应在放、化疗的同时进行营养支持；放疗或化疗严重影响摄食并预期持续时间大于 1 周，而放、化疗不能终止，或即使终止后在较长时间仍然不能恢复足够饮食者，应给予营养支持。③肿瘤放疗和（或）化疗致摄入减少以及体重下降时,强化膳食咨询可使大多数患者摄入量增多、体重增加,肠内营养支持可以改善患者营养状况。头颈部肿瘤、吞咽困难、黏膜炎患者管饲比口服更有效。④肠内营养使用普通标准营养配方,ω-3脂肪酸强化型肠内营养配方对改善恶病质可能有益,对一般情况及营养状态良好的患者的作用有争议。⑤无证据表明营养支持促进肿瘤生长,在临床实际工作中不必考虑这个理论问题。

(四)终末期肿瘤患者的营养治疗

1. 推荐意见

(1)营养治疗可以提高终末期恶性肿瘤患者生活质量。(2A类)

(2)对于重度蛋白质-能量缺乏型营养不良、恶病质患者,单纯的营养治疗既不能保持机体无脂体重,也未提高患者的平均生存时间及远期生存。(2A类)

(3)接近生命终点时大部分患者,只需极少量的食物和水来减少饥渴感,过度营养治疗反而会加重患者的代谢负担,影响其生活质量。(2A类)

(4)对于终末期恶性肿瘤患者,不主张采用高能量营养治疗获得正氮平衡或氮平衡。(2A类)

(5)积极营养治疗可以为抗肿瘤治疗提供时机和保障,两者联合应有益于生存质量提高和生存期延长。(2A类)

(6)确定营养素需要量,应当根据疾病状况、体重与身体成分组成、生理功能变化等进行个体化评估,制订合理化配方。(2A类)

(7)糖皮质激素和醋酸甲地孕酮增加食欲疗效确切。(1类)

(8)无论肠内或肠外营养治疗患者,都需要监测出入液量、水肿或脱水的症状和体征、血电解质水平等,并及时调整补充剂量;可根据病情,选择肠内或肠外途径补充。(1类)

2. 解读

(1)个体化评估,制订合理针对性营养治疗方案,选择合适的配方与途径。

(2)营养治疗可能提高部分终末期恶性肿瘤患者的生活质量。

(3)患者接近生命终点时,已不需要给予任何形式的营养支持,仅需提供适当的水和食物以减少饥饿感。

（4）终末期恶性肿瘤患者的营养支持是一个复杂问题,涉及面广。考虑到疾病无法逆转且患者不能从中获益,而营养支持可能会带来相关的并发症,因而国外指南不推荐使用营养支持。但是在国内,受传统观念与文化的影响,终末期肿瘤患者的营养支持在很大程度上可能不再是循证医学或卫生资源的问题,而是一个复杂的伦理、情感问题,常常被患者家属的要求所左右。

三、鼻咽癌营养治疗专家共识

(一)背景

（1）鼻咽癌(nasopharyngeal carcinoma,NPC)是一种发生于鼻咽部黏膜上皮的恶性肿瘤,主要与 EB 病毒感染、遗传易感性和环境等因素有关。约80%的 NPC 发生在中国,2003—2007 年中国 NPC 的发病率为 4.20/10 万,死亡率为 2.24/10 万,是中国重点防治的恶性肿瘤之一。

（2）NPC 的主要治疗手段是放射治疗和化疗。但由于疾病本身及抗肿瘤治疗的影响,营养不良是 NPC 患者常见的临床并发症,其中接受放疗的 NPC 患者是营养不良发生率最高的群体之一。

（3）营养不良严重影响 NPC 患者的预后。合理的营养治疗对于 NPC 患者的生活质量和预后有积极的影响,因此营养治疗对于 NPC 患者是必不可少的。

(二)证据

1.NPC 患者营养不良的主要表现

体重丢失、能量代谢异常、血浆白蛋白降低和免疫功能下降,其中体重明显降低是其最主要的临床特点,尤其是 NPC 患者在接受放化疗治疗后短期内体重有大幅度的下降。患者体重丢失是较长时间蛋白质和能量摄入不足的结果。

2.NPC 患者发生营养不良的相关因素

（1）治疗相关因素:放疗是 NPC 患者首选治疗方法,综合化疗可改善中晚期患者的治疗效果,但无论是放疗还是化疗均会产生不良反应。放疗引起口腔黏膜、味蕾、唾液腺等组织器官损坏,造成患者咀嚼和吞咽食物困难,味觉和食欲下降。化疗药物在杀灭肿瘤细胞的同时,可导致食欲下降、恶心呕吐等胃肠道反应,影响营养摄入。口腔黏膜炎、唾液分泌减少、张口困难及胃肠道反应是 NPC 患者体重丢失和营养不良的主要原因。放疗联合化疗其不良反应更加严重:92.3% 患者出现胃肠道反应,34.6% 表现出 Ⅰ ~ Ⅱ 期的口腔黏膜反应,65.4% 出现Ⅲ ~ Ⅳ期的口腔黏膜反应。

(2)心理相关因素:恶性肿瘤患者普遍存在恐惧、焦虑、抑郁和绝望等情绪障碍。这些负性心理可造成生理、精神、免疫紊乱,引起患者胃肠功能紊乱、食欲下降,营养物质摄入减少,最终导致营养不良。

(3)饮食相关因素:由于患者及其家属对营养知识缺乏,供给患者的各种营养成分搭配不合理,营养供给不足,引起患者体重丢失。此外,有些患者对营养认知存在误区,认为限制能量及营养素的摄入可抑制肿瘤的生长和发展,从而控制饮食。这些错误认识常常加重患者能量和蛋白质摄入不足,引起营养不良。

3. NPC 患者营养治疗方式

(1)根据患者病情选择最佳时机,采取合适的营养治疗对保证患者放化疗的顺利进行起关键性的作用,并影响患者的康复和预后。无论采用何种营养治疗方式(肠内或肠外营养),均应该先评估患者的营养状况、能量及蛋白质等营养素需要量,制订适合患者的个性化营养方案,并根据体重及相关营养指标变化及时调整营养方案,以提高患者对放化疗的耐受能力,减轻不良反应,提高生活质量。

(2)营养宣教和管理:合理营养、平衡膳食,可提高患者对放化疗的耐受能力。患者入院后,营养师对患者及家属进行营养知识方面的宣教,让其充分认识到营养治疗对疾病康复的重要性;随后根据对患者的营养状况,制订适宜的饮食营养方案,如利用个体化营养咨询与教育的方法,合理安排膳食,保持或提高患者饮食营养摄入,改善营养状况。

(3)肠内营养:当患者胃肠功能良好,存在解剖或原发疾病的因素不能经口补充者,应首选管饲肠内营养。短期可经鼻胃管进行,长期则需 PEG 或空肠造瘘术。据报道,鼻饲管喂养肠内营养是有效的营养治疗方法,有助于患者保持体重,保证放化疗的顺利完成。但是留置胃管鼻饲法适用于短期营养患者,长期置放可能引起鼻腔、食管及胃黏膜糜烂,并易引发吸入性肺炎。为避免上述并发症,胃造瘘管进行长期肠内营养是许多患者必要的。经皮内镜下胃造口术(PEG)是 NPC 放疗后导致吞咽障碍的合理治疗方法之一,患者在治疗之后仍需要采用 PEG 进行营养治疗。另外,PEG 使用价廉、自行制备的匀浆膳,有利于减轻患者经济负担,维持和改善患者的营养状况及生活质量。但由于PEG 的有创性和可能对患者生活和形象有影响,导致患者不易接受。

(4)肠外营养:在肿瘤治疗的开始及过程中,除考虑尽早实行肠内营养干预外,当患者进食困难且不能满足日常需要时可适当给予肠外营养。

(三)推荐意见

(1)NPC 患者放疗和化疗期间,应进行强化营养咨询。(B)

(2)接受放化疗后,经口进食困难的 NPC 患者,短期可采用鼻饲管喂养的方式进行营养治疗,长期则需采取 PEG 方式。(B)

(3)伴有胃肠功能障碍的 NPC 患者,应采取肠外营养或肠外 + 肠内联合治疗。(C)

四、2021ESPEN 肿瘤营养治疗实践指南(总体原则部分)

1. 筛查与评估

推荐 1:为早期发现营养失衡,推荐从肿瘤确诊开始就常规评估患者的营养摄入量、体重变化与身体质量指数(body mass index,BMI),并依据病情反复评估。(推荐 B1 - 1)

推荐 2:建议对营养筛查有异常的患者营养摄入量、营养相关症状、肌肉质量、体格检查及全身炎症反应进行客观的定量评估。(推荐 B1 - 2)

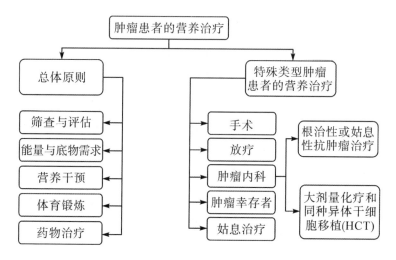

图 10 – 15　ESPEN 肿瘤患者营养治疗实践指南概要

2. 能量与底物需求

推荐 3:肿瘤患者的总能量消耗(TEE)若无法个体化测量,推荐其与健康人相似,一般为 25 ~ 30kcal/kg。(推荐 B2 – 1)

推荐 4:推荐每日蛋白质摄入量应大于 1g/kg ,有条件者增加至 1.5g/kg 以上。(推荐 B2 – 2)

推荐 5:推荐维生素与矿物质的供给量大约等于每日营养推荐量,若没有特殊情况不建议使用高剂量微量营养素。(推荐 B2 – 4)

推荐 6:对体重下降并存在胰岛素抵抗的患者,推荐增加脂肪在能量供给中所占的比例,以增加饮食的能量密度并降低葡萄糖负荷量。(推荐 B2 – 3)

3. 营养治疗

推荐 7:对能经口进食的营养不良或存在营养不良风险的肿瘤患者,推荐进行营养治疗增加经口饮食,包括给予膳食建议、治疗影响进食的相关症状以及提供口服营养补充(oral nutritional supplements,ONS)。(推荐 B3 – 1)

推荐 8:推荐不要使用膳食保健品,这会限制营养不良或营养不良风险患者的能量摄入。(推荐 B3 – 2)

推荐 9:营养治疗推荐首选营养咨询和口服营养补充,若营养咨询和口服营养补充无法满足营养需求,使用肠内营养(enteral nutrition,EN)。若 EN 无

法实施或仍不能满足营养需求,则使用肠外营养(parenteral nutrition,PN)。(推荐 B3-3)

推荐10:对经口进食量长期严重下降患者,推荐营养摄入量(经口补充,肠内营养或肠外营养)在几天内缓慢增加,并警惕再喂养综合征的发生。(推荐 B3-4)

推荐11:对长期膳食摄入不足和/或顽固性吸收不良患者,推荐对合适的患者进行家庭 EN 或 PN。(推荐 B3-5)

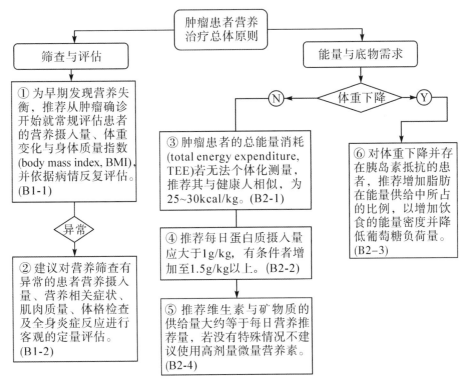

图10-16 肿瘤患者营养治疗总体原则:筛查与评估,能量与底物需求

4. 运动

推荐12:推荐肿瘤患者坚持或增加运动以维持肌肉质量、机体功能及代谢状态。(推荐 B4-1)

推荐13:推荐在有氧运动外基础上制定个体化抗阻训练以维持肌肉力量和质量。(推荐 B4-2)

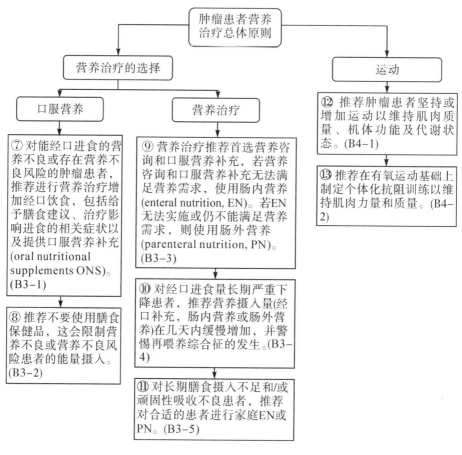

图 10 - 17 肿瘤患者营养治疗总体原则:营养治疗的选择,运动

五、胃癌围手术期营养治疗中国专家共识(2019 版)

1. 专家共识内容

推荐 1:胃癌患者确诊后均应进行营养风险筛查,鉴别是否存在营养风险。推荐采用营养风险筛查量表 2002(nutritional risk screening 2002, NRS - 2002)作为营养风险筛查工具进行评分。NRS 2002 评分 ≥3 分者具有营养风险,NRS 2002 评分 <3 分者无营养风险。

推荐 2:对于存在营养风险的患者,应进一步进行营养评估。评估指标包括体重丢失量、体重指数(body mass index, BMI)、去脂肪体重指数(fat free mass index, FFMI)、血生化指标(如白蛋白)等,有条件时可采用患者主观整体评估量表(patient - generated subjective global assessment, PG - SGA)进行营养评估。

推荐3:胃癌患者的营养治疗是综合治疗的一部分,应从疾病确诊开始,在多学科综合治疗协作组(multiple disciplinary team, MDT)讨论时参与治疗方案的制订和调整,贯穿抗肿瘤治疗的全过程。

推荐4:胃癌患者营养不良的临床诊断,建议参考营养不良评定(诊断)标准全球领导人(Global Leadership Initiative on Malnutrition, GLIM)共识发布的最新标准。

推荐5:胃癌患者围手术期能量的目标需要量推荐采用间接测热法实际测量,或按照 $25 \sim 30$ kcal/(kg·d)来计算,蛋白质的目标需要量推荐按照 $1.2 \sim 1.5$ g/(kg·d)计算,根据患者实际情况适当调整。

推荐6:胃癌患者围手术期营养治疗的营养底物应保持合理的碳水化合物及脂肪的供能比例,可适当提高能量密度;注意补充生理需要量的维生素及微量元素,如铁、维生素 B_{12}、维生素 D 等。

推荐7:胃癌患者实施营养风险筛查和营养评估后,若术前营养状况良好,无须营养治疗;重度营养不良患者或中等程度营养不良而须接受大手术的患者推荐在术前实施 $7 \sim 14$d 营养治疗,有利于降低术后并发症发生率及病死率。

推荐8:胃癌围手术期营养治疗首选口服营养补充剂(oral nutritional supplements, ONS)或 EN,EN 无法实施或 EN 无法提供充足的能量和蛋白质时应补充或选择肠 PN。

推荐9:PN 可以经中心静脉或经外周静脉进行输注,推荐采用中心静脉途径。预计 PN 输注 >1 周时,首选中心静脉途径。

推荐10:围手术期营养治疗是 ERAS 的重要组成部分,对于符合条件的胃癌患者,推荐按照 ERAS 原则和流程实施围手术期营养治疗。

推荐11:大多数胃癌患者手术前无须长时间禁食水。无胃排空障碍的患者(糖尿病患者除外),麻醉前 $2 \sim 3$h 可摄入适量含碳水化合物的清流饮料(例如 12.5% 的糖溶液)。

推荐12:术前营养状况差、术中判断并发症风险高、术后需要接受辅助放化疗或较长时间营养治疗的胃癌患者,推荐在术中留置空肠营养管。首选经鼻放置鼻肠管。预计营养治疗时间 >4 周时,可选择经腹空肠造口置管。

推荐 13:建议胃癌患者术后早期(24～48h)恢复经口进食、ONS 或 EN。EN 建议从低浓度、小剂量开始,根据患者的耐受程度逐渐加量,EN 提供的能量和蛋白质 >50% 目标需要量时可停用 PN。

推荐 14:部分研究提示,围手术期合理应用免疫增强型 EN 制剂有利于维持瘦体重、减少术后感染并发症、缩短住院时间,但仍需更多的临床证据支持,不推荐常规应用。

推荐 15:胃癌患者接受放疗和(或)化疗期间,建议定期进行营养风险筛查及营养评估,制定营养治疗计划,根据需要进行合理的营养治疗。

推荐 16:胃癌患者在术前合并消化道梗阻或消化道出血时,营养治疗应以 PN 为主,纠正贫血及水电解质平衡紊乱;若梗阻及出血症状得以改善,在安全的前提下可谨慎尝试向 EN 过渡。

推荐 17:出院后应根据患者的进食及营养状况,继续按需进行以 ONS 为主、3～6 个月或以上的营养治疗。ONS 以整蛋白配方为主,每天能量应达 400～600kcal 以上。

2. 解读

胃癌患者发生营养不良的原因是多方面的,与肿瘤本身的特点及抗肿瘤治疗密切有关。

1)全身因素

(1)恶性肿瘤导致进食调节中枢功能障碍,手术、放化疗等抗肿瘤治疗导致的疼痛、恶心呕吐、焦虑抑郁等,引起厌食和早饱,影响营养物质的摄入。

(2)肿瘤患者的营养物质代谢特点,如碳水化合物代谢异常、蛋白质转化率增加、脂肪分解增加、脂肪储存减少、肌肉及内脏蛋白消耗、瘦体重减少、水电解质平衡紊乱、能量消耗改变等,均会诱发和加重营养不良。

(3)肿瘤细胞产生的炎症因子、促分解代谢因子、肿瘤微环境引起的机体炎症反应、免疫应答加速了营养不良的进程。

2)局部因素

胃癌患者出现消化道梗阻、胃排空延迟、胃切除及消化道重建导致消化吸收障碍等,导致营养摄入进一步减少。以上多因素综合作用下,营养不良不断进展,骨骼肌蛋白减少,甚至发展为恶病质。

合理的营养治疗是对胃癌手术伴有营养不良患者实施有效治疗的突破口,了解患者的机体代谢变化特点及营养不良的发生机制,有利于对胃癌围手术期的营养不良进行针对性的预防和治疗。

胃癌围手术期营养治疗,首先要进行营养风险筛查。使用 NRS 2002 进行营养风险筛查,如果 NRS 2002 评分 <3 分者无营养风险,NRS 2002 评分≥3 分即具有营养风险,应进一步进行营养评估,评估指标包括体重、体重指数(BMI)、去脂肪体重指数(fat free mass index,FFMI)、血生化指标(如白蛋白)、患者主观整体评估量表(PG - SGA)。胃癌患者能量需要是 25 ~ 30kcal/(kg·d),蛋白质是 1.2 ~ 1.5g/(kg·d),维生素和矿物质为生理需要量。制订个性化营养治疗方案,并组织实施。营养状况良好,无须营养治疗;重度营养不良患者或中等程度营养不良、需接受大手术的患者推荐在术前实施 7 ~ 14d 营养治疗;胃癌围手术期营养治疗口服营养制剂、肠内营养、肠外营养,强调营养健康教育。在营养治疗手术期间,要定期评估营养治疗效果,胃癌患者出院后应根据患者的进食及营养状况,继续按需进行以 ONS 为主、3 ~ 6 个月或以上的营养治疗。

第五节　胃癌营养管理

一、概述

(一)定义与流行病学特点

胃癌(gastric carcinoma)是发生于胃黏膜上皮的恶性肿瘤,也是最常见恶性肿瘤之一。我国属于胃癌高发国家,2020 年胃癌发病率和死亡率均居恶性肿瘤第三位,好发年龄在 50 岁以上,男性发病率明显高于女性,男女比例约为 2:1。

(二)病因

(1)幽门螺杆菌感染。是引发胃癌的主要因素之一,幽门螺杆菌能促使硝酸盐转化成亚硝酸盐及亚硝胺而致癌;幽门螺杆菌感染在胃黏膜慢性炎症、萎缩、肠化生过程中起重要作用;胃癌高危人群给予干预性根除幽门螺杆菌可降低胃癌发病率。

(2)饮食生活。长期食腌制、熏、烤食品者胃癌的发病率高,可能与上述食品中含有较多亚硝酸盐、多环芳烃化合物、真菌毒素等致癌物或前致癌物有关。食物中长期缺乏新鲜蔬菜、水果也与发病有一定关系。吸烟者胃癌发病风险较不吸烟者高50%。

(3)地域环境。胃癌发病有明显的地域差别,中国、日本、俄罗斯、南非、智利和北欧等国家和地区发病率较高。我国西北与东部沿海地区胃癌的发病率明显高于南方地区。

(4)癌前疾病和癌前病变。胃癌的癌前疾病是指一些可增加胃癌发病危险性的良性胃疾病,如胃溃疡、慢性萎缩性胃炎、胃息肉、残胃炎等;癌前病变是指本身不属于恶性改变但容易发生癌变的病理组织学变化。胃黏膜上皮细胞不典型性增生属于癌前病变,分为轻、中、重3度,重度不典型性增生容易发展成胃癌。

(5)遗传因素。胃癌具有明显家族聚集倾向。研究发现,与胃癌患者有血缘关系的亲属发病率是对照组的5倍。不同基因可能会在胃癌发展不同阶段起作用。

(三)病理生理与分型

胃癌好发部位主要在胃窦部,约占50%,其次是胃底贲门部,约占30%,胃体者较少。

1.大体分型

根据胃癌发展所处阶段可分为早期胃癌和进展期胃癌。

1)早期胃癌

胃癌仅局限于黏膜和黏膜下层,癌灶直径10mm以下者称小胃癌,5mm以下者称微小胃癌。癌灶更小,只在胃镜黏膜活检时可诊断为胃癌、切除的胃标本经全黏膜镜检仍未见癌组织的称"一点癌"。早期胃癌形态可分为3型。

(1)Ⅰ型(隆起型),癌灶向胃腔凸起。

(2)Ⅱ型(浅表型),癌灶较平坦,无明显隆起与凹陷。Ⅱ型分3个亚型,即Ⅱa浅表隆起型、Ⅱb浅表平坦型和Ⅱc浅表凹陷型。

(3) Ⅲ型(凹陷型),为较深的溃疡。

此外,还有混合型(如Ⅱa+Ⅱc、Ⅱc+Ⅱa+Ⅲ等)。

2)进展期胃癌

包括中、晚期胃癌。癌组织超出黏膜下层侵入胃壁肌层为中期胃癌,病变达浆膜下层或是超出浆膜向外浸润至邻近脏器或有转移者为晚期胃癌。目前多数按照 Borrmann 分类法将胃癌分为 4 型。

(1) Ⅰ型:息肉(肿块)型,块状癌灶突入胃腔,边界清楚。

(2) Ⅱ型:无浸润溃疡型,溃疡状癌灶略隆起,边界清楚。

(3) Ⅲ型:有浸润溃疡型,溃疡状癌灶边缘模糊不清。

(4) Ⅳ型:弥漫浸润型,癌肿沿胃壁各层向四周弥漫浸润生长,边界不清。当全胃受累导致胃腔缩窄时,胃壁僵硬如革囊状,称为皮革胃。此时,几乎都是低分化腺癌或印戒细胞癌,其恶性程度极高。

2. 组织学分型

世界卫生组织(WHO)在2000年,按组织学分型将胃癌分为以下10类:腺癌(包括肠型和弥漫型)、乳头状腺癌、管状腺癌、黏液腺癌、印戒细胞癌、腺鳞癌、鳞状细胞癌、小细胞癌、未分化癌及其他。胃癌绝大部分属于腺癌。

(四)转移途径

(1)直接浸润。贲门胃底癌极易侵及食管下端,胃窦癌可向十二指肠浸润。胃癌可由原发部位向纵深浸润发展,穿破浆膜后,易扩散至大网膜、结肠、肝、脾、胰腺等邻近器官。

(2)淋巴转移。是胃癌主要转移途径,早期胃癌即可有淋巴转移,进展期胃癌淋巴转移率约高达70%。

(3)血行转移。发生在晚期,胃癌细胞经门静脉或体循环转移至肝、肺、胰、骨骼、肾、脑等,以肝转移为多见。

(4)腹腔种植转移。当胃癌浸润穿透浆膜后,癌细胞可脱落种植于腹膜、大网膜和其他脏器表面形成转移结节。女性患者可发生卵巢转移性肿瘤,称Krukenberg瘤。癌细胞广泛播散时,可出现大量癌性腹水。

(五)临床表现

1. 症状

(1)早期胃癌多无明显症状,部分患者可有上腹隐痛、嗳气、反酸、进食后饱胀、恶心等消化道症状,无特异性。

(2)胃窦癌常出现类似十二指肠溃疡的症状,按慢性胃炎和十二指肠溃疡治疗,症状可暂时缓解,易被忽视。随着病情的发展,症状日益加重,常有上腹疼痛、食欲不振、呕吐、乏力、消瘦等症状。

(3)不同部位的胃癌有其特殊表现:贲门胃底癌可有胸骨后疼痛和进行性梗噎感,幽门附近的胃癌可有呕吐宿食的表现,肿瘤溃破血管后可有呕血和黑便。

2. 体征

(1)胃癌早期无明显体征,仅可有上腹部深压不适或疼痛。

(2)晚期可扪及上腹部肿块。

(3)若出现远处转移时,可有肝大、腹水、锁骨上淋巴结肿大等。

(六)辅助检查

(1)胃镜检查。是诊断胃癌的最有效方法,可直接观察胃黏膜病变的部位和范围,并可直接取病变组织做病理学检查。

(2)X 线钡餐。多采用 X 线气钡双重造影,通过黏膜相和充盈相的观察作出诊断,优点是痛苦小,易被患者接受;缺点是不如胃镜直观,且不能取活检进行组织学检查。①早期胃癌的主要改变为黏膜相异常。②进展期肿块型胃癌表现为突向腔内的充盈缺损。③溃疡型胃癌主要显示胃壁内龛影,黏膜集中、中断、紊乱和局部蠕动波不能通过。④浸润型胃癌可见胃壁僵硬、蠕动波消失。

(3)螺旋 CT。可判断胃癌病变范围、局部淋巴结转移和远处转移情况,有助于胃癌的诊断和术前临床分期。

(4)正电子发射成像技术(PET)。是利用胃癌组织对于氟 - 2 - 脱氧 - D - 葡萄糖(FDG)的亲和性,对胃癌进行诊断,还可判断淋巴结和远处转移病灶的情况。

（5）实验室检查。大便隐血试验常呈持续阳性。患者肿瘤标志物癌胚抗原（CEA）、CA19－9 和 CA125 有可能会升高，但不能作为胃癌确诊依据，仅用作判断肿瘤预后和疗效的指标。

（七）处理原则

早期发现、早期诊断、早期治疗是提高胃癌疗效的关键。胃癌治疗的主要手段是外科手术，这也是目前治愈胃癌的唯一方法。中晚期胃癌，再给予积极的化学治疗、放射治疗及免疫治疗等辅助综合治疗以提高疗效。

1. 非手术治疗

（1）化疗。胃癌治疗中最主要的辅助治疗方法。4 周内进行过大手术、胃肠道梗阻、严重营养不良、急性感染期、重要脏器功能严重受损、血白细胞计数小于 $3.5 \times 10^9/L$、血小板计数小于 $80 \times 10^9/L$ 等患者不宜立即进行化疗。化疗过程中如出现以上情况也应终止。无远处转移的进展期胃癌，可进行术前新辅助化疗，减少根治术后复发。常用胃癌化疗给药途径有口服、静脉、腹膜腔、动脉插管区域灌注给药等。为提高化疗效果，常选用多种化疗药物联合使用。

（2）其他治疗：包括放射治疗、免疫治疗、热疗、中医中药治疗等。

2. 手术治疗

（1）根治性手术。内镜下胃黏膜切除术、腹腔镜或开腹胃部分切除术、扩大胃癌根治术，联合脏器切除术。

（2）姑息性切除术。用于癌肿广泛浸润并转移、不能完全切除者，目的是解除症状，延长患者生存期。

二、营养与胃癌

所有恶性肿瘤中胃癌营养不良的比例最高，达 87% 左右，恶病质的发病率高达 65% ~85%。其营养不良和恶病质发病率居所有肿瘤第一位。胃癌患者营养不良的主要原因有以下几点：①疾病本身导致的厌食使食物摄入量减少。②疾病导致胃蠕动功能下降使胃的消化吸收功能下降。③放化疗导致放射性炎症、恶心呕吐等消化道反应致使摄入减少，消化吸收障碍。④感染、手术等致使分解代谢增加。⑤全部或部分胃切除术后,消化道重建引起代谢改变和吸收障碍。在所有胃肠道手术中,胃手术对营养代谢影响最大,持续时间最长。⑥胃癌分泌的炎性因子导致系统性炎症发生,导致肌肉蛋白分解。

(一)营养治疗

(1)了解患者体重、BMI、生活方式、食物摄入量和食物偏好等,术前进行营养筛查和营养评估,对于改善营养状况、提高手术耐受力、预防术后相关并发症、促进术后恢复具有重要作用。

(2)医护人员充分评估患者,熟知指南,了解每日能量需求量和各种常见营养素需求量,胃癌患者能量需要量以 $25 \sim 30$ kcal/(kg·d)、蛋白质需要量以 $1.2 \sim 1.5$ g/(kg·d)计。

(3)多学科团队协作,按照指南,结合患者具体情况为患者制订个体化营养治疗方案,实施营养治疗、营养健康教育。

(4)胃癌术后拔除胃管,当日可进少量水或米汤,如患者无不适可开始清流食,如过滤果汁、米汤,过渡到流食如稀饭、米粉,再到半流食,逐渐到软食,直至普食,量从小剂量开始少量多次,开始每日 $5 \sim 6$ 餐,逐渐增加每餐的量,减少餐次,直至恢复正常饮食。

(5)当胃癌患者口服途径提供能量不能达到需求量50%持续超过7d,或存在严重营养不良(体重丢失≥20%)、中度营养不良(体重丢失 10% ～ 19%),需术前给予营养治疗。遵循五阶梯治疗模式进行,先给予口服营养制剂,如果不能满足机体需要,即进行肠内营养、肠外营养。

(6)术后早期患者根据机体耐受情况选择适量的床上活动,并逐渐增加活动量以促进肠蠕动恢复,增加饮食摄入量并减缓肌肉流失。

(二)出院营养指导

(1)指导患者自我管理并重视营养管理,关注体重和 BMI 并正确监测,如果体重持续下降要及时就诊。

(2)培养健康生活习惯,合理饮食,戒烟戒酒,充足睡眠。

(3)制订个体化运动方案,坚持适量运动。

(4)坚持定期复诊,关注各项营养指数,至少每 3 个月前往医院营养科就诊 1 次。

第六节 食管癌营养管理

一、概述

(一)定义与流行病学特点

食管癌(esophageal carcinoma)是指发生于下咽到食管与胃结合部之间的食管上皮来源肿瘤,是一种常见的消化道恶性肿瘤。

2018年全球食管癌发病率居恶性肿瘤发病率第八位,死亡率居第六位。我国是世界上高发国家之一,发病率和死亡率分别位于第六位和第四位,地域上以太行山南段的河南、河北、山西三省交界地区发病率最高。食管癌发病率男性高于女性,发病年龄多在40岁以上,以60~64岁年龄组发病率最高。

(二)病因

1. 亚硝胺及真菌

亚硝胺是公认的化学致癌物。食管癌高发区粮食和饮用水中,亚硝胺含量较高,且与当地食管癌及食管上皮重度增生的患病率成正相关。霉变食物可产生致癌物质,部分真菌能将硝酸盐还原为亚硝酸盐,促使二级胺形成,使食物中二级胺比发霉前增高50~100倍。少数真菌还具有合成亚硝胺的能力。

2. 营养不良及微量元素缺乏

饮食中长期缺乏动物蛋白、新鲜蔬菜和水果,维生素A、维生素B_1、维生素B以及维生素C的摄入不足,是食管癌的危险因素。食物、饮水和土壤内的微量元素如铁、铜、钼、锌、锰含量较低,也与食管癌的发生相关。

3. 饮食习惯

长期饮烈性酒、吸烟者食管癌发生率明显高于一般人群。吸烟者食管癌发病率增加 3～8 倍,饮酒者增加 7～50 倍。进食粗糙食物,进食过快、过热等易致食管上皮损伤,增加机体对致癌物的敏感性。

4.遗传

食管癌的发病具有家族聚集现象。在食管癌高发家族中,染色体数目及结构异常者显著增多。

5.其他因素

食管黏膜严重损伤、慢性炎症及慢性刺激与食管癌发病有关,如食管腐蚀伤、食管慢性炎症、贲门失弛缓症及胃食管长期反流引起的 Barrett 食管(食管末端黏膜上皮柱状细胞化)等均增加了癌变的风险。

(三)病理和分型

(1)组织学分为鳞癌与腺癌。我国食管癌以鳞状上皮癌为主,占 95% 以上。以中胸段食管癌最为多见,其次为下胸段,上胸段少见。贲门部腺癌可向上延伸累及食管下段。

(2)按病理形态,中晚期食管癌可分为 5 型:髓质型(占 60%)、蕈伞型(约占 15%)、溃疡型(约占 10%)、缩窄型(硬化型)、腔内型。

(四)转移途径

以淋巴转移为主,血行转移发生较晚。

(五)临床表现

1.早期

通常症状不明显,吞咽粗硬食物时偶有不适,如异物感、梗噎感,胸骨后烧灼样、针刺样或牵拉摩擦样疼痛等,食物通过缓慢、梗噎或有滞留感。停滞感常通过饮水而缓解或消失。上述症状时轻时重,进展缓慢。

2.中晚期

(1)症状。①进行性吞咽困难为其典型症状,先是难咽干硬食物,继而只能进半流质、流质,最后液体也无法咽下。②患者逐渐消瘦、无力、贫血、脱水。③随着肿瘤发展,食管癌逐步侵犯邻近器官,向远处转移,出现相应的症状。④当患者出现持续而严重的胸、背疼痛时,提示肿瘤已外侵食管外。⑤患者出现吞咽水或食物时剧烈呛咳,提示癌肿侵犯气管、支气管可形成食管–气管或食管–支气管瘘,因食管梗阻致内容物反流入呼吸道而引起呼吸系统感染。⑥当患者出现声音嘶哑提示肿瘤侵犯喉返神经。

(2)体征:中晚期患者可触及锁骨上淋巴结肿大,严重者有腹水征;晚期患者出现恶病质。若有肝、脑等脏器转移,可出现黄疸、腹水、昏迷等体征。

(六)辅助检查

(1)食管气钡双重对比造影。早期可见食管皱襞紊乱、粗糙,有中断现象;可见小的充盈缺损;局限性管壁僵硬,蠕动中断;病灶部位有小龛影。

(2)内镜及超声内镜检查。食管纤维内镜检查可直视肿块部位、形态,可钳取活组织做病理学检查。超声内镜检查可判断肿瘤侵犯的深度、食管周围组织及结构有无受累,以及有无局部淋巴结转移及转移程度。

(3)放射性核素检查。利用某些亲肿瘤的核素检查,对发现早期食管癌病变有帮助。

(4)气管镜检查。如肿瘤发生在隆嵴以上则需做气管镜检查,同时要特别注意腹腔脏器及淋巴结有无肿瘤转移。

(5)胸、腹部 CT。可显示食管癌向管腔外扩展的范围及淋巴结转移程度,可用于辅助判断能否手术切除。

(七)处理原则

以手术为主,辅以放疗、化疗等多学科综合治疗。

1. 手术治疗

食管癌首选方法是手术治疗。

(1)手术适应证。①Ⅰ期、Ⅱ期及部分Ⅲ期患者。②放疗后复发,但无远处转移,一般情况较好,可以耐受手术者。③全身情况良好,心肺功能储备较好者。

(2)常用手术方式有非开胸及开胸食管癌切除术 2 类。

(3)内镜下治疗。早期食管癌及癌前病变可在内镜下治疗,包括冷冻治疗、射频消融、内镜黏膜切除术(EMR)、内镜黏膜下剥离术(ESD)治疗。

2. 放射治疗

(1)与手术治疗综合应用:术前放疗可提高手术切除率,改善远期生存率。放疗结束 2~3 周后再做手术;对术中切除不完全的残留癌组织,一般在术后 3~6 周开始术后放疗。

(2)单纯放射治疗:亦称根治性放疗,多用于颈段、胸上段食管癌;也用于有手术禁忌证而患者一般状况较好,尚可耐受放疗者。

3. 化学治疗

食管癌对化疗药物敏感性较差,可采用与其他方法联合应用,以提高疗效。常用的化疗药物有顺铂(PDD)、博来霉素、紫杉醇等。

4. 其他

免疫治疗及中药治疗等亦有一定疗效。

二、营养与食管癌

(一)食管癌患者营养支持管理

(1)按照营养风险筛查、营养评估、综合检测等作出营养诊断,营养干预按照五阶梯模式进行。定期营养评价,了解营养干预效果,做持续质量改进。

(2)体重丢失是营养不良最常见的表现之一。食管癌患者体重丢失最明显。

(3)食管癌患者营养不良严重程度几乎与疾病分期相吻合,疾病分期越晚,营养不良程度越严重。

(4)及时使用 NRS 2002 量表进行营养筛查,发现营养风险,及早进行营养评估、综合营养评估并进行营养干预,制订个体化营养治疗方案并正确实施。

(5)在患者营养治疗过程中,或者一个疗程结束后,注意进行动态营养评估管理。营养评估内容包括体重、BMI、白蛋白等生化检查、人体测量等指标,使用 PG - SGA 量表进行测评,综合判断食管癌患者营养治疗效果,为体重营养治疗方案提供依据。

（6）对于无营养筛查风险（NRS 2002＜3 分）患者，除需做好营养教育、膳食指导工作，预防营养不良发生外，还需每周重复进行营养风险筛查，关注患者营养状况。

（7）对于食管癌手术患者，按照"非终末期手术治疗恶性肿瘤患者的营养治疗"进行营养管理。

（8）对于食管癌放疗和化疗患者，按照"非终末期放、化疗治疗恶性肿瘤患者的营养治疗"进行营养管理。食管癌化疗常用药物顺铂等，常见不良反应有食欲下降、恶心、呕吐、口腔炎、腹泻等，影响患者营养摄入，导致患者体液丢失，电解质和酸碱平衡紊乱。医护人员需密切观察患者的症状体征，关注患者饮食摄入量即质量，及时评估患者腹泻等情况，做好健康宣教及饮食教育，提高患者治疗依从性。

（9）对于接受肠内营养、肠外营养治疗食管癌围手术期患者管理，详见第八章人工营养。一般按照 20～25kcal/（kg·d）（非肥胖患者实际体重）估算卧床患者的能量，30～35kcal/（kg·d）（非肥胖患者实际体重）估算下床活动者的能量；蛋白质一般按照 1.0～1.2g/（kg·d）给予，严重营养消耗患者按照 1.2～2.0g/（kg·d）给予。然后再根据患者的年龄、应激状况调整。

（10）对于食管癌终末期患者营养管理，按照相关指南、专家共识的指导建议进行管理。患者已经不需要任何形式的营养支持，仅仅需要提供适当的水和食物，便于减少饥饿感。但是，在国内受传统文化影响，终末期肿瘤患者营养治疗不再是循证医学问题，是复杂的伦理问题，需要和家属共同协商解决。

（二）出院营养指导

（1）制定针对性膳食营养计划表，将每天食物分成 5～6 餐。

（2）愉快的就餐环境，充分享受制作精良、美味营养、丰富多彩的食物。

（3）和家人一起进餐。

（4）患者和家人学会营养学知识和健康膳食烹饪技巧，测量体重、饮食记录、自我放松、自我管理方法。

（5）保持理想体重，使之不低于正常范围下线。

（6）节制能量，摄入能量不能多也不能少，切忌不能饥饿。

（7）增加蛋白质摄入，尤其是优质蛋白质，如奶类及奶制品、鱼肉等。

（8）增加蔬菜、水果、全谷物摄入量。

（9）积极运动，制定运动计划，选择适合自身特点、易于坚持的运动，每周5次，每次 30～50min。

（10）做好营养评估与检测，定期随诊，及时与医护人员联系。

第七节　结直肠癌营养管理

一、概述

（一）定义及流行病学特点

1. 定义

结肠癌及直肠癌被总称为大肠癌，为常见的消化道恶性肿瘤之一。

2. 流行病学

（1）2018 年国际癌症卫生署数据显示，新发大肠癌病例数 180 万余例，死亡共计 88 万余例，是全球第三大常见癌症，也是导致癌症死亡的第二大原因。我国大肠癌的发病率和死亡率分别居第三位和第五位。

（2）大肠癌流行病学特点是：直肠癌比结肠癌发病率略高，但近年来结肠癌发病率增高使两者发生率有靠近趋势；城市发病率比农村高。

（二）病因

（1）饮食习惯。过多摄入脂肪、蛋白质，而纤维素摄入不足，长期摄入腌制和油炸食品，可能会增加大肠癌的发病危险。

（2）遗传因素。遗传易感性在大肠癌的发病中具有重要地位，如家族性肠息肉病、遗传性非息肉病性结直肠癌的突变基因携带者以及散发性大肠癌患者家族成员大肠癌发病率高于一般人群。

（3）癌前病变。有些疾病如家族性肠息肉病已被公认为癌前病变，大肠腺瘤、溃疡性结肠炎及血吸虫性肉芽肿等，均与大肠癌的发生有关。

(三)病理与分型

1. 大体分型

(1)溃疡型:约一半以上患者属于此型,其特点是分化程度较低,转移较早。肿瘤向肠壁深层生长并向周围浸润,在中央形成较深的溃疡。

(2)浸润型:浸润型特点是分化程度低,转移早,预后差。肿瘤沿肠壁蔓延浸润,使局部肠壁增厚,表面黏膜皱襞增粗、不规则抑或消失变平,极易导致肠腔狭窄及肠梗阻。

(3)隆起型:肿瘤向肠腔内生长,肿块增大时表面可产生溃疡,较少向周围浸润,预后尚可。

2. 组织学分类

(1)腺癌:癌细胞主要是柱状细胞、黏液分泌细胞和未分化细胞。可进一步分为以管状腺癌、乳头状腺癌为主,占 75% ~ 85%;其次是恶性度较高的黏液腺癌,占 10% ~ 20%;恶性程度高且预后差的印戒细胞癌较少。

(2)腺鳞癌:亦称腺棘细胞癌,肿瘤由腺癌细胞和鳞癌细胞构成,多为中分化至低分化。腺鳞癌和鳞癌主要见于直肠下段和肛管,较少见。

(3)未分化癌:癌细胞较小,形态较一致,不形成腺管状结构,而是弥漫呈片状或团状,预后差。

(4)大肠癌会一个肿瘤中出现 2 种或 2 种以上的组织类型,分化程度也会并非完全一致。

(四)临床分期

目前常用的是国际抗癌联盟(UICC)和美国癌症联合会(AJCC)于 2018 年开始使用的第 8 版大肠癌 TNM 分期。

(五)扩散和转移方式

1)直接浸润

癌细胞可向肠壁深层或沿环状及沿纵轴 3 个方向蔓延浸润扩散。直接浸润可穿透浆膜层侵犯邻近器官,如子宫等。

2)淋巴转移

是大肠癌最主要的转移途径。

(1)结肠癌:沿结肠壁淋巴结、结肠旁淋巴结、肠系膜血管周围和肠系膜血管根部淋巴结顺次转移,晚期患者可出现左锁骨上淋巴结转移。

(2)直肠癌:淋巴转移沿3个方向进行:①向上沿直肠上动脉、肠系膜下动脉及腹主动脉周围的淋巴结转移;②向侧方经直肠下动脉旁淋巴结引流到盆腔侧壁的髂内淋巴结;③向下沿肛管动脉、阴部内动脉旁淋巴结到达髂内淋巴结,也可注入腹股沟浅淋巴结。

3)血行转移

多见于肝脏转移。癌肿向深层浸润后,常侵入肠系膜血管,沿门静脉系统转移至肝,也可沿髂静脉转移至肺、脑或骨骼等。

4)种植转移

直肠癌患者较少发生种植转移。

(六)临床表现

1.结肠癌

早期多无特殊症状,极易被忽视,进展后主要症状如下。

(1)排便习惯和粪便性状的改变:常为最早出现的症状,多表现为排便次数增多,腹泻,便秘,排血性、脓性或黏液便。

(2)腹痛或腹部不适:也是常见的早期症状。持续疼痛但部位常不确切,或仅为腹部不适或腹胀感;当癌肿并发感染或发生肠梗阻时腹痛加剧,部分患者甚至出现阵发性绞痛。

(3)腹部肿块:多为癌肿本身,有时可能会是梗阻近侧肠腔内的积粪。多数肿块呈结节状,坚硬,位于横结肠或乙状结肠的癌肿可有一定活动度。若癌肿穿透肠壁且并发感染,则为固定、压痛感明显的肿块。

(4)肠梗阻:结肠癌中晚期症状。一般呈慢性、低位、不完全肠梗阻,表现为便秘、腹胀、腹部胀痛或阵发性绞痛,进食后症状加重。完全性梗阻时,症状加剧,部分患者可呕吐,呕吐物含粪渣。左侧结肠癌患者有时以急性完全性肠梗阻为首发症状。

(5)全身症状:由于长期慢性失血、癌肿破溃、感染以及毒素吸收等,患者可出现全身性表现如贫血、消瘦、乏力、低热等。疾病晚期,患者可出现肝肿大、黄疸、腹水、浮肿及恶病质等。

（6）因癌肿部位和病理类型不同,结肠癌临床表现存在差异。①右半结肠:肠腔较大,癌肿多以肿块型突出于肠腔内,粪便稀薄,患者常出现腹泻与便秘交替,便血与粪便混合。一般以腹部包块、贫血、消瘦乏力为主要表现。②左半结肠:肠腔相对较小,癌肿多为浸润型生长,易引起环状缩窄,且肠腔中水分已经基本吸收,粪便成形,故临床多见为肠梗阻症状,当肿瘤破溃时,会有便血或黏液。

2. 直肠癌

早期无明显症状,当癌肿破溃形成溃疡出血或感染时才会出现症状。

（1）直肠刺激症状:60%～70%患者会由于癌肿刺激直肠频繁产生便意,导致排便习惯发生改变。部分患者便前会有肛门下坠、里急后重和排便不尽感。晚期会出现下腹痛。

（2）黏液血便:80%～90%患者发现排便血。因癌肿破溃,可出现粪便表面附血和（或）黏液,严重感染时甚至出现脓血便。

（3）肠腔狭窄症状:癌肿增大和（或）累及肠管引起肠腔缩窄,起初粪便会变形、变细,继之出现腹胀、腹痛、排便困难、肠鸣音亢进等不完全肠梗阻症状。

（4）转移症状:当癌肿穿透肠壁,侵犯前列腺、膀胱时可出现尿频、尿痛、血尿等尿道刺激征;侵及骶前神经则出现骶尾部、会阴部持续性剧痛、坠胀感。女性患者直肠癌可侵及阴道后壁,表现为白带增多。当穿透阴道后壁时,则会形成直肠阴道瘘,会有粪便及血性分泌物从阴道排出。

（七）辅助检查

1. 直肠指诊

是诊断直肠癌最直接和最重要的方法,可查出癌肿的部位、与肛缘的距离、大小、范围、固定程度及其与周围组织的关系。我国的直肠癌患者70%为低位直肠癌,可通过直肠指诊触及。

2. 实验室检查

到目前,结直肠癌尚无敏感性和特异性均较好的实验室检查。

1) 大便隐血试验

为高危人群普查及初筛方法,阳性者需做进一步检查。

2) 肿瘤标志物测定

癌胚抗原(CEA)和 CA19 – 9 是肠癌诊断和术后监测有意义的肿瘤标志物,主要被用于预测大肠癌预后和监测疾病复发。但对早期大肠癌的诊断价值不大。

3) 内镜检查

如肛门镜、乙状结肠镜或纤维结肠镜检查,用于观察病灶的位置、大小、形态、局部浸润的范围等,并可在直视下取得活组织以行病理学检查,被认为是诊断大肠癌最有效、可靠的方法。

4) 影像学检查

(1) 钡剂灌肠检查:是结肠癌的重要检查方法,可观察到结肠壁僵硬、皱襞消失、存在充盈缺损及小龛影,但对直肠癌诊断价值不大。

(2) 超声和 CT 检查:有助于了解大肠癌的浸润深度及淋巴转移情况,还可提示有无腹腔种植转移、是否侵犯邻近组织器官或有无肝、肺转移灶等。

(3) 磁共振检查:不但可评估肿瘤在肠壁内的浸润深度及淋巴结是否有转移,还可准确判断肠系膜筋膜是否受累。

(4) 经直肠腔内超声检查:用于检测癌肿浸润肠壁的深度及是否侵犯邻近脏器,有助于术前评估直肠癌的局部浸润程度。

(5) PET – CT:对病程长、肿瘤固定的患者,有助于排除远处转移以及评价实施手术的价值。

(八) 处理原则

大肠癌的主要治疗方法是手术切除,同时配合化疗、放疗等联合治疗可提高疗效。目前,临床上已开展的新辅助治疗(即术前放化疗)目的在于提高手术切除率和保肛率,延长患者无病生存期,提高生存质量。

1. 手术治疗

1) 根治性手术

(1) 结肠癌根治性术包括右半结肠切除术、横结肠切除术、左半结肠切除术、乙状结肠癌根治切除术。

（2）直肠癌根治性术。①局部切除术：手术方式包括经肛门局部切除术、骶后径路局部切除术。②腹会阴联合直肠癌根治术：适用于腹膜返折以下的直肠癌。③直肠低位前切除术（LAR）：或称经腹直肠癌切除术。④其他：后盆腔脏器清扫术和全盆腔脏器清扫术。

2）姑息性手术

包括大肠癌并发急性肠梗阻手术、局部癌肿尚能切除但已发生远处转移的手术。

2. 非手术治疗

（1）放射治疗：术前放疗可使癌肿体积缩小、癌细胞活力降低，手术切除率提高，以降低术后复发率。术后放疗适用于晚期患者、术前未经放疗和术后局部复发者。

（2）化学治疗。①FOLFOX 方案：联合使用奥沙利铂、亚叶酸钙、氟尿嘧啶；②MAYO 方案：联合使用氟尿嘧啶和亚叶酸钙；③XELOX 方案：联合使用奥沙利铂和卡培他滨。

（3）其他治疗。①中医治疗：补益脾肾、调理脏腑、清肠解毒的中药制剂，配合放化疗或手术后治疗，有减轻毒副反应作用。②局部治疗：低位直肠癌导致肠腔狭窄且不能手术者，使用液氮冷冻、电灼、激光凝固烧灼等局部治疗方法或置金属支架以扩张肠腔，可改善症状，减轻不适，提高患者生存质量。

二、营养与大肠癌

（一）结直肠癌营养干预

（1）在所有恶性肿瘤中，消化道肿瘤营养不良发生率高于其他肿瘤，上消化道肿瘤营养不良发生率高于下消化道。

（2）直结肠癌患者由于长期慢性失血、癌肿破溃、感染以及毒素吸收等，患者可出现贫血、消瘦、乏力、低热等全身性表现。晚期可出现肝肿大、黄疸、浮肿、腹水及恶病质等。

（3）直结肠癌患者营养不良的主要原因有：①疾病本身所致长期腹泻、长期慢性失血、肿瘤破溃、毒素吸收等使患者营养吸收减少；②手术等致使分解代谢增加，营养摄入很难相应增加；③放化疗导致放射性炎症，恶心、呕吐等消化道反应致使摄入、吸收和消化障碍;④术后消化道重建引起代谢改变和吸收障碍;⑤肠梗阻影响营养摄入和吸收。

(4)直结肠癌患者营养干预应尽早开始,贯穿患者整个治疗,以保证各项治疗顺利足量完成,必要时可以多种营养供给方式联合使用。

(5)直结肠癌患者使用 NRS 2002 进行营养风险筛查,大于等于 3 分有营养风险,需要做营养评估,包括膳食调查、实验室检查、人体测量、综合测定等,判断营养不良为轻、中、重度,进一步实施营养干预。

(6)按照五阶梯模式进行营养干预,包括营养教育 + 饮食、饮食 + 口服营养补充、TEN、PEN + PPN、TPN,当下一级不能满足 60% 目标能量需求 3 ~ 5d 时,应该选择上一个阶梯。

(7)膳食营养教育应该贯穿围手术期全过程,评估患者饮食习惯、饮食治疗依从性、对营养知识的掌握等,制订个性化膳食营养治疗方案,正确实施。改善患者营养状况,促进康复。

(8)对于结直肠癌手术患者,按照"非终末期手术治疗恶性肿瘤患者的营养治疗"进行营养管理。

(9)对于结直肠癌放疗和化疗患者,按照"非终末期放、化疗治疗恶性肿瘤患者的营养治疗"进行营养管理。

(10)对于结直肠癌终末期患者营养管理,按照相关指南、专家共识的指导建议,进行管理。

(11)如果实施肠内营养、肠外营养,详细参看第八章人工营养。

(二)结直肠癌出院营养指导

(1)全面评估患者营养状况,制定针对性膳食营养计划表。

(2)创造愉快的就餐环境,充分享受制作精良、美味营养、丰富多彩的食物。

(3)建议患者和家人一起用餐。

(4)教会患者和家人学习营养学知识、健康膳食烹饪技巧、测量体重、饮食记录、自我放松、自我管理方法。

(5)讲解保持理想体重重要性,使之不低于正常范围下线。

(6)节制能量,摄入能量不能多也不能少,切忌不能饥饿。

(7)增加蛋白质摄入,尤其是优质蛋白质,如奶类及奶制品、鱼肉等。

（8）增加蔬菜、水果、全谷物摄入量。主动饮水，保证每日饮水量在1500～1700mL。

（9）树立积极运动、主动运动的习惯，制定运动计划表，选择适合自身特点、易于坚持的运动项目，每周 5 次，每次 30～50min，循序渐进。

（10）做好营养评估与检测，定期随诊，及时与医护人员联系。

第十一章

老年病营养管理

第一节　老年人及老年病

一、概述

(一)老年人定义及特点

WHO 将 60~74 岁的人群称为年轻老年人,把 75 岁以上称为老年人,把 90 岁以上的人群称为长寿老人。中国将 60 岁以上人群称为老年人。

世界卫生组织预测,到 2050 年 60 岁及以上人群将增加到 20 亿,占世界人口的 22%。2020 年我国第七次人口普查显示,≥60 岁的老年人有 2.64 亿,占总人口比例的 18.7%,≥65 岁 1.91 亿,占比例的 13.5%。人类寿命越来越长,人口老龄化日趋显著。

中国住院患者中,中老年占 1/3,有营养风险或营养不良风险者占 1/2,接受营养支持不到 1/4。营养不良与许多临床不良后果相关,体重指数(BMI)低的老年人死亡率升高。

(二)老年人生理代谢特点

1. 机体形态的改变

(1)肌肉组织随年龄的增长而减少,肌肉的紧张度下降,变得松弛。脂肪组织随年龄增长而增加,分布发生改变,由肢体逐渐转向躯干。

(2)骨骼的骨基质和矿物质减少,钙含量锐减,骨密度减低,出现骨质疏松症,尤其是绝经后的妇女,骨密度减低更明显。

(3)体内水分减少,细胞内液减少,组织萎缩,代谢缓慢,造成体内废物堆积,对外界的温湿度适应能力下降。

2. 器官功能的改变

(1)消化功能:老年人的消化器官及功能会出现不同程度的衰退,牙齿脱落或明显磨损,咀嚼和消化能力下降,味觉和嗅觉降低,造成食欲减退;消化腺体萎缩,分泌消化液量减少;肝细胞数目减少、纤维组织增多,故肝脏解毒能力和合成蛋白的能力下降,从而导致食物消化不全,造成营养不良。此外,肠蠕动减慢,粪便在大肠内停留时间过长,容易造成老年人便秘。

(2)心脑血管功能:血管壁弹性蛋白缺乏,胶原组织增多,血管壁弹性减退,脆性增加,管壁类脂质、钙沉着,使血管阻力增加,血流变慢;心脑血管内膜生理性硬化、机能减退,心肌收缩力减弱,心脑血管疾病患病率增加。

(3)新陈代谢:分解代谢大于合成代谢;许多脏器开始老化,免疫组织减少,免疫细胞数量下降,老年人抗病能力降低。

(4)心理变化:如退休、丧偶、空巢等造成心理上的寂寞孤单,影响睡眠和食欲等。

(三)老年病定义及分类

1. 定义

老年病又称老年疾病,是指人在老年期所患的与衰老有关的,并且有自身特点的疾病。老年人患病不仅比年轻人多,而且有其特点,主要是因为人进入老年期后,人体组织结构进一步老化,各器官功能逐步出现障碍,身体抵抗力逐步衰弱,活动能力降低,以及协同功能丧失。

2. 分类

1)老年病通常分为以下 3 类

(1)老年人特有的疾病。只有老年人罹患并带有老年人的特征。在老年人变老过程中,机能衰退和障碍发生,如老年性痴呆、老年性精神病、老年性耳聋、脑动脉硬化以及由此导致的脑卒中等,这类与衰老退化变性有关的疾病随着年龄的增加而增多。

(2)老年人常见的疾病。这类疾病既可在老年前期发生,也可能在老年期发生,但以老年期更为常见,或变得更为严重。包括高血压病、冠心病、糖尿病、恶性肿瘤、痛风、震颤麻痹、老年性变性骨关节病、老年性慢性支气管炎、肺气肿、老年性白内障、骨质疏松症、皮肤瘙痒症、高脂血症、前列腺肥大等。

(3)青、中、老年皆可发生的疾病。这类疾病在各年龄层都有发生,但因老年人机能衰退,同样的病变在老年人则有其特殊性,如各年龄段皆可发生消化性溃疡,但老年人易发生并发症或发生癌变。

2)老年病按系统分为 6 大类

(1)心血管疾病:如冠心病、心肌梗死、高血压、体位性低血压、心力衰竭等。

(2)脑血管疾病:常见的有脑梗死、脑出血、血管性痴呆、帕金森、阿尔茨海默病等。

(3)呼吸系统疾病:常见的有慢性支气管炎、肺气肿、肺心病、慢性阻塞性肺疾病等。

(4)内分泌疾病:如糖尿病、甲亢、高脂血症、痛风等。

(5)老年综合征:衰弱、跌倒、头晕、谵妄、失眠等。

(6)其他:如腰椎病、颈椎病、退行性骨关节病,还有血管性的疾病,随着年龄的增长血管闭塞,如下肢动脉闭塞症等。

二、老年人营养需要

(一)能量

参加社会活动和自主活动多的老年人,能量需要多;随着年龄增加,能量需求减少。中国居民膳食营养素参考摄入量(2013 版)中,老年人的能量需要量,见表11-1。

表 11 -1 中国居民膳食能量需要量(EER)

年龄/岁	能量(EER)/kcal(MJ)				蛋白质(DRIs)			
	身体活动水平(轻)		身体活动水平(中)		EAR/(g·d⁻¹)		RNI/(g·d⁻¹)	
	男	女	男	女	男	女	男	女
65 ~			2350(983)	1950(816)	60	50	65	55
80 ~	1900(7.95)	1500(628)	2200(920)	1750(7.32)	60	50	65	55

注:EER,能量需要量;DRIs,膳食营养素参考摄入量;EAR,平均需要量;RNI,推荐摄入量。

(二)蛋白质

(1)老年人机体合成代谢比分解代谢低,蛋白质合成能力低,对蛋白消化吸收利用能力下降,所以需要提供质量高、含量丰富的蛋白质来补充组织蛋白质的消耗。

(2)一般来说,老年人蛋白质需要量为 1.27g/(kg·d),在膳食总能量中占 15%,男性稍高;65 岁以上老年人,RNI 男性 65g,女性 55g。

(3)所摄入的蛋白质应该是高生物价优质蛋白质。目前我国饮食习惯,所摄入蛋白质中 60% ~70% 为植物性蛋白质。每日还应摄入一定量的蛋、乳、鱼、肉等动物性蛋白质,以提高摄入蛋白质的生物学价值,但不宜过多,以免摄入过多动物脂肪。

(三)脂肪

老年人胆汁酸减少,酯酶活性降低,对脂肪的消化功能下降,所以脂肪的摄入量不宜过多,尤其是饱和脂肪酸和胆固醇摄入量要控制。但脂肪的摄入也不能过低,摄入过低会影响脂溶性维生素的吸收和必需脂肪酸的供给。建议膳食中酯类的摄入量占总能量的 25% ~30% 为宜,饱和脂肪酸供能比不超过 10%,胆固醇不超过 300mg。

(四)碳水化合物

(1)老年人糖耐量低,胰岛素分泌减少,且对血糖的调节作用减弱,易发生高血糖,因此不宜食含糖高的食物。

(2)老年人所需的碳水化合物应尽量来源于淀粉,尤其是粗粮,所产能量应占全日总能量的 50%~65%。

（3）碳水化合物如摄入过多,引起血糖过高,易导致心脑血管疾病、糖尿病等慢性病。

（4）宜多吃水果等富含果糖的食物,因为果糖已被吸收利用,并已转化为脂肪。

（5）老年人应多食蔬菜,因为蔬菜富含膳食纤维,能够增加肠蠕动,预防便秘、降血脂、稀释肠内有毒物质,预防结肠癌。

（五）矿物质

1. 钙

（1）随着年龄的增长,老年人钙的生成减少,分解增加,对钙的吸收利用能力下降,钙的吸收率一般在 20% 左右。体力活动减少,又减少了钙在骨的沉积。

（2）因缺钙引起的骨质疏松、腰腿背疼等症状,特别是老年妇女在绝经后由于雌激素的分泌减少,骨脱钙和骨质疏松程度明显加速。

（3）中国营养学会推荐钙的 RNI 为 1000mg/d,应以食物钙为主,牛奶和奶制品是最好的来源。其次为大豆及豆制品、深绿色叶菜、海带、虾皮等。钙的补充不宜过多,每日摄入钙的总量不宜超过 2000mg。

2. 铁

（1）老年人容易发生缺铁性贫血,这与老年人对铁吸收能力下降,膳食中铁的供给不足,胃酸缺乏、吸收利用差等因素有关,还可能与蛋白质合成减少、维生素 B_{12}、维生素 B_1 及叶酸缺乏有关,故应注意铁的摄入量要充足。

（2）膳食中注意摄入含铁丰富的食物,如动物肝脏、瘦肉、血液制品等,同时还应多食用富含维生素 C 的蔬菜、水果,以利于铁的吸收。

（3）女性绝经后,对铁的需要量较年轻降低。老年男性和女性铁的 RNI 均为 12mg/d,宜选动物肝脏、瘦肉、牛肉等含血红素铁高的食物,以及富含维生素 C 的蔬菜、水果,利于铁吸收。

3. 硒

（1）硒是人体不可缺少的微量元素之一,可以清除体内的自由基以防止衰老,老年人血液中硒含量随年龄增长而降低,抗氧化能力下降,应注意在膳食中给予补充。

（2）中国营养学会推荐成年人硒 $60\mu g/d$。富含硒的食物主要有动物内脏、海产品、蛋类、肉类、蔬菜、水果、大豆、小麦、芝麻、花生、红苋菜、番茄等。

表 11-2　中国居民膳食矿物质推荐摄入量(RNI)或适宜摄入量(AI),mg/d

年龄/岁	钙	磷	钾	钠	镁	铁
	RNI	RNI	AI	AI	RNI	RNI
65～	1000	700	2000	1400	320	12
80～	1000	670	2000	1300	310	12

（六）维生素

老年人由于体内代谢和免疫功能降低,需要充足的各种维生素以促进代谢、延缓衰老和增强抵抗力。中国营养学会老年人营养素推荐量与成年人基本一致。但是老年人维生素 D 缺乏可导致骨质丢失,需要增加维生素 D 摄入量。65 岁以后维生素 D 的 RNI 为 $15\mu g/d$。

表 11-3　中国居民膳食维生素推荐摄入量(RNI)或适宜摄入量(AI)

年龄/岁	维生素 A /(μgRAE·d⁻¹)		维生素 D /(μg·d⁻¹)	维生素 E mga-TE/d	维生素 K /(μg·d⁻¹)	维生素 B₁/(mg·d⁻¹)		维生素 B₂/(mg·d⁻¹)		维生素 B₆/(mg·d⁻¹)	维生素 B₁₂/(μg·d⁻¹)
	RNI		RNI	AI	AI	RNI		RNI		RNI	RNI
	男	女				男	女	男	女		
65～	800	700	15	14	80	1.4	1.2	1.4	1.2	1.6	2.4
80～	800	700	15	14	80	1.4	1.2	1.4	1.2	1.6	2.4

（七）水

（1）老年人对于失水和脱水的反应比较迟钝,对水分的要求高于中青年人。此外,水的代谢有助于其他物质代谢以及排泄代谢产物。

（2）总摄入量 AI 男性为 3L/d,女性为 2.7L/d;65 岁以上老年人饮水量男性为 1.7L/d,女性为 1.5L/d。

（3）有大量出汗、腹泻、呕吐、发热等情况需增加水摄入量。

(4)老年人需养成有规律主动饮水习惯,不要等口渴了才饮水。

三、中国老年人膳食指南

1.《中国居民膳食指南(2022)》中老年人核心推荐

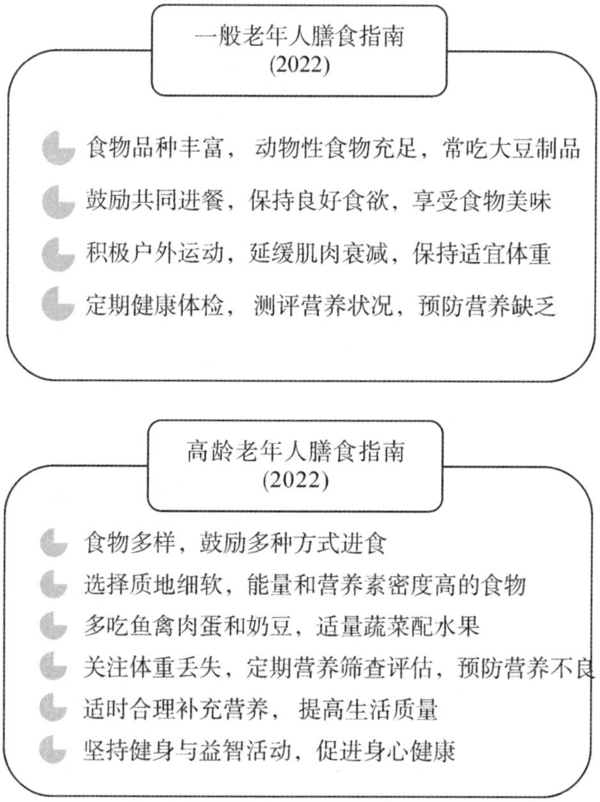

一般老年人膳食指南
(2022)

- 食物品种丰富，动物性食物充足，常吃大豆制品
- 鼓励共同进餐，保持良好食欲，享受食物美味
- 积极户外运动，延缓肌肉衰减，保持适宜体重
- 定期健康体检，测评营养状况，预防营养缺乏

高龄老年人膳食指南
(2022)

- 食物多样，鼓励多种方式进食
- 选择质地细软，能量和营养素密度高的食物
- 多吃鱼禽肉蛋和奶豆，适量蔬菜配水果
- 关注体重丢失，定期营养筛查评估，预防营养不良
- 适时合理补充营养，提高生活质量
- 坚持健身与益智活动，促进身心健康

图 11-1 老年人膳食指南 2022 版

2.一般老年人膳食指南实践

(1)食物品种丰富,合理搭配。

(2)摄入足够的动物性食物和大豆类食品。

(3)营造良好氛围,鼓励共同制作和分享食物。

(4)努力增进食欲,享受食物美味。

（5）合理营养是延缓老年人肌肉衰减的主要途径。

（6）主动参加身体活动，积极进行户外活动。

（7）减少久坐等静态时间。

（8）保持适宜体重。

（9）参加规范体检，做好健康管理。

（10）及时测评营养状况，纠正不健康饮食行为。

3. 高龄老年人膳食指南实践

（1）多种方式鼓励进食，保证充足食物摄入。

（2）选择适当加工方法，使食物细软易消化。

（3）经常检测体重，进行营养评估和膳食指导。

（4）衰弱及其测评。

（5）合理使用营养品。

（6）吞咽障碍老年人选用及制作易食食品。

（7）保持身体活动及益智活动。

第二节 老年心血管系统疾病营养管理

一、老年高血压病

（一）概述

1. 定义

老年高血压是指≥65岁，未使用降压药物的情况下，非同日3次测量血压，收缩压≥140mmHg和（或）舒张压≥90mmHg，就可诊断为老年高血压。

2. 分类

老年人的正常血压：是指收缩压≤120mmHg，舒张压≤80mmHg。

老年人正常收缩压高值120～139mmHg之间，舒张压80～89mmHg之间。

1 级高血压:是指收缩压 140~159mmHg,舒张压 90~99mmHg。

2 级高血压:是指收缩压 160~179mmHg,舒张压 100~109mmHg。

3 级高血压:是指收缩压 >180mmHg 和/或舒张压 >110mmHg。

单纯收缩期高血压:是指收缩压增高≥140mmHg,舒张压 <90mmHg。

3. 临床表现

(1)一般表现:头晕和头痛是高血压最多见的脑部症状;注意力不集中,记忆力下降,尤其是近期记忆力减退为甚。

(2)并发症:各种并发症中以心、脑、肾的损害最为显著。最严重的并发症是脑卒中,发生脑卒中概率大约是正常血压人的 8 倍。

4. 中国老年高血压特点

(1)《中国心血管健康与疾病报告 2021》指出心血管病现患人数 3.3 亿,其中高血压 2.45 亿。

(2)根据 2012—2015 年调查显示,我国人群的高血压的三率仍处于较低的水平。在≥60 岁的人群中,高血压的知晓率、治疗率和控制率分别为57.1%、51.4% 和 18.2%。

(3)老年高血压患者常见收缩压升高和脉压增大。据统计,老年单纯收缩压高的高血压患病率为 21.5%,占老年高血压总人数一半以上。

(4)由于血压调节能力下降,老年人的血压水平容易受各种因素如体位、进餐、情绪、季节或温度的影响,造成异常血压波动,最常见为体位性低血压、餐后低血压和血压的昼夜节律异常。

(5)高龄高血压患者常伴有多种危险因素和相关疾病,如合并糖尿病、高脂血症、冠心病、肾功能不全和脑血管病。

5. 老年高血压监测

1)心血管危险因素

血压水平 1~3 级;吸烟;血脂异常(总胆固醇升高、低密度脂蛋白升高或高密度脂蛋白降低);糖耐量受损、空腹血糖异常;腹型肥胖(男性腹围≥90cm,女性≥85cm)或肥胖;BMI 指数≥28kg/m^2;早发心血管病家族史,一级家属早发年龄小于 50 岁等。

高血压是目前最重要的心血管危险因素;高钠、低钾膳食、超重、肥胖、饮酒、紧张以及缺乏体力活动都是高血压发病重要危险因素。

2)确定血压的水平

(1)血压测量:是评估血压水平、诊断高血压以及观察疗效的根本手段和方法。

(2)家庭自测血压:因为老年人具有血压波动大、夜间高血压、清晨高血压和体位性低血压等特点,所以应鼓励老年高血压患者开展家庭自测血压和动态血压监测,每年定期进行双上肢或四肢,不同体位的血压测量。特别注意,在临睡前、清晨时段和服药前的血压监测。家庭血压值一般低于诊室血压值,故高血压的标准是≥135/85mmHg,对应诊室血压的140/90mmHg。精神高度焦虑患者不建议开展家庭血压监测。

(3)测量方法:使用经过国际标准方案认证、合格的上臂式家用电子自动血压计测量血压。不推荐腕式血压计和手指血压计,不推荐使用水银柱血压计进行家庭血压监测。电子血压计使用期间应定期校准,每年至少1次。

(4)监测频率:初始治疗阶段、血压不稳定或是调整药物治疗方案时,建议每天早晨和晚上测量血压(每次测2~3遍,取平均值),连续测量7d,取后6d血压计算平均值。血压控制平稳者,可每周只测1d血压。长期药物治疗患者,建议监测服用药物前的血压状态,以评估药物的疗效。

(5)做好记录。

(二)老年高血压的治疗

包括药物和非药物治疗。

1. 非药物治疗

保持良好的生活方式:健康饮食、规律运动、戒烟、限酒、保持理想体重、改善睡眠和注意保暖。

2. 老年高血压的药物治疗

(1)对于年龄≥65岁,血压≥140/90mmHg的老年人,在生活方式干预同时,应启动降压药物治疗,将血压降至140/90mmHg以下。

(2)年龄≥80岁,血压≥150mmHg,启动降压药物治疗。首先应将血压降

至 <150/90mmHg,若耐受性良好,则进一步将血压降至 <140/90mmHg。

(3)衰弱的高龄高血压患者,舒张压≥90mmHg,启动降压药物治疗。收缩压控制目标为 <150mmHg,但尽量不低于 130mmHg。如果患者对降压治疗耐受良好,不应停止降压治疗。

3.药物治疗四项原则

(1)小剂量:初始治疗采用较小的有效治疗剂量,并根据需要,逐步增加剂量。

(2)长效:尽可能使用 1 次/d、24h 持续降压作用的长效药物,有效控制夜间和清晨血压。

(3)联合:若单药治疗疗效不满意,可采用 2 种或多种低剂量降压药物联合治疗,以增加降压效果;单片复方制剂有助于提高患者的依从性。

(4)适度:大多数老年患者需要联合降压治疗,包括起始阶段,但不推荐衰弱老年人和≥80 岁高龄老年人初始联合治疗。

(5)个体化:根据患者具体情况、耐受性、个人意愿和经济承受能力,选择适合患者的降压药物。

4.常用的降压药

包括钙通道阻滞剂(CCB)、血管紧张素转换酶抑制剂(ACEI)、血管紧张素受体阻滞剂(ARB)、利尿剂和 β 受体阻滞剂 5 大类。

5.高龄老年高血压的治疗

(1)高血压患者年龄≥80 岁,称为高龄老年高血压。采取分层次、分阶段的治疗方案。

(2)降压药选择原则:小剂量单药作为初始治疗;选择平稳、有效、安全、不良反应少、服药简单、依从性好的降压药物,如利尿剂、长效 CCB、ACEI 或 ARB;若单药治疗血压不达标,推荐低剂量联合用药;应警惕多重用药带来的风险和药物不良反应;治疗过程中,应密切监测血压(包括立位血压)并评估耐受性,若出现低灌注症状,应考虑低治疗强度。

(3)高龄老年高血压患者采用分阶段降压,血压≥150/90mmHg 即启动降压药物治疗,首先将血压降至 <150/90mmHg。若能耐受,收缩压可进一步降

至 140mmHg 以下。

(三) 高血压病的膳食防治

1) 健康饮食

减少钠盐的摄入,增加富含钾的食物摄入。WHO 建议每日摄入盐 <5g,鼓励老年人摄入多种新鲜蔬菜水果、鱼肉、豆制品、粗粮、奶及奶制品或脱脂奶粉、富含钾钙及膳食纤维食物、多不饱和脂肪酸的食物。

表 11 -4　高血压分级与食盐摄入

类型	食盐
轻度高血压	3 ~ 5g
中度高血压	1 ~ 2g
重度高血压	少于 1g
控制总能量	达到标准体重 25 ~ 30kcal 能量/kg
摄入适量钾、镁、钙,优质蛋白质:1g/(kg·d)左右,如鱼类、大豆及其制品	

2) 戒烟限酒

老年人应限制酒精摄入,男性每日饮用酒精量 <25g,女性 <15g,白酒、葡萄酒、米酒/啤酒等分别小于 50g、100g、300g。

3) 保持理想体重

超重或肥胖者可适当控制能量摄入,增加体力活动,维持理想的体重;BMI 在 20 ~ 23.9 之间;纠正腹型肥胖(男性腰围 >90cm,女性 >85cm),注意避免过快过度减重。

4) 改善睡眠

睡眠的时长和质量与血压的升高和心血管疾病发生风险有关。保证充足睡眠、改善睡眠质量,对控制血压有重要意义。

5) 坚持运动

老年人宜坚持每天运动,户外运动最适宜的时间是上午 9 ~ 10 时,下午 4 ~ 6 时。

6) 老年人运动四原则

(1) 安全:运动强度、幅度不能太大,动作要简单、舒缓。

(2) 全面:尽量选择多种运动项目和能活动全身的项目,使全身多个部位得到锻炼。

（3）简单：运动方式宜简便，避免负重、憋气、过分用力、头部急速旋转等运动。

（4）适度：根据自身特点和健康状况选择适当运动强度、时间和频率，每周3~5次，每天30min。

7）选择具有降压降脂肪作用的食物

（1）降压作用食物：洋葱、芹菜、胡萝卜、西红柿、黄瓜、海带、香蕉。

（2）降脂作用食物：山楂、大蒜、蘑菇、木耳。

（3）高钙食物：奶类及其制品、豆类及其制品。

（4）高维生素食物：蔬菜和水果，如鲜枣、猕猴桃、苹果、柑橘等。

忌用或少食高脂肪食物、动物油脂、油炸食品（油条）、高盐食品、腌制食品等。

二、血脂异常和高脂血症

（一）概述

1. 定义

（1）血脂异常通常指的是血清中胆固醇（CH）、甘油三酯（TG）、低密度脂蛋白胆固醇（LDL－C）水平升高，高密度脂蛋白胆固醇（HDL－C）水平降低。由于在血浆中脂质以脂蛋白的形式存在，血脂异常表现为脂蛋白异常血症。高脂血症通常也称为高脂蛋白血症。

（2）高脂血症是指因各种因素导致血液中总胆固醇（TC）或/和甘油三酯（TG）升高，并可伴有脂蛋白异常（如 LDL－C 增高或/和 HDL－C 下降）的1种或多种脂类代谢紊乱性疾病。

（3）高脂血症患者往往同时伴有高密度脂蛋白水平降低，所以高脂血症改称为血脂异常，更能全面、准确地反映血脂代谢紊乱状态。

2. 分类

按病因分为原发性血脂异常和继发性血脂异常2大类。前者属于遗传性代谢紊乱疾病，后者是某些疾病（糖尿病、甲状腺功能减退症、肾病综合征、肾移植胆道阻塞等)的临床表现之一。

3. 临床表现

血脂异常主要临床表现为倦怠、易困、肢体末端麻木、感觉障碍、记忆力减退、反应迟钝等。由于该病对身体的损害往往是隐匿性、渐进性和全身性的,早期没有特异性的症状或不适,而一旦血液黏稠度增加,过多脂质沉积于血管壁,导致动脉粥样硬化,会增加很多心血管疾病如冠心病、脑卒中、高血压等的发病率和死亡率。

4. 临床分型

(1)根据血脂成分分为 4 类。①高胆固醇血症:总 TC ≥5.2 或/和 LDL - C≥3.4。②高甘油三酯血症:TG ≥1.7。③混合型高脂血症:总 TC 或/和 LDL - C、TG 都高,即① + ②。④低高密度脂蛋白胆固醇血症:HDL - C <1.0。

表 11 -5　高脂血症分型

分层	TC	LDL - C	HDL - C	TG
适宜范围	<5.18mmol/L (200mg/dL)	<3.37mmol/L (130mg/dL)	≥1.04mmol/L (40mg/dL)	<1.70mmol/L (150mg/dL)
边缘升高	5.18~6.19mmol/L (200~239mg/dL)	3.37~4.12mmol/L (130~159mg/dL)		1.70~2.25mmol/L (150~199mg/dL)
升高	≥6.22mmol/L (240mg/dL)	≥4.14mmol/L (160mg/dL)	≥1.55mmol/L (60mg/dL)	≥2.26mmol/L (200mg/dL)
降低			<1.04mmol/L (40mg/dL)	

来源:中国成人血脂异常防治指南 2022 版

(2)根据病因,分为原发性高脂血症、继发性高脂血症 2 大类。

5. 临床特点

(1)血脂异常可见于不同年龄、性别的人群,明显血脂异常的患者常有家族史。随年龄增长而升高,50~60 岁达到高峰,其后趋于稳定或有所下降。女性在绝经后显著升高,常高于同龄男性。

(2)高脂血症与遗传、性别、年龄、膳食、体力活动、肥胖、烟酒等有关联。

其中,营养膳食是影响血脂代谢的重要环境因素之一。

(二)膳食营养管理

1.营养与高脂血症

(1)能量占比:碳水化合物占 50% ~ 60%,蛋白质占 10% ~ 20%,脂肪 <30%。

(2)碳水化合物:来源于谷类,粗细搭配,适当增加粗杂粮的比例,如小米、糙米、燕麦等,限制单糖、精制糖和含糖甜食如糖果、饮料等。大量果糖(>10% 能量)可促进 TG 水平升高,特别是高甘油三酯血症患者。

(3)蛋白质:增加大豆及其制品等植物性蛋白摄入量,植物性蛋白与谷类搭配能提高蛋白质利用率,同时因其富含大豆皂苷等植物固醇,能竞争性抑制胆固醇的吸收。大豆中所含的亚油酸、磷脂均对心血管有保护作用。牛奶因所含的钙和乳清酸,能减少人体吸收胆固醇。

(4)脂肪:建议选择不饱和脂肪酸为主的食品,以单不饱和脂肪酸为主的橄榄油;限量食用红肉类食物如猪、牛、羊肉。减少饮食中胆固醇的摄入量,特别是血浆胆固醇水平高的老年人。

(5)维生素、矿物质及微量元素:保证每天摄入 300 ~ 500g 的蔬菜及 200 ~ 350g 的水果;建议摄入富含硫化合物和多糖类食物如洋葱、大蒜、香菇、木耳;建议饮茶,茶中富含多酚类物质,可以起到抗氧化、调血脂的作用。

表 11 -6　物分食物胆固醇含量表

食物名称	胆固醇含量 /(mg · 100g^{-1})	食物名称	胆固醇含量 /(mg · 100g^{-1})
猪脑	2571	母鸡	166
牛脑	2447	猪大排	165
羊脑	2004	沙丁鱼	158
鸡蛋黄	1510	鹌鹑	157
猪胆肝	1017	猪大肠	137
鸡肝	476	鲫鱼	130
猪脾	461	鳕鱼	114
银鱼	361	猪肉松	111
猪肾	354	鸽	99
猪头皮	304	鸭	96

表 11 - 6(续)

食物名称	胆固醇含量 /(mg · 100g⁻¹)	食物名称	胆固醇含量 /(mg · 100g⁻¹)
鹅肝	285	猪肉(肥瘦)	80
鸭肠	187	鲳鱼	77
驴鞭	186	兔肉	59
基围虾	181	牛肉(瘦)	58
鸡血	170	鸭掌	36

2.《中国成人血脂异常防治指南》建议的 5 条饮食原则

1)减少饱和脂肪酸和胆固醇摄入

(1)富含饱和脂肪酸的食物:肉类(尤其是肥肉)、动物油(如猪油、牛油、羊油等)、奶油、糕点、冰激凌等。

(2)高胆固醇的食物:有蛋黄、蛋类制品、动物内脏、鱿鱼、墨鱼、甲壳类动物(如虾、蟹等)。

(3)虽然反式脂肪酸是一种不饱和脂肪酸,研究显示,反式脂肪酸可升高 LDL - C、降低 HDL - C,从而使血脂异常。

(4)含有反式脂肪酸的食物:酥饼、油炸快餐食品(如方便面、汉堡包、火腿、薯条等)、人造黄油(软的人造黄油含有的反式脂肪酸较少,硬的人造黄油则较高)。通过食物标签识别是否含有反式脂肪酸。

2)选择能够降低 LDL - C 食物

(1)富含 Ω - 3 脂肪酸(青鱼、金枪鱼、大马哈鱼、沙丁鱼、深海鱼油)。

(2)全谷物(如全麦、大麦、黑麦、燕麦、荞麦、糙米、高粱、玉米、黄豆、黑豆、绿豆和红豆等)。

(3)全谷物食物每天吃 50 ~ 150g,可占每天主食的一半。

3)增加植物固醇摄入

含有植物固醇的食物能降低血浆胆固醇水平。富含植物固醇的食物主要有植物油、坚果类(松仁、核桃、腰果、板栗等)。

4)多吃水果和蔬菜

(1)水果和蔬菜已被证实可以降低血压,改善心血管病危险因素,经常吃可使患心血管病,尤其是卒中的危险降低。

（2）选择深颜色蔬菜:深绿色蔬菜有菠菜、油菜、芹菜叶、空心菜、芥菜、西兰花、韭菜、茼蒿等,紫红色蔬菜有红苋菜、紫甘蓝等,红色或橘红色蔬菜有西红柿、胡萝卜、南瓜、红辣椒等。果汁不能替代水果,果汁在纤维素含量和带给人饱腹感上不能等同于完整的水果。

5）尽量减少饮料和加糖食物的摄入

减少饮料和加糖食物可降低总热卡并促进营养素的吸收。研究显示,从液体中得到的热卡不如固体食物提供的热卡更容易满足人的需要,大量饮用含糖饮料的人往往摄入更多的热卡,更容易长胖。

第三节　老年胃肠道疾病膳食营养管理

一、慢性胃炎

（一）概述

1. 定义

慢性胃炎是由各种病因引起的胃黏膜的慢性炎症,致病因素包括幽门螺杆菌感染、免疫功能低下、十二指肠－胃反流、药物或毒物和自身免疫。酗酒、长期食用过热饮食等也是重要的因素。其中幽门螺杆菌感染是慢性活动性胃炎的主要病因。慢性胃炎发病率居各种胃病之首,年龄越大,发病率越高,特别是50岁以上,男性多于女性。

2. 分类

基于病因,将慢性胃炎分为幽门螺杆菌感染胃炎和非幽门螺杆菌感染胃炎2大类;基于内镜和病理诊断,可将慢性胃炎分为萎缩性和非萎缩性胃炎2大类;基于胃炎分布,可将慢性胃炎分为胃窦胃炎、胃体胃炎和全胃炎3大类。

3. 临床表现

中上腹不适、饱胀、钝痛或隐痛、烧灼痛等,也可呈食欲缺乏、嗳气、泛酸、恶心等消化不良症状。症状的轻重与胃镜和病理组织学所见不成比例。体征多不明显,有时有上腹压痛。严重萎缩性胃炎因病程长可伴有贫血、舌炎、腹泻、体重减轻等。

(二)营养与慢性胃炎

(1)大多数慢性胃炎患者的消化能力差,因病情的关系长期食物摄入不足,易导致营养不良,甚至出现电解质紊乱、多种维生素缺乏,如 B 族维生素缺乏可加重胃黏膜的变性。

(2)萎缩性胃炎患者因胃酸缺乏,维生素 B_{12} 吸收不良,可导致恶性贫血。因进食可加重病情,患者的三大产能营养素摄入不足,可导致能量不足和蛋白质负平衡。

(3)部分具有生物活性功能的抗氧化维生素和硒可降低慢性萎缩性胃炎甚至胃癌发生的危险性;叶酸可能与改善慢性萎缩性胃炎有关,具有预防胃癌的作用;儿茶多酚、大蒜素也具有一定的预防慢性萎缩性胃炎甚至胃癌的作用。

(三)慢性胃炎的膳食营养管理

1. 去除病因

(1)彻底治疗急性胃炎。

(2)对幽门螺杆菌感染的慢性胃炎应进行根除幽门螺杆菌感染治疗。

(3)戒烟酒、戒浓茶、戒咖啡等。

(4)少吃辛辣及粗糙的食物,细嚼慢咽,不暴饮暴食。

(5)少服用对胃肠有刺激性的药物等。

(6)积极治疗口腔、鼻腔、咽喉部的慢性炎症等。

2. 平衡膳食

(1)饮食中应提供充足、均衡的能量和各种营养素。

(2)防止贫血或营养不良。①帮助老年人积极进食,增加主食和各种副食品的摄入。②合理调整膳食结构。动物性食物中铁的吸收利用率高,维生素 B_{12} 含量丰富,而老年人动物性食物摄入减少,降低了铁的吸收利用。因此老年人应适量增加瘦肉、禽、鱼、动物肝脏、血等摄入。增加水果、绿叶蔬菜摄入便于提供维生素 C 和叶酸,促进铁吸收和红细胞合成。③增加植物性食物的摄入。

(3)胃酸低或无酸分泌的萎缩性胃炎患者常伴有缺铁性贫血。对出现贫血或营养不良者:①在饮食中增加富含蛋白质和血红素铁的食物如瘦肉、肝脏、血等;②注意维生素 C 和 B 族维生素的补充,包括维生素 B_{12} 和叶酸;③适当增加新鲜蔬菜和水果,如西红柿、青椒、鲜枣、绿叶菜,以提供维生素 C,帮助铁的吸收;④每餐最好吃 2~3 个新鲜山楂,以刺激胃液的分泌。

3. 注意食物的酸碱平衡

(1)胃酸分泌过多者,可喝牛奶、豆浆,吃干馒头片或面包片以中和胃酸。

(2)胃酸分泌减少或缺乏者,可喝浓缩肉汤、鱼汤、带酸味果汁,以刺激胃酸的分泌,帮助消化。

(3)少食含纤维较多的食物,如豆类、豆制品、芹菜、韭菜等,避免引起腹胀气。

(4)萎缩性胃炎患者,宜饮酸奶。①因酸奶中的磷脂类物质会紧紧吸附在胃壁上,对胃黏膜起保护作用,使已受伤的胃黏膜得到修复。②酸奶中特有的乳糖,分解代谢所产生的乳酸和葡萄糖醛酸能增加胃内的酸度,抑制有害菌分解蛋白质产生毒素。③酸奶使胃免遭毒素的侵蚀,有利于胃炎的治疗和恢复。

4. 饮食规律、细嚼慢咽、少食多餐

每餐勿食太饱,七八分饱,进食切忌过快,尽量减少胃部负担,发挥唾液功能,有助于食物的消化。饮食宜干稀搭配,如能量不足,可用加餐补充,如牛奶、苏打饼干、烤面包片、煮鸡蛋等。

5. 食物的选择

(1)避免食用过于粗糙和刺激的食物食品,如胡椒、芥末、咖喱、辣椒、浓咖啡、油炸食品、凉拌菜、玉米饼等。

(2)胃酸过多者,禁用浓缩肉汤及酸性食品,宜食用牛奶、豆浆、烤面包片、带碱味的馒头干等,以中和胃酸。

(3)胃酸过少者,可给浓肉汤及酸性水果、果汁。

6. 健康教育

（1）经全面检查确诊后进行系统治疗，并配合精神方面进行调养，才能达到理想的治疗效果。

（2）保持良好的生活习惯和精神愉悦。

（3）生活规律，定时定量进食。

（4）保证充足睡眠，尽量减少吃夜宵。

（5）睡前两三个小时最好不吃东西。

（6）戒烟戒酒、戒咖啡、戒浓茶、戒碳酸饮料等。

（7）豆奶不能取代牛奶。

（8）蔬菜水果不可缺少，应补充足量。

（9）饭后不宜马上运动，宜 1h 后再运动。

（10）教会老年人自我管理及疾病检测等。

二、老年慢性便秘

（一）概述

1. 定义

大便次数较以往减少、间隔时间延长，并有粪便量少质硬、排便费劲、排便后没有满意的畅快感，被称为便秘。慢性便秘病程至少 6 个月，便秘是一种常见的老年综合征。

每个人的排便习惯和时间各不相同，从每天一两次到两三日 1 次都属于正常。有调查表明，每日排便 1 次者约占 60%，每日多次者占 30%，多日 1 次者为 10%。

便秘常伴随的症状，如腹痛、腹胀、大便出血（痔疮出血）或粪便带黏液脓液，有的还会有脱肛、肛门疼痛等。

老年人便秘的分类及引起便秘的原因：

（1）因各种器质性病变，如直肠病变、结肠病变、胃病变、内分泌病变等引起的称为继发性便秘。

（2）绝大多数的便秘无原因，即功能性便秘（或单纯性便秘、习惯性便秘)。这种便秘进展缓慢,病程较长,以老年人多见。

(3)便秘是急性的、暂时的,消除病因后很快又恢复原有的排便习惯,如急性发热患者,由于体内水分急剧减少所引起的便秘。

2.流行病学

(1)随着饮食结构的改变和精神心理、社会因素的影响,我国慢性便秘患病率逐渐上升,严重影响人民生活质量。

(2)60岁以上老人中便秘者可达15%～20%。

(3)84岁以上可达到20%～37.3%。

(4)接受长期照护的老年人群可高达80%。

(5)随着年龄的增长,患病率明显增加。

(6)女性患病率明显高于男性,男女患病率之比为1:(1.77～4.59)。

3.临床表现

慢性便秘主要表现为排便次数减少(每周排便少于3次),粪便干结,排便困难(排便费力、排出困难、排便不尽感、排便费时、需用手法辅助排便),病程至少6个月,近3个月有症状。

4.慢性便秘的诊断标准(罗马Ⅳ标准)

症状出现至少有6个月,其中至少近3个月有症状,且至少1/4的排便情况符合下列2项或2项以上:排便不尽感、干球便或硬便、肛门直肠梗阻感和(或)堵塞感,需手法辅助排便,且每周排便少于3次。

5.老年慢性便秘后果

(1)可诱发憩室病和憩室炎,严重者可出现"粪石性"肠梗阻、肠壁溃疡、肠穿孔,增加结肠癌风险,导致结肠黑变病。

(2)诱发缺血性肠炎,诱发或加重痔疮、直肠脱垂。

(3)引起尿潴留及尿路感染。

(4)加重腹壁疝。

(5)增加老人痛苦,加重经济负担。

(6)导致精神心理障碍,严重降低生活质量。

6. 老年人便秘的预防

(1)摄入富含膳食纤维食物,增加全谷物、蔬菜水果、菌藻类摄入。

(2)每日饮水量1500～1700mL(含汤汁类等),养成定时饮水、主动饮水的习惯,尤其是每天清晨1杯温开水或蜂蜜水可刺激胃结肠反射,促进肠蠕动。

(3)多吃富含益生菌的发酵食物,如酸奶,维持健康的肠道菌群。

(4)多食粗纤维的食物和蔬菜,如韭菜、芹菜等。

(5)油脂具有润肠通便的作用,可适当增加花生油、芝麻油或含油脂高的芝麻、葵花子、核桃的摄入。

(6)少食辛辣食物,尽可能做到定时排便。

(7)每天运动,如散步、打太极拳、练操、跑步。

(8)腹部按摩等。

7. 蔬菜水果这样吃

(1)深色叶菜。深色蔬菜是指深绿色、红色、橘红色、紫红色等蔬菜,它们富含胡萝卜素,尤其是β–胡萝卜素,是维生素A的主要来源。深色蔬菜是维生素、矿物质、膳食纤维和植物化学物质的重要来源,保持肠道正常功能,提高免疫力,具有重要作用。增加蔬菜的摄入种类和数量,深色蔬菜应占到一半为宜。深色蔬菜含有叶绿素、叶黄素、番茄红素、花青素等,其中的芳香物质,赋予蔬菜特殊的色彩、风味和香气,具有促进食欲的作用。

(2)常见的深色蔬菜。①深绿色蔬菜:菠菜、油菜、冬寒菜、芹菜叶、蕹菜(空心菜)、莴笋叶、芥菜、西兰花、西洋菜、小葱、茼蒿、韭菜、萝卜缨。②红色及橘红色蔬菜:西红柿、胡萝卜、南瓜、红辣椒等。③紫红色蔬菜:红苋菜、紫甘蓝等。

(3)十字花科蔬菜。十字花科蔬菜含有各种植物营养素、黄酮类化合物、类胡萝卜素、萝卜硫素和吲哚,能综合帮助肝脏化解各类化学毒素和致癌物,具有一定的抗氧化和防癌作用。其中含有的葡萄糖异硫氰酸盐、维生素C、维生素E对预防营养代谢性慢病有帮助。

(4)常见的十字花科蔬菜有小白菜、大白菜、菜心、卷心菜、椰菜、芥蓝、青花菜、球茎甘蓝、芥菜、叶芥菜、茎芥菜、大头菜、榨菜、胡萝卜、白萝卜、西兰花和油菜等。

（5）水果、生吃蔬菜：放在看得见、拿得到时的地方，方便食用。

（6）自制水果蔬菜汁，包括果蔬渣。

（7）蔬菜、水果各有营养特点，不能相互替代。果蔬汁不能替代果蔬。

8. 便秘治疗的目的和原则

（1）便秘治疗的目的是缓解症状，恢复正常肠动力和排便生理功能。

（2）便秘治疗总的原则：个体化的综合治疗。

（3）调整患者的精神心理状态。

（4）合理的膳食。

（5）建立正确的排便习惯。

（6）对明确病因者进行病因治疗。

（7）需长期应用通便药物维持治疗者，应避免滥用泻药。

（8）外科手术应严格掌握适应证，并对手术疗效做出客观预测。

（二）营养与慢性便秘

（1）能量：能量供应与健康人基本一致，保持适宜体重，三大产能营养素配比合理。

（2）蛋白质：每日摄入量占总能量的 10% ~ 15%。

（3）脂肪：每日摄入占总能量的 20% ~ 25%，可适当增加含脂多的食物，如花生、芝麻、核桃、花生油、芝麻油、豆油等，起到润肠作用。

（4）碳水化合物：占总能量的 55% ~ 60%，少选用含单、双糖食物。

（5）矿物质和维生素：多摄入来源于天然食物的矿物质和维生素。

（6）水：每天饮水在 1500mL 以上，减少摄入浓茶、咖啡等，应禁酒。

（7）膳食纤维。①膳食纤维要保证在每日 25 ~ 30g；②便秘者需要足量的膳食纤维维持大便的体积和肠道传输功能；③增加膳食纤维可提高粪便的含水量，促进肠内有益细菌的繁殖，增加粪便体积，加快肠道的传输，使排便次数增加；④膳食纤维制剂包括麦麸、甲基纤维素等；⑤注意大剂量膳食纤维制剂可导致腹胀；⑥可疑肠梗阻者禁用。

（三）慢性便秘的膳食营养管理

（1）年老体弱、营养不良、肥胖以及运动过少导致的无张力便秘患者：①应增加饮食中膳食纤维的量；②可用粗糙食物代替精细食物；③多吃蔬菜和带皮水果；④饮食中可加些琼脂，利用其吸水性，使肠内容物膨胀而增量，促进肠蠕动。

（2）胃肠道疾病或某种神经失调、使用泻药过久导致痉挛性便秘者：①采用少渣饮食，给质软、光滑、低纤维饮食，可减轻肠道刺激；②选食蛋类、米粥、蛋糕、嫩肉、鱼、牛奶、奶油等；③禁食膳食纤维多的水果；④可加用益生菌制剂。

（3）因机械性或麻痹性肠梗阻、因肿瘤压迫肠道而引起肠道不全或完全梗阻导致的阻塞性便秘者：关键在于去除病因，不全性肠梗阻可给予清淡流食。

（4）学会使用治疗便秘的药物：容积性泻药、渗透性泻药、刺激性泻药、润滑性药物、促动力药、促分泌药、微生态制剂和中药。

（5）慢性便秘的整体预防。①提高对便秘的认知水平，使患者认识到便秘是可防可治的；②健全社会支持系统；③改善生活方式；④合理膳食，多饮水；⑤合理运动；⑥建立良好的排便习惯；⑦乐观豁达情绪；⑧减少不必要用药；⑨加强心理疏导。

第四节　老年其他疾病营养与膳食防治

一、骨质疏松症

（一）概述

1. 定义

骨质疏松症（OP）是一种以骨量降低和骨组织微结构破坏为特征，导致骨脆性增加和易于骨折的代谢性骨病。

2. 分类

按病因分为原发性和继发性 2 类。继发性 OP 的发病原因明确，常由内分泌代谢疾病（如性腺功能减退症、甲亢、甲旁亢、库欣综合征、I 型糖尿病等）或全身性疾病引起。

原发性 OP 又可分为 2 类：Ⅰ 型和 Ⅱ 型。

(1) Ⅰ 型(绝经后骨质疏松症)由破骨细胞介导,常见于绝经后 51~65 岁女性,快速的骨丢失主要为骨小梁,特别是脊椎和桡骨远端。

(2) Ⅱ 型(老年性骨质疏松症)多在 65 岁后发生,主要侵犯锥体和髋骨,与高龄、慢性钙缺乏、骨形成不足有关。

3.临床表现

(1)骨痛:轻者无症状,只在 X 线检查时发现,较重时骨痛、为弥漫性,无固定部位。

(2)肌无力:乏力常于劳累或活动后加重。

(3)负重能力下降或不能负重。

(4)骨折:常于轻微活动、创伤、弯腰、负重、挤压或摔倒后发生骨折。多发部位为脊柱、髋部和前臂,髋部骨折多在股骨颈部,以老年性 OP 患者多见,通常于摔倒或挤压后发生。

(二)营养与骨质疏松症

1.钙

(1)钙是人体含量最丰富的无机元素之一,其中 99% 存在于骨骼和牙齿,故骨骼是人体钙的储存库。

(2)老年人骨质疏松的发生和发展与一生中钙的摄入状况密切相关,从儿童期起足量钙摄入和规律的负重运动,有利于获得理想的骨峰值,可减少发生骨质疏松的危险度。

(3)绝经后妇女的雌激素分泌明显减少,骨吸收增加,骨量降低,骨微结构逐渐破坏,肠道钙吸收随着年龄的增加而缓慢下降,加之运动缺乏,久而久之易发展为骨质疏松。

2.磷

(1)人体内磷总量的 85% 存在于骨骼和牙齿,与钙同为骨骼和牙齿的重要成分。

(2)人体磷与钙的比例是恒定且相互制约的。

（3）膳食中磷摄入量过多可降低肠道钙的吸收,损害钙磷平衡,

（4）高磷低钙膳食对处于骨质增长期的儿童青少年可能会妨碍骨质正常生长发育,而对于钙吸收和转运低下的老年人,则可能引起继发性甲状旁腺功能亢进,加速与年龄相关的骨丢失。

3. 维生素

（1）充足维生素 D 是保证骨代谢顺利进行的重要因素之一。

（2）1,25 二羟维生素 D_3 促进小肠钙吸收,减少肾钙、磷排泄,有利于骨质钙化。

（3）适当补充维生素 D 能够延缓骨质丢失和骨折发生率。

（4）维生素 A 参与骨细胞基质中黏多糖的合成。

（5）维生素 C 对骨骼中骨胶原的生成有重要作用,均有助于骨钙化。

4. 蛋白质

蛋白质是构成骨骼有机基质的基础原料,长期蛋白质缺乏造成血浆蛋白降低,骨基质合成不足,影响新骨形成,增加骨质疏松的危险性;但大量摄入蛋白质可使尿钙排泄量增加。经尿丢失过多的钙与髋骨骨折率升高有关。

5. 其他

膳食纤维、氟、微量元素硅和硼等都对骨质疏松症的预防有一定的作用。

（三）骨质疏松的膳食营养管理

1. 预防

（1）骨质疏松的预防比治疗更为现实和重要。

（2）平时应合理膳食、适量运动,最好是负重锻炼。

（3）摄入足够钙、磷、维生素 D 等,有助于获得理想的骨峰值,从而减慢骨质疏松的速度。

2. 营养治疗原则

1）充足的钙

（1）钙剂和维生素 D 是日常防治骨质疏松症的基本药物。

(2)不同人群的钙摄入量是不同的。中国营养学会推荐成年人钙的参考摄入量为每天800mg,50岁及以上人群为1000～1200mg,中国老年人至少为1000mg。

(3)尽可能通过饮食摄入充足的钙。补钙首选食物是乳类及乳制品,其他有虾皮、芝麻酱、黑芝麻、核桃等,必要时采用钙强化食品。

(4)可选择合适的钙剂予以补充:掌握钙剂使用量,钙摄入过量会增加肾结石等的危险性,长期或大剂量使用钙剂应定期监测血钙及尿钙水平。

(5)高尿酸血症患者补钙时应多饮水、多运动,防止肾结石形成。

2)维生素D

成人维生素D推荐摄入量为400IU（10μg）/d,65岁及以上老年人为600IU（15μg）/d;维生素D用于防治骨质疏松症时为800～1200IU（20～30μg）/d,可耐受最高摄入量为2000IU（50μg）/d。维生素D缺乏影响骨质的生成,其天然食物来源有动物肝脏、鱼子、蛋黄以及鱼肝油。

3)适量的磷

(1)成人每日磷推荐摄入量为700mg。

(2)如果摄入过多,影响钙、磷比例,可能会引起骨盐丢失。

(3)老年性骨质疏松的发生与高磷摄入可能有关,故磷摄入宜适量。

(4)食物中普遍含磷,且一些食品在加工时添加多种含磷的添加剂,故日常膳食中缺磷比较少见。

4)充足的维生素

足量维生素A和维生素C供给对骨钙化有利。

5)适量的蛋白质

蛋白质适量供给可促进钙的吸收和储存。健康成年人蛋白质每日摄入0.8～1.0g/kg。动物性蛋白质和植物性蛋白合理搭配,其中优质蛋白占1/3～1/2。常吃奶类、大豆类等优质蛋白食物,有助于保持骨骼质量。

3.膳食调配和科学烹调

(1)食物宜新鲜、清淡,避免太咸或过多的植物纤维。

(2)尽量消除和避免干扰钙吸收的膳食因素。

(3)含钠多的食物如酱油、食盐、咸鱼、火腿、腐乳等,宜限量食用。因高钠膳食会增加尿钙排泄。

（4）科学的烹饪方法。大米洗前先用温水浸泡。

（5）面粉、玉米粉、豆粉等经过发酵烘烤，可使谷类中植酸酶活性增加，分解植酸盐，释放出钙和磷，提高其利用率。

（6）草酸多（水芹、马齿苋、苋菜、菠菜、甜叶菜、萝卜、韭菜、竹笋、苦瓜、茭白等）的蔬菜食用前先焯水，使部分草酸溶于水中。

4.调整生活方式

1）改变不良习惯

（1）纠正偏食、挑食、节食等不良习惯，做到营养搭配合理。

（2）戒烟并避免酗酒，饮过量浓茶、咖啡、碳酸饮料等。

（3）增加户外活动，适当晒太阳。

2）合理膳食

（1）保证每日膳食丰富、营养均衡是防治骨质疏松症的基础。

（2）多吃富含钙和维生素 D 的食物，如蔬菜、鱼类、蛋类、豆腐、菌菇、燕麦、奶制品等。

（3）低盐饮食、多饮水、保持大便通畅等以增进食欲，促进钙的吸收。

3）充足日照

（1）维生素 D 除了来源于食物，还依靠阳光中紫外线照射皮肤而合成。

（2）一般双臂等部位皮肤暴露照射 15～30min 即可。

（3）建议选阳光较为柔和的时间段（根据季节、地区、纬度等有所调整）。

（4）避免强烈阳光长时间照射，以免灼伤皮肤。

4）合理运动

（1）日常运动应以负重、抗阻力运动和平衡训练为主，不仅可以增强肌肉质量、改善机体平衡，还能改善骨密度、维持骨结构，降低跌倒和骨折的风险。

（2）以有氧运动为基础，配合全身肌肉力量训练，每周 3～7 次，运动量逐渐增加。

（3）老年人可选择散步、慢跑、跳舞、骑车等中强度运动，以及哑铃、太极拳、五禽戏、八段锦等力量训练。

（4）老年人还应增加手膝位、坐位、站位等平衡练习，每周 3～5 次。

（5）运动应根据个人身体状况，选择合适的锻炼强度和时间，循序渐进，持之以恒。但要注意少做躯干屈曲、旋转动作。

5）预防跌倒

中老年高危人群和家属应提高防护意识；楼梯和家庭走道保持通畅，卫生间安装夜灯、安全扶手，铺防滑垫等；必要时使用拐杖或助行器。

6）合理用药

伴有影响骨代谢的内科疾病（如甲状腺功能亢进、糖尿病、肾功能不全等），或服用影响骨代谢的药物（如地塞米松、甲强龙等）的患者，需督促其定期至医院检测骨密度，必要时进行规范抗骨质疏松治疗。

7）心理护理

（1）骨质疏松症对患者心理状态的影响常被忽略，主要包括睡眠障碍、焦虑、抑郁、恐惧、自信心丧失等心理异常。

（2）老年患者自主生活能力下降，以及骨折后缺乏与外界的交流，也会造成社交障碍等心理负担。

（3）应重视和关注骨质疏松症及其骨折患者的心理健康评估，并视情况进行干预，使患者正确认识骨质疏松症，帮助其消除心理负担。

（四）食物选择

（1）宜选用食物：富含钙和维生素 D 的食物，如各种乳类及其制品、大豆及其制品、蛋类、鱼、虾皮、海带、紫菜等；各种主食，特别是发面食品；各种水果和蔬菜。

（2）忌用或少用的食物：含粗纤维过多的粗粮；含草酸多的蔬菜，如菠菜、芥菜、空心菜等，应先焯后再加工；含磷高的动物肝脏和高磷酸盐添加剂的食品，以及酒、咖啡、可乐和碳酸饮料等。

二、肾病综合征

（一）概述

（1）定义及分类。肾病综合征是因各种原因引起的肾小球疾病中的一组临床综合征，分为原发性和继发性 2 大类。前者多发生于儿童，后者多见于糖尿病、系统性红斑狼疮及某些药物所致。

（2）临床表现。典型临床表现为"三高一低"：大量蛋白尿（尿蛋白超过3.5g/d）、低蛋白血症（血浆白蛋白低于 30g/L）、水肿和高脂血症。营养治疗在肾病综合征的治疗全过程中起着举足轻重的作用。

(二)营养与肾病综合征

(1)蛋白质。肾病综合征患者蛋白质代谢特点是肾小球滤过膜完整性受到损害导致通透性增加,引起大量蛋白尿、低蛋白血症、患者全身水肿。

(2)脂肪。脂类代谢异常,出现高脂血症,主要是由于低蛋白血症促进肝脏合成蛋白质,同时也刺激肝脏生成胆固醇和脂蛋白,而脂质清除障碍,诱发高脂血症的发生。表现为总胆固醇、低密度脂蛋白、极低密度脂蛋白均增高,高密度脂蛋白正常或下降。

(3)矿物质、维生素和水。低蛋白血症引起胶体渗透压降低,水分潴留在组织间隙,血容量减少,抗利尿激素分泌增加,肾小管对钠的重吸收增加,引起水、钠潴留,出现水肿。肾病综合征患者可出现低钾或高钾血症,低蛋白血症导致与钙结合蛋白质减少,影响钙、磷的吸收和利用,出现低钙血症、骨质疏松等。铁、维生素也容易缺乏。

(三)肾病综合征的膳食营养管理

1.营养治疗原则

1)供给足够能量

能量以 30~35kcal/(kg·d)为宜,总量为 2000~2500kcal,碳水化合物应占总能量的 65%~70%。

2)适量优质蛋白质

(1)正常量优质蛋白质,避免高蛋白饮食引起高滤过、高灌注和低蛋白饮食引起血浆胶体渗透压低使水肿难以纠正。

(2)供给量为 0.8~1.0g/(kg·d),再加 24h 尿蛋白丢失量。优质蛋白质占 60%以上。

(3)限制蛋白质饮食对肾病综合征患者肾功能的改善是有益的,尽管在纠正负氮平衡方面作用不尽如人意。

(4)肾功能正常者,给予高蛋白饮食,以弥补尿蛋白的丢失。

(5)发生氮潴留时应限制蛋白质摄入。

3)碳水化合物

严格限制碳水化合物摄入量,以多糖为主,减少单、双糖摄入。

4)适量脂肪

脂肪供热比小于20%,正常人每天膳食胆固醇量300mg;高胆固醇血症患者,每日胆固醇量小于200mg;选含多不饱和脂肪酸食物,少食动物油脂多及煎炸食品

5)限制钠、水摄入

严格限制钠盐:钠摄入1000~2000mg/d,水肿严重者500mg/d,禁食含钠高的食物(咸菜、咸蛋、腐乳)、含碱主食、含钠高蔬菜(西芹、小茴香、小白菜、乌菜、奶白菜),选择富含B族维生素、维生素A、维生素C食物。还需注意钙和维生素D的补充。水摄入量一般为前一日尿量加500~800mL。

6)补充矿物质、维生素及膳食纤维

选择富含铁、钙、维生素A、维生素D、维生素C和B族维生素的食物。增加膳食纤维的摄入量,有助于降低血脂和防治酸中毒。

2.膳食指导

采用低盐、低脂、优质蛋白质、富含维生素和矿物质的饮食。

(1)供给足够热能。患者常食欲欠佳,食物品种应多样化,色、香、味俱佳,可口美观,以增进食欲。

(2)进食适量优质蛋白质。蛋白质的摄入要适量,补充优质蛋白质(占总蛋白的60%~70%为佳),限制植物蛋白的比例,如鱼、虾、瘦猪肉、鸡鸭肉、鸡蛋、牛奶等。肾功能正常者蛋白质摄入量为0.8~1g/(kg·d),出现慢性肾脏功能不全应减少蛋白摄入,每天为0.6~0.8g/kg。

(3)限制脂肪摄入。肾病综合征患者有高脂血症、血液黏稠、动脉硬化、肾小球损伤及硬化等,饮食注意选择低脂肪膳食,以清淡为主,饮食要少油,限制脂肪高的食物摄入,包括肥肉、油炸食品和含胆固醇高的食物(蛋黄、动物内脏、肉汤等)。

(4)限制钠盐、水的摄入。

(5)补充富含维生素和矿物质饮食。

3.食物选择

(1)宜用食物:谷类如米饭、米面、米线、面条、馒头等,蛋类如鸡蛋、鸭蛋、鹌鹑蛋等,畜肉瘦肉、蔬菜和水果及各种植物油等均可选用。

（2）忌(少)用食物。①腌制食品:咸菜、泡菜、咸蛋、松花蛋、醋大蒜、什锦菜等;②辛辣食物:干辣椒、芥末、白胡椒、黑胡椒等;③富含饱和脂肪酸和胆固醇食物:油茶、动物脑、鱼子、蟹黄等。

三、帕金森病

（一）概述

1. 定义及流行病学

帕金森又名震颤麻痹,是一种常见于中老年的神经系统变性疾病。平均发病年龄为55岁,多见于60岁以后,男性略多于女性。我国65岁以上人群总体患病率为1700/10万,患病率随年龄增加而升高。常隐匿起病,缓慢发展。

2. 临床表现

1）运动症状

（1）静止性震颤为首发症状,随意运动时减轻,紧张或激动时加剧。

（2）运动迟缓:随意运动减少,动作缓慢、笨拙,晚期合并肌张力增高,导致起床、翻身均有困难。

（3）姿势障碍:早期表现为走路时患侧上肢摆臂幅度减小或消失,下肢拖沓,碎小的步伐越走越快,不能及时止步(前冲步态或慌张步态)。

2）非运动症状

（1）感觉障碍:中晚期常有肢体麻木、疼痛,个别有不安腿综合征。

（2）精神障碍:近半数患者伴有抑郁、焦虑,15%～30%的患者在疾病晚期发生认知障碍乃至痴呆、幻觉。

（二）营养与帕金森

（1）能量。每日能量供给25～30kcal/kg,对单纯帕金森患者一般提倡高糖、高脂饮食,但并非无节制地摄入糖、脂肪。能量主要来源于碳水化合物,通常碳水化合物与蛋白质供能比例应维持在(4～5):1。

（2）蛋白质。每日蛋白质供给为0.8g/kg,以补充优质蛋白为主。由于高蛋白饮食不利于抗帕金森药物吸收,因此高蛋白质饮食宜在晚餐供给。

（3）碳水化合物。葡萄糖是提供能量的主要物质,糖类摄入太少而蛋白质摄入多,高蛋白质饮食会严重干扰抗帕金森药物的吸收。因此,帕金森患者可多食用米、面、粗粮、薯类(如红薯、白薯、山药)等食物。

（4）脂肪。脂肪供能约占 30% ,以不饱和脂肪酸为主,选择菜籽油、花生油、豆油、橄榄油、葵花籽油等。

（5）维生素和矿物质。易发生 B 族维生素缺乏;维生素 B_6 可增强外周脱羧酶作用,降低左旋多巴的疗效;钙摄入量 1000～1500mg/d,适量摄入维生素 D,可减少骨质疏松症的发生。当由于某些原因不能从食物中摄取充足的维生素和微量元素时,可考虑适当补充多种维生素和微量元素复合制剂。

（三）膳食营养管理

1. 原因

（1）易出现体重减轻和营养不良。

（2）疾病相关的不自主运动可导致能量消耗增加,而疾病相关的症状和药物的副反应则会限制食物的摄入。

（3）患者常会应用一些非常规的营养疗法,从而加剧营养不良。

2. 营养指导

（1）选择容易送入口中的食物(如可以手拿着的食物,或可使用叉子摄食的食物如大块的水果或蔬菜)。

（2）汤或其他食物必须在容器内端稳,否则对于有震颤症状的患者摄入较困难。

（3）由于患者摄食速度慢,要使用隔热的碟子或能保温的托盘以保持食物的温热适口。

（4）患者进食(或吃药)时不要受到打扰。任何分散注意力的事情都可能使老年帕金森病患者失去对进食的关注并难以重新开始。

（5）避免特别粗糙、硬核难嚼的食物。

3. 关于左旋多巴

（1）在餐前 1h 或餐后 2h 服用左旋多巴,否则蛋白质与左旋多巴同时吃,会影响左旋多巴的作用。

(2)维生素 B_6 有对抗左旋多巴的作用,不宜摄入过多(不超过 DRIs 的推荐量)。

(3)避免左旋多巴与铁剂同服,因为铁可减少左旋多巴的吸收。

(4)左旋多巴治疗几年后,患者可能会对药物不敏感,如出现这种情况,首先要评估蛋白质的摄入量,是否因蛋白质的摄入影响了药物的疗效,这就需要调整饮食模式和服药时间。

(四)帕金森营养治疗流程

1. 营养筛查与评估

(1)疾病早期:用 NRS 2002 或 MUST 进行营养风险筛查;使用人体测量学指标如体重、身高、BMI、肱三头肌皮褶厚度、小腿围等评估;3 日饮食记录。

(2)进展期:无意识的体重下降、摄入减少、吞咽困难、运动障碍频率增加,便秘、药物副反应、身体条件影响进饮食、深部脑刺激后体重增加、体位性低血压等。

(3)终末期:需考虑营养支持预后,听取姑息治疗小组的建议、多学科小组的决定。

2. 营养干预

(1)制定针对性营养计划。

(2)营养支持:经口给予强化食品、高能量/高蛋白食物,调整食物的质地;肠内营养途径如鼻胃管、鼻肠管、经皮内镜下胃造瘘术、个体化的营养处方等;对肌肉活动水平不稳定的患者进行蛋白管理。

(3)需注意一旦出现不适或患者没有意愿需停止人工营养时,为防止液体量超负荷,肠内营养液的体积可能需要逐渐减少。具有吸入或窒息危险的患者可不经口营养支持。

3. 营养监测

(1)监测频次:早期每年进行,进展期每 3 个月进行,终末期每月进行。

(2)检测内容为体重、BMI、人体测量、生化检查等营养指标和其他专病指标。

第五节 老年营养食谱及其他

一、老年糖尿病患者膳食食谱设计

(一)糖尿病患者的食谱编制方法

(1)食物成分表计算法:根据食物成分表所列各种食物的营养值计算出食谱中各类食物的用量。此法所得数字较精确,但非常烦琐,患者不易操作。

(2)主食固定法:根据患者情况固定每日主食用量,方法简便,常用于门诊患者。但必须强调在固定主食的同时,副食也应适当定量,否则患者的能量供给量无法控制。

(3)食物交换份法:将常用食物按照营养成分的特点分为谷类、蔬菜类、水果类、瘦肉类等。在每一类食物中按常用食物的习惯用量算出每一份食物的粗略营养值(糖类、蛋白质、脂肪)及能量,然后再将每类食物中的其他食品按等值营养成分算出使用量(交换份)。

(二)使用食物交换份法为糖尿病患者进行食谱编制

张师傅,男性,办公室工作,今年 60 岁,身高 170cm,体重 80kg,患糖尿病 2 年,病情较轻,没有其他并发症。患者每天习惯食物为牛奶 250g,蔬菜 500g,拟采用单纯饮食治疗,试为其编制食谱。

1. 计算能量供给量

理想体重:170 - 105 = 65kg,实际体重 80kg,超理想体重 23% 属于肥胖。

属于轻体力劳动,能量 20 ~ 25kcal(表 11 - 13),其能量供给量是 65kg × (20 ~ 25) kcal = 1300 ~ 1625kcal。结合患者年龄,将能量供给量定位为 1300kcal/d。

表 11 - 7　成年糖尿病患者每日能量供给量/kcal · (kg. d) $^{-1}$

体型	卧床	轻体力劳动	中体力劳动	重体力劳动
消瘦	25 ~ 30	35	40	40 ~ 50
正常	20 ~ 25	30	35	40
肥胖	15	20 ~ 25	30	35

2. 计算三大能量营养素供给量

患者系肥胖型,采用单纯饮食治疗,故将糖类、脂肪、蛋白质占总能量的比值分别定为糖类占55%,脂肪占27%,蛋白质占18%。

糖类供给量:1300kcal ×55% /4kcal ≈180g/d

脂肪供给量:1300kcal ×27% /9kcal ≈39g/d

蛋白质供给量:1300kcal ×18% /4kcal ≈59g/d

3. 确定餐次

患者采用单纯饮食治疗,一日三餐,早餐占 1/5,午、晚餐各占 2/5。

4. 用食物交换份法计算食谱内容

计算步骤见表 11 - 14。

表 11 - 8　食谱计算

食谱内容	交换份 交换单位	食物量/g	糖类/g	蛋白质/g	脂肪/g	能量/g
牛奶	1.5	250	9	8	8	
蔬菜类	1	500	17	5		
谷类	8	200	160	16	—	
肉类	3	150	—	27	18	
油脂类	1.5	15	—	—	15	
合计	15	—	186	56	41	1339

注:①计算糖类量:由表 11 - 14 查出牛奶250g,蔬菜500g 供给糖类 26g,全日需糖180g,不足之数由谷类补足。每份谷类供糖20g,故谷类全日供应为(180 - 26)/20 ≈8 交换份。②计算蛋白质食物量:由表 11 - 15 查出牛奶、蔬菜、谷类供蛋白质29g,每份肉类供蛋白9g,故肉类全日供应为(59 - 29)/9 ≈3 交换份。③计算脂肪食物量:由表 11 - 15 查出牛奶、肉供脂肪26g,每份油脂类供脂肪10g,故油脂类全日供应为(39 - 26)/10 ≈1.5 交换份。

表 11 – 9　食品交换的四大组(八大类)内容和营养价值

组别	类别	每份重量/g	能量/kcal	蛋白质/g	脂肪/g	糖类/g	主要营养素
谷薯组	谷薯类	25	90	2	—	20	糖类、膳食纤维
果蔬类	蔬菜类	500	90	5	—	17	矿物质、维生素、膳食纤维
果蔬类	水果类	200	90	1	—	21	矿物质、维生素、膳食纤维
肉蛋类	大豆类	25	90	9	4	4	
肉蛋类	奶类	160	90	5	5	6	蛋白质
肉蛋类	肉蛋类	50	90	9	6	—	
油脂类	坚果类	15	90	4	7	2	脂肪
油脂类	油脂类	10	90	—	10	—	

表 11 – 10　等值谷薯类交换表

食品	重量/g	食品	重量/g
大米、小米、糯米、薏米	25	绿豆、红豆、芸豆、干豌豆	25
高粱米、玉米渣	25	干粉条、干莲子	25
面粉、米粉、玉米面	25	油条、油饼、苏打饼干	25
混合面	25	烧饼、烙饼、馒头	25
燕麦片、莜麦面	25	咸面包、窝头	35
荞麦面、苦荞面	25	生面条、魔芋生面条	35
各种挂面、龙须面	25	马铃薯	100
通心粉	25	湿粉条	150

注:每份谷薯类供蛋白质2g、糖类20g、能量90kcal。

表 11 – 11　等值蔬菜类交换表

食品	重量/g	食品	重量/g
大白菜、圆白菜、菠菜	500	白萝卜、青椒、茭白、冬笋	400
韭菜、茴香、茼蒿	500	倭瓜、南瓜、菜花	350
芹菜、莴苣笋、油菜薹	500	鲜豇豆、扁豆、洋葱、蒜苗	250
西葫芦、西红柿、冬瓜	500	胡萝卜	200
黄瓜、茄子、丝瓜	500	山药、荸荠、藕、凉薯	150
芥蓝菜、塌棵菜、瓢儿菜	500	百合、芋头	100

表 11 - 1(续)

食品	重量/g	食品	重量/g
苋菜、龙须菜	500	毛豆、鲜豌豆	70
绿豆芽、鲜蘑菇、水浸海带	500		

注:每份蔬菜类供蛋白质5g、糖类17g、能量90kcal。

表 11 - 12　等值肉蛋类交换表

食品	重量/g	食品	重量/g
熟火腿、香肠	20	鸡蛋粉	15
肥瘦猪肉	25	鸡蛋	60
熟叉烧肉、午餐肉	35	鸭、松花蛋(1大个带壳)	60
熟酱牛肉、熟酱鸭、大肉肠	35	鹌鹑蛋(6大个带壳)	60
瘦猪、牛、羊肉	50	鸡蛋清	150
带骨排骨	50	带鱼	80
鸭肉、鸡肉	50	草鱼、鲤鱼、甲鱼	80
兔肉	100	对虾、青虾、鱼贝	80

注:每份肉蛋类供蛋白质9g、脂肪6g、糖类4g、能量90kcal。

表 11 - 13　等值大豆类交换表

食品	重量/g	食品	重量/g
腐竹	20	北豆腐	100
大豆	25	南豆腐(嫩豆腐)	150
大豆粉	25	豆浆(黄豆重量1份,加水重量8份磨浆)	400
豆腐丝、豆腐干	50		

注:每份大豆类供蛋白质9g、脂肪4g、能量90kcal。

表 11 - 14　等值奶类交换表

食品	重量/g	食品	重量/g
奶粉	20	牛奶	160
脱脂奶粉	25	羊奶	160
乳酪(起司)	25	无糖酸奶	130
豆腐丝、豆腐干	50		

注:每份奶类供蛋白质5g、脂肪5g、糖类6g、能量90kcal。

表 11 – 15　等值水果类交换表

食品	重量/g	食品	重量/g
柿、香蕉、鲜荔枝	150	李子、杏	200
梨、桃、苹果	200	葡萄	200
橘子、橙子、柚子	200	草莓	300
猕猴桃	200	西瓜	500

注:每份水果类供蛋白质1g、糖类21g、能量90kcal。

表 11 – 16　等值油脂类交换表

食品	重量/g	食品	重量/g
花生油、香油(1 汤匙)	10	猪油	10
玉米油、菜籽油(1 汤匙)	10	牛油	10
豆油	10	羊油	10
红花油(1 汤匙)	10	黄油	10

注:每份油脂类供脂肪10g、能量90kcal。

5.食谱内容举例

(1)根据表11-2的食谱计算,患者全日食物用量为:

牛奶类	1.5 交换单位	250g
蔬菜类	1 交换单位	500g
谷类	8 交换单位	200g
肉类	3 交换单位	150g
油脂类	1.5 交换单位	15g

(2)根据确定的食物用量,参考食物交换份表,制定一日食谱内容:

早餐　　　　牛奶250g,馒头(面粉50g),凉拌豆腐干25g

午餐　　　　米饭(大米75g),鸡蛋1个,炒豆芽菜150g

　　　　　　瘦肉25g,凉拌菠菜100g

　　　　　　烹调油10g

晚餐　　　　瘦肉25g,白菜100g,煮汤面(面粉75g)

　　　　　　豆腐丝25g,凉拌芹菜150g

　　　　　　烹调油5g

二、营养小贴士

(一)老年人适宜的食品

(1)蜂蜜:蜂蜜是适合老年人食用的营养滋补品。蜂蜜中所含的葡萄糖被人体快速吸收利用,迅速补充大脑所需的能量,缓解疲劳;蜂蜜中含有丰富的营养物质,可以调节神经系统,缓解精神紧张,促进睡眠;保护胃肠功能,增进肠胃蠕动,促进排便,缓解便秘症状;对脂肪肝、肝硬化等慢性肝病能起到辅助的食疗作用。

(2)深海鱼油:深海鱼油是指从深海鱼类动物体中提炼出来的不饱和脂肪酸成分(Omega-3),分别为二十碳五稀酸(EPA)和二十二碳六稀酸(DHA)。①EPA有助于保持血管畅通,预防血栓产生,阻止中风或心肌梗死的发生;预防动脉硬化,阻止末梢血管阻塞的发生。②DHA是大脑细胞形成、发育及运作不可缺少的物质基础,可以促进、协调神经回路的传导作用,以维持脑部细胞正常状态。老年人补充DHA有助于活跃思维,预防老年痴呆症。

(3)银耳:又名白木耳,祖国医学认为银耳有滋阴、润肺、养胃、生津作用。主要用来治疗虚劳咳嗽、痰中带血、虚热口渴等,尤其是银耳性平和,味甘,对老人及体质虚弱者最为适宜。有研究发现,银耳有抗血栓形成的功能,可保护心脑血管;有抗肿瘤、抗炎、抗辐射的作用,能增强人体对肿瘤的免疫力,抑制肿瘤生长;可增强人体对放疗和化疗的耐受力。

(4)黑豆:每100g黑豆中含有蛋白质36g、脂肪16g、碳水化合物23g、膳食纤维10g;富含B族维生素和维生素C,含钙、镁、钾、磷等。含有卵磷脂和皂甙,卵磷脂能防止动脉硬化,而皂苷具有很强的抗氧化作用,能有效预防癌症。

(5)枸杞子:味甘,性平,能滋肾、润肺、补肝、明目,治疗肝肾阴亏、腰膝酸软、头昏、目眩、多泪、虚劳咳嗽、消渴、遗精等。枸杞子含有丰富的胡萝卜素、多种维生素、钙、铁营养物质,有明目作用。用于治疗视物昏花和夜盲症。

(6)海参:含蛋白质、脂肪、糖、无机盐及各种维生素;含有碘、胶原纤维、多糖体和硫酸软骨素,具有补肾、润燥、养血等功效。常食用可滋阴降火、补肾健阳、益智补钙等。

(7)牛奶及奶制品:富含优质蛋白质,是钙的良好来源,而且奶制品中富含维生素和矿物质,老年人经常喝奶,对于骨质疏松症等多种老年病有益处。

表 11 - 17 老年人食物选择推荐表

食物类别	可用食物	少用、免用食物
肉类	瘦猪、牛、羊肉,去皮禽肉,鱼类	肥肉、加工肉制品、鱼子、鱿鱼、动物内脏
蛋类	鸡蛋、鸭蛋、蛋清	蛋黄
奶类	鲜牛奶、酸奶、脱脂奶	全脂奶粉、乳酪等奶制品
食用油	花生油、低芥酸菜籽油、豆油、葵花籽油、香油、茶油	棕榈油、椰子油、奶油、猪油、牛羊油、黄油、其他动物油
糕点甜食		油饼、油条、炸糕、奶油蛋糕、冰激凌等
糖		单糖如红糖、白糖(每天≤25g 以下)
新鲜蔬菜	深绿叶菜、红黄色菜蔬	
新鲜水果	各种新鲜水果	加工果汁、果味饮料
盐		咸菜、黄酱、豆瓣酱等
谷类	米、面、杂粮	
豆类	黄豆、豆制品	油豆腐、豆腐泡、素什锦等

表 11 - 18 65 岁以上老年人每日食物推荐摄入量

食物类别	推荐摄入量/g·d^{-1}	食物类别	推荐摄入量/g·d^{-1}
谷类	200～250	坚果(/周)	50～70
全谷杂豆	50～150	畜禽肉	40～50
薯类	50～75	蛋类	40～50
蔬菜	300～450	水产品	40～50
水果	200～300	油	25～30
乳类	300	盐	<6
大豆(/周)	105	—	—

(二)容易引起肠胀气的食物

(1)高淀粉类食物:淀粉是碳水化合物中的多糖。含量较高,容易导致消化不良、胀气的食物有土豆、红薯、紫薯、莲藕、芋头、南瓜、山药、板栗等,大量食用混同其他食物,经肠道细菌充分发酵之后,会产生多量的硫化氢、氨气,蓄积在肠道之中,便会引起胃肠道胀气。

(2)豆制品:豆腐、豆浆、豆腐脑等豆制品中含有与胃肠道有关的物质,一种是胰蛋白酶抑制素,抑制体内蛋白酶活性,摄入过多会影响蛋白质的消化,对胃肠有刺激作用;另一种是胃肠胀气因子,产生胃肠道胀气、腹泻以及消化不良等。

(3)乳糖不耐受易胀气:乳糖不耐受症,又称乳糖消化不良或乳糖吸收不良,是人体内不产生分解乳糖的乳糖酶,而使乳糖不能被消化、吸收,为人体所利用。如果喝牛奶1h内,感到胀气或腹泻,甚至更严重症状,这是典型的乳糖不耐受。这类人群可以饮用不含乳糖的牛奶如酸奶,或者吃一些帮助分解乳糖的药片。

(4)吃盐太多也胀气:过量摄入盐使胃肠道内水分潴留,阻碍食物消化进程,从而引起腹胀;过量摄入盐使大肠内菌群稳态破坏,内环境发生紊乱,维系肠道稳定的有益菌受损,而有害菌大肆生长,引起胃肠道不适,包括胀气。因此,进餐要尽量避免高盐食品,如包装食品、油炸食品,尤其是方便面,要多食用新鲜蔬菜水果和全麦食品。

(三)老年人肠胃保健"六字真言"

(1)软:老年人胃肠道功能下降,需食用熟软温暖的食物,这样有利于脾胃消化吸收及肠道排泄。

(2)水:每天要喝8～10杯,即1500mL左右,根据情况酌情增加、减少。最好喝温开水,或喝决明子茶、绿茶,并坚持每晚睡前、夜半醒时和晨起后各饮1杯白开水,防止血液黏稠,预防脑卒中,也利于软化粪便。

(3)粗:常吃富含膳食纤维的食物,如全谷物和杂豆、薯类、青菜、白萝卜、芹菜、丝瓜、菠菜、海带、西红柿、苹果等,多种食物搭配食用,以刺激肠道蠕动,加快粪便排出。

(4)排:养成定时(早晨)排便习惯,不拖延时间,及时排除宿便。便后温水清洗肛门及会阴部,以保持清洁。

(5)揉:每天早晚及午睡后两手相互揉腹,以肚脐为中心,顺时针揉数十次。可促进腹腔血液循环,助消化、通肠胃、顺大便。

(6)动:适度运动,每天早晚慢跑、散步、练习腹式呼吸。随着腹肌的起伏运动,胃肠道的活动量增大,消化功能也得到了增强,利于粪便排泄。

(四)老年人延缓肌肉衰减方法

(1)摄入优质蛋白:常吃富含优质蛋白质的食物,尤其是瘦肉、鱼虾、乳类、大豆及其制品等。建议多喝低脂奶及其制品,乳糖不耐受的老年人可考虑饮用低乳糖奶或酸奶。

(2)多吃富含Ω-3多不饱和脂肪酸的海产品:如海鱼和海藻等。

(3)运动不可少:增加户外活动时间,多晒太阳并适当增加维生素D含量较高的食物,如动物肝脏、蛋黄等。

(4)减少静坐与卧床:有意识锻炼上下肢肌肉,在力所能及的范围内增加活动量。不做剧烈运动,防止跌倒、碰伤,量力而行,循序渐进。可选择散步、打太极拳等动作缓慢的运动方式。

(五)"食不过量"的小窍门

(1)少吃高脂高糖食物:学会看食品标签,了解食品营养成分、能量值,尽可能少选择高脂肪、高糖的高能量食物。

(2)减少在外就餐:在外就餐和聚餐时,用餐时间长,菜品多,会不自觉地增加食物的摄入量,导致进食过量。

(3)定时定量进餐:按时吃饭,细嚼慢咽,不要吃得太快,以免摄入过量。

(4)分餐制:无论在家或在外就餐,提倡分餐制。使用公勺公筷,盛到自己盘中,既方便计量食物的分量,又避免吃得太多。

(5)饭吃八分饱:如果每天能坚持饭吃八分饱,就能有效降低超重和肥胖。

(六)老年人的一日三餐

1)合理安排

老年人由于器官衰退,消化功能减弱,抵抗力下降,在饮食方面应该注意合理计划和安排,早餐、午餐、晚餐三餐科学搭配,注意营养均衡。要准备适合老年人体质的有营养的营养餐食谱。

2）营养均衡

老年人一日三餐要做到饮食平衡，主要是热量、蛋白质、维生素都要适当摄入，以满足身体的需要。另外，科学烹饪，少油少盐，食物清淡易消化。

3）三餐和加餐

（1）早餐：1~2 种以上主食、鸡蛋、牛奶、蔬菜或水果。

（2）中餐和晚餐：有 1~2 种以上主食，1~2 个荤菜、1~2 种蔬菜、1 份豆制品。

（3）加餐：每天 5~6 餐，3 次正餐之间可加 1~2 餐。

（4）老年人睡前可饮用牛奶，这对睡眠有好处。

4）避免吃坚硬的食物

老年人牙齿老化，选择食物时宜松软易消化，不能吃太多坚硬食物，以免影响胃肠道正常消化功能。如肉末蒸蛋、松江鲈鱼、豉汁排骨蒸南瓜、白斩鸡、开水白菜、胡萝卜炒鸡蛋、拍黄瓜、香菇菜心、蘑菇豆腐、烂糊白菜、粉蒸素鸡、草菇煮豆腐、豉汁熬豆腐等。

5）饭后或饭前一碗汤

吃饭喝汤有利于食物的消化吸收。适合老年人的汤要以滋补、养胃、补气血为主，如猪血菠菜汤、海带凤尾草汤、冰糖银耳汤、紫菜汤、百合汤、参枣鸡汤、莲子汤、花旗参麦冬龙骨汤、沙参玉竹蚬鸭汤、木瓜花生排骨汤、莲藕排骨汤等。

6）适当吃一些甜品

可愉悦心情，补充能量。但老年人消化功能差，能量需求低，因此在选择甜品点心的时候要有所取舍，适量即可。适合老人吃的甜品可以选双皮奶、牛奶冻、酸奶、杏仁松糕、南瓜小点心等，注意不要吃冷饮类甜品。

第十二章

其他慢性患者营养管理

第一节　营养与高血压

一、高血压概述

高血压是最常见的慢性非传染性疾病之一,也是心脑血管疾病最主要的危险因素,主要并发症(包括脑卒中、心肌梗死、心力衰竭及慢性肾病等)致残率、致死率高。由国家心血管病中心编制的《中国心血管健康与疾病报告2021》显示:

(1)我国心血管病的发病率与致死率仍高居榜首。

(2)2019年农村、城市心血管病分别占死因的46.74%和44.26%。

(3)心血管病现患人数3.3亿,其中脑卒中1300万、冠心病1139万、心衰890万、高血压2.45亿。

(4)1991年至2015年,中国高血压患病率由15.3%～15.7%升高至23.2%～25.6%。

(5)高血压前期患病率从30.1%升高至43.1%。

(6)2012—2017年,我国高血压知晓率、治疗率和控制率分别为27.2%～56.1%、22.9%～46.8%、5.7%～20.3%。

(一)高血压的定义及分类

(1)定义。在未使用降压药的情况下,非同日测量血压,收缩压＞140mmHg和(或)舒张压＞90mmHg;患者既往有高血压史,目前正在使用降压药物,血压虽然低于 140/90mmHg,也诊断为高血压。

表 12−1 血压的分类及定义

类别	收缩压/mmHg		舒张压/mmHg
正常血压	<120	和	<90
正常高值	120~139	和(或)	80~89
1级(轻度)高血压	149~159	和(或)	90~99
2级(中度)高血压	160~179	和(或)	100~109
3级(重度)高血压	>180	和(或)	>110
单纯收缩期高血压	>140	和	<90

注:当收缩压和舒张压分属于不同分级时,以较高的级别作为标准;该标准适用于>18岁任何年龄的成人。

(2)分类。高血压分为原发性高血压和继发性高血压。前者又称为高血压病,是一种以血压升高为临床表现,伴或不伴有多种心血管危险因素的综合征,占90%以上;继发性高血压由某种器质性疾病引起,病因明确,如果能够及时治愈原发病,血压可恢复正常。

(二)高血压的发病机制

高血压病发病机制不明确,本病是在一定遗传易感性基础上、多种环境因素综合作用的结果。

1. 遗传

本病发病有较明显的家族聚集性。双亲均有高血压,其子女的发病概率高达46%。高血压遗传可能存在基因显性遗传和多基因关联遗传2种方式。

2. 交感神经系统活性亢进

神经系统可根据人体需要和环境刺激对心血管功能(包括血压)进行快速精确的调节,对慢性长期血压水平也有影响。神经系统过度激活是高血压发生和维持的关键因素。

3. 肾素－血管紧张素－醛固酮系统(RAAS)激活

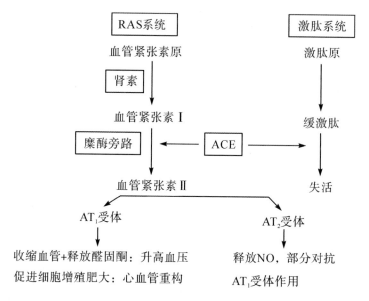

图 12－1　肾素－血管紧张素－醛固酮系统(RAAS)激活

4. 胰岛素抵抗

胰岛素抵抗指胰岛素促进葡萄糖摄取和利用效率下降,机体代偿性分泌过多胰岛素产生高胰岛素血症,以维持血糖稳定。在超重、肥胖、代谢综合征(一部分腹型肥胖)中,高血压很普遍。

5. 钠过多

(1)血压与钠:人群的血压水平及高血压患病率与钠平均摄入量呈正相关,与钾盐摄入呈负相关,而膳食钠/钾比值与高血压的相关性更强。

(2)高钠、低钾膳食是我国多数高血压患者发病的主要危险因素。限制钠的摄入可改善高血压情况。

(3)肾血管性高血压患者,高钠血症可使病情恶化,减低钠盐摄入病情好转。

(4)钠潴留使细胞外液量增加,引起心输出量增高。

(5)小动脉壁的含水量增高,引起周围阻力高。

（6）细胞内外钠浓度比值的变化,引起小动脉张力增加。

（7）体内钠过多除与摄入有关外,肾脏排钠障碍也是重要原因。

（8）高血压患者在血压上升时肾脏不能排除体内多余的钠和水分,致使血压持续上升。

（9）除了肾本身先天和后天的结构功能异常外,许多神经体液因子影响血压,如抗利尿激素、醛固酮、肾素、前列腺素等。

（10）改变摄盐量和血钠水平,能影响一部分个体血压水平。因为饮食中盐的致病是有条件的。

6. 其他

（1）血管表面内皮生成、激活和释放各种血管活性物质,氧化应激影响动脉结构和功能,动脉弹性减退,收缩压升高,舒张压降低,脉压增大。

（2）阻力小动脉结构和功能改变也会引起脉压增大。

（3）细胞膜离子转运异常,细胞膜通透性增强,细胞内钠、钙离子浓度升高,激活平滑肌细胞兴奋－收缩耦联,血管收缩反应性增强,平滑肌细胞增生与肥大,血管阻力增高。

（4）缺少运动、吸烟、饮酒过度和睡眠呼吸暂停也易患高血压。

（5）我国高血压患者存在高同型半胱氨酸(Hcy)、低叶酸现象。

（6）H 型高血压的概念:即伴同型半胱氨酸升高(血 Hcy $\geqslant 10 \ \mu mol/L$)的高血压。

（三）高血压的临床表现

根据起病和病情进展的缓急及病程的长短,高血压病分缓进型(良性高血压)和急进型(恶性高血压),绝大部分患者属缓进型高血压,急进型高血压仅占 1% ～5% 。

1. 缓进型高血压病

多为青中年起病,多数隐匿,病情发展慢,病程长。早期患者血压波动,血压时高时正常,在劳累、精神紧张、情绪波动时易有血压升高,休息、去除上述因素后,血压常可降至正常。约半数患者在体格检查或因其他疾病就医时才发现有高血压,少数患者则在发生心、脑、肾等器官的并发症时才明确高血压病的诊断。

（1）神经精神系统表现。头痛、头晕和头胀是高血压病常见的神经系统症状，也可有头枕部或颈项扳紧感。高血压直接引起的头痛多发生在早晨，位于前额、枕部或颞部。本病并发脑卒中可分 2 大类：缺血性脑梗死（其中有动脉粥样硬化类型）和脑出血（有脑实质和蛛网膜下腔出血）

（2）心血管系统。高血压时心脏最先受影响的是左心室舒张功能，左心室肥厚时舒张期顺应性下降、松弛和充盈功能受影响，在心功能代偿期有时感心悸，其他心脏方面的症状不明显。

心功能失代偿期，可出现左心衰竭症状，如阵发性夜间呼吸困难，在体力劳累、饱食和说话过多时发生气喘、心悸、咳嗽，严重时或血压骤然升高时发生肺水肿。

（3）肾脏表现。高血压早期可无任何临床表现，随病程的进展可先出现微量白蛋白尿，继之蛋白尿。可有血尿，多为显微镜血尿，少见有透明和颗粒管型。肾功能失代偿时，肾浓缩功能受损，可出现多尿、夜尿、口渴、多饮等，尿比重逐渐降低，最后固定在 1.01 左右（等渗尿）。

（4）其他。出现急性大动脉夹层者，根据病变的部位可有剧烈的胸痛或腹痛；有下肢周围血管病变者，可出现间歇性跛行。

2. 急进型高血压病

在未经治疗的原发性高血压患者中，约 1% 为急进型高血压，起病较急骤，也可在发病前有病程不一的缓进型高血压病。

典型表现为血压显著升高，舒张压多持续在 130 ~ 140mmHg 或更高。男女比例约为 3∶1，多在青中年发病，常于数月至 1 ~ 2 年内出现严重的脑、心、肾损害，发生脑血管意外、心力衰竭和尿毒症。

3. 高血压危象

（1）高血压危象包括高血压急症和高血压亚急症。

（2）高血压急症是指原发性或继发性高血压患者，在某些诱因作用下，血压突然和明显升高（一般超过 180/120mmHg），同时伴有进行性心、脑、肾等重要靶器官功能不全的表现。

（3）高血压急症包括高血压脑病、颅内出血（脑出血和蛛网膜下腔出血）、脑梗死、急性心力衰竭、肺水肿、急性冠状动脉综合征(不稳定型心绞痛、急性非 ST 段抬高和 ST 段抬高心肌梗死)、主动脉夹层、子痫等。

(四)影响高血压预后的因素

表 12 -2　影响高血压预后的因素

心血管疾病危险因素	靶器官损害 TOD	并存临床疾病
①高血压(1～3级) ②年龄:男性 > 50 岁,女性 > 65 岁 ③吸烟 ④糖耐量受损和(或)空腹血糖受损 ⑤血脂异常:TC≥5.7mmol/L;LDL - C > 3.3mmol/L 或 HDL - C < 1mmol/L ⑥早发心血管病家族史(一级亲属发病年龄男性 < 55 岁,女性 < 65 岁) ⑦腹型肥胖(腰围男性 > 90cm,女性 > 85cm 或肥胖 BMI > 28kg/m^2) ⑧血同型半胱氨酸升高(> 10μmol/L)	①左心室肥厚。心电图:Sokolw (SV$_1$ + RV$_5$) > 38mm 或 Cornell (RaVL + SV$_3$) > 2440mm. ms;超声心动 LVMI 男性≥125g/m^2,女性≥120g/m^2 ②颈动脉超声 IMT≥0.9mm 或动脉粥样硬化性斑块 ③颈股动脉 PWV≥12m/s ④ABI < 0.9 ⑤eGFR < 60ml/L(min・1.73m^2)或血肌酐轻度升高(男性 115～133μmol/L,女性 107～124μmol/L) ⑥尿微量白蛋白 30～300mg/24h 或白蛋白 /肌酐≥30mg/g	①脑血管病:脑缺血性脑卒中,脑出血、短暂性脑缺血发作 ②心脏疾病:心肌梗死、心绞痛,冠状动脉血运重建,充血性心力衰竭 ③肾脏疾病:糖尿病肾病,肾功能受损;肌酐男性≥133μmol/L,女性≥124μmol/L;尿蛋白≥300mg/24h ④周围血管病 ⑤视网膜病变 ⑥出血或渗出,视盘水肿 ⑦糖尿病

二、营养与高血压

(一)影响高血压的营养因素

影响高血压的主要营养膳食因素包括盐、酒精、体重,次要营养膳食因素包括镁、钙、膳食纤维、脂肪、蛋白质、某些碳水化合物等。

1. 肥胖

成年人体重增加是导致高血压的一个重要危险因素。一般来说,随着体重的增加,出现高血压的趋势也增加,尤其以 20~40 岁开始增加体重者危险性最大。超重使发生高血压的危险性增加 2~6 倍。当高血压患者体重下降后,其血压也常随之下降。对患有中度高血压的人来说,降低体重常是降低血压的一种有效的治疗方式。

肥胖导致高血压的原因有:①血容量过多;②心输出量增加而周围抗力无相应降低;③交感神经系统活性增加;④胰岛素抵抗。

2. 钠

钠的摄入量与血压水平和高血压患病率呈正相关,此相关性在成年、儿童、青少年中均存在。膳食钠盐摄入量每增加 2g/d,收缩压和舒张压分别增高 2.0mmHg 和 1.2mmHg。高盐(钠)膳食包括烹饪用盐、腌制食品、食品加工添加钠盐。

(1)血容量增加致血压升高:钠盐摄入过多可使血容量增加。钠盐摄入过多,提高了体液渗透压,一方面是下丘脑饮水中枢产生渴觉而使人饮水增加;另一方面是下丘脑视上核和室旁核释放抗利尿激素(ADH),ADH 促进远曲小管和集合管对水的重吸收,最终导致血容量增加、血压升高。

(2)高钠摄入:①提高交感神经兴奋性、心排出量和外周血管阻力;②增加细胞内钙;③抑制血管平滑肌 Na^+ 的转运;④干扰血管内皮细胞舒血管物质(一氧化氮,NO)的合成,使血管收缩性增强,外周阻力增加。

3. 酒精

(1)过量饮酒与血压升高相关:每天饮酒 3~5 杯以上的男子和每天饮酒 2~3 杯的女子,处于较高的危险之中;而低于上述杯数者则不会增加危险性。

(2)饮酒与血压之间呈一种 J 型关系:轻度饮酒者(每天 1~2 杯)比绝对戒酒者血压为低;而与不饮酒者相比,每天饮 3 杯或更多者明显血压升高。每 1 标准杯约含酒精 14g(即相当于 340g 一杯的啤酒,或 170g 一杯的佐餐酒或 43g 一杯的白酒)。不同饮酒者危险性不一致,且长期喝酒上瘾的人比刚饮酒的人对血压的影响更大。

（3）酒精在低剂量时是血管扩张剂，在较高剂量时则为血管收缩剂。

（4）减少饮酒与收缩压下降相关，舒张压也略有下降。血压正常者的血压也可随减少饮酒而下降。

4. 钾

钾通过直接的扩血管作用、改变血管紧张肽原酶－血管紧张肽－醛固酮轴线对肾钠控制、钠尿排出作用而降低血压。

（1）钾量和钠－钾比值两者都与血压相关。

（2）在钾摄入量高的社区，其平均血压和高血压都比钾摄入量低的社区低得多。

（3）尿钠：钾比值比单独的钠或钾与血压的关系更强。

（4）钾摄入量高对血压的作用，对黑人比白人更明显，对高盐膳食者也更明显。

（5）低钾膳食或利尿剂诱导的钾耗竭可致血压升高。

5. 钙

（1）硬水的钙和镁的含量比较高，它与心血管死亡率呈负相关。

（2）钙的膳食摄入量与血压呈负相关，钙摄入量低与增加高血压流行相关。

（3）为防治高血压，并不要求将钙的每日摄入量增加到 RNI 以上。

6. 脂类

（1）总脂肪摄入量与饱和脂肪酸：饱和脂肪酸和血压呈正相关。多不饱和脂肪酸与饱和脂肪酸的比值从 0.2 增加到 1 能降低血压。

（2）多不饱和脂肪酸。①n－3 和 n－6 多不饱和脂肪酸有调节血压的作用；②亚油酸和鱼油能减少血管紧张肽原酶依赖性高血压的发生；③n－3 脂肪酸高的膳食与血压较低相关；④强化亚油酸的膳食能使血压正常者和高血压者血压降低。

（3）单不饱和脂肪酸：单不饱和脂肪酸（MUFA）高的地中海型膳食也可降低血压。

（4）胆固醇膳食：胆固醇与收缩压的变化有明显的、独立的正相关。低到中等水平的胆固醇摄入量对血压没有显著的作用。

7.蛋白质

高蛋白膳食会增加肾脏负担并使血压增高。

8.膳食纤维

膳食纤维与血压呈负相关。不同来源的膳食纤维,包括水果纤维和谷物纤维均与血压降低相关。

9.膳食模式

(1)平衡膳食模式:平衡膳食模式是中国营养学会组织专家科学设计的、能最大限度满足不同人群营养与健康需要的饮食模式,它提倡食物种类齐全、比例合理,并兼顾经济发展水平、食物资源状况和传统饮食习惯。平衡膳食模式首先要做到食物种类齐全,还要求各类食物的摄入量基本合理。平衡膳食模式是中国居民膳食指南的核心。

(2)得舒饮食模式:是由美国心肺及血液研究所(NHLBI)设计的。1997年该机构有一项大型高血压防治计划,推荐了得舒饮食模式,又称"降高血压饮食"模式。它的作用不局限于降低血压或降低血脂,而是有助于预防肥胖、心血管疾病、糖尿病等慢性病和某些癌症,适用于高血压、高血脂患者,也适用于肥胖、糖尿病患者以及普通人。得舒饮食模式推荐多吃蔬菜、水果、低脂乳品、全谷物、禽肉、鱼类、大豆制品以及坚果,少食甜品、含糖饮料、红肉、肥肉及动物内脏,以植物油代替动物油。

(3)地中海饮食模式:泛指希腊、西班牙、法国和意大利南部等处于地中海沿岸的南欧各国传统的饮食模式,主要特点是以蔬菜、水果、鱼类、五谷杂粮、豆类和橄榄油为主,吃适量的奶酪、酸奶之类的奶制品,红肉、甜点、饮料和精制谷物摄入较少。地中海饮食模式可以降低肥胖、心血管疾病、糖尿病和癌症的发生风险,是公认的最健康的饮食模式之一。

(4)星球健康饮食模式:其主要特点是植物类食材比例很高,而动物性食品比例较低,精制谷物、超加工食品、添加糖的比例也很小。与大多数人实际的饮食模式相差很大,但仍可满足身体营养需求和健康需要。

(二)高血压营养支持

1.减重

(1)20%～30%的高血压是由于体重过重引起的。体重与血压、体重变化和血压变化之间强相关。

(2)过重者减体重和避免肥胖是防治高血压的关键策略。

(3)适度减体重,即使没有达到理想体重水平,也能使血压正常化。

(4)服用抗高血压药物的患者适度减体重即可降低甚至中止对抗高血压药物的需要。

(5)正常高值者适度减体重能防止出现明显症状。

(6)维持较长时期的适度减体重是高血压患者最有效、最有价值的治疗。

(7)体重控制是减轻体重的目标,一般包括控制饮食和体育锻炼2方面,尽可能使能量摄入与能量消耗处于平衡状态,以全面健康为前提,达到可能的最佳体重。

2.改变不良饮食习惯

(1)多吃粗粮、杂粮等谷类制品,增加复杂碳水化合物的摄入量。

(2)多吃水果、蔬菜,少吃肥肉和荤油、油炸食品、糖果、甜点和含糖饮料等,以降低脂肪和简单碳水化合物的摄入量。

(3)改变进食行为:尽可能放慢吃的速度,提倡细嚼慢咽,切记不狼吞虎咽。

(4)采购食物时,选购上述提倡多吃的食物。

(5)在家中少吃或不吃立即可食的高能量零食,如巧克力、炸薯片、甜点等。

(6)不断强化上述行为,并进行自我监督、自我管理。

(7)控制体重应从早期开始,防止儿童期肥胖发生。

(8)儿童超重发生率高达20%以上(城市),非常普遍,且儿童期肥胖者及至成人时仍肥胖者比例较高,患心脑血管疾病的危险性相应增加。

3.合理膳食

1)减少钠盐

(1)世界卫生组织(WHO)建议,每人每日食盐用量不超过5g为宜,避免过高地摄入膳食钠。

（2）我国居民食盐摄入量过高。据营养调查显示,每标准人日平均食盐摄入量,全国城市达 13.3g,平均值是世界卫生组织建议的 2 倍以上。

2）补充适量优质蛋白质

（1）低脂的动物性蛋白质:能有效改善一些高血压危险因素。

（2）大豆蛋白:对血浆胆固醇有显著降低作用。在血浆脂类中度和严重升高的情况下,大豆蛋白有明显降低血浆胆固醇的作用。

（3）动物性和大豆蛋白质:其食品中含多种生物活性成分,可以提供保护作用(除降低胆固醇以外)。

（4）动物性和/或大豆蛋白质:作为低饱和脂肪膳食的一部分,其摄入量占总能量的 15% 水平或以上,不但降低胆固醇水平,而且降低血压、有利于维持健康的体重。

3）减少膳食脂肪

（1）减少膳食脂肪:即使不减少膳食中的钠和不减体重,如能将膳食脂肪控制在占总能量的 25% 以下,P/S 比值维持在 1,连续 40d 可使收缩压和舒张压男性下降 12%、女性下降 5%。

（2）多吃鱼类:海产鱼所含不饱和脂肪酸有降低血脂和防止血栓的作用。

（3）少吃肥肉和荤油:因为肥肉和荤油为高能量和高脂肪食物,摄入过多往往会引起肥胖,并是某些慢性病的危险因素。

（4）改变肉食结构:调整以猪肉为主的肉食结构,提倡吃鱼、鸡、兔、牛肉等。中国人绝大多数以食猪肉为主,而猪肉与鱼、禽相比蛋白质含量较低,脂肪含量较高。

4）注意补充钾和钙

（1）大部分食物都含有钾,但蔬菜和水果是钾的最好来源。

（2）每 100g 食物含量高于 800mg 以上的食物有麸皮、赤豆、杏干、蚕豆、扁豆、冬菇、竹笋、紫菜等。

（3）每 100g 谷类中含钾 100～200mg,豆类中含 600～800mg,蔬菜和水果中含 200～500mg,肉类中含量为 150～300mg,鱼类中含 200～300mg。

（4）奶和奶制品是钙的主要来源,其含钙量丰富,吸收率也高。

（5）发酵的酸奶更有利于钙的吸收。每 100mL 牛奶约含 100mg 的钙。吃奶制品可与降低血压和脑卒中的危险性相关联。

（6）奶中钙、钾、镁 3 种元素都与降低血压和脑卒中危险性相关。

（7）奶是低钠食品，对降低血压有好处。

（8）奶制品还能降低血小板凝集和胰岛素抵抗。

5）多吃蔬菜和水果

对一般人群和Ⅰ级高血压者，富含水果、蔬菜和低脂奶制品的膳食可使血压降低。素食者比肉食者有较低的血压，其降压的作用可能是由于水果、蔬菜、膳食纤维和低脂肪的综合作用。

6）限制饮酒

（1）提倡高血压患者应戒酒，因为过量饮酒会增加患高血压脑卒中等危险。

（2）对于轻度饮酒（每天 1～2 杯）者，考虑到少量饮酒对心血管总体的作用，可以不改变饮酒习惯。

（3）建议若饮酒，每天限制在 2 杯（约含酒精 28g）或以下。

（4）女子应更少，青少年不应饮酒。

（三）高血压患者运动

积极规律的运动可降低高血压患病风险，增强体质和健康水平。

1. 运动时最大心率范围

（1）一般来说，50%～70% 的最大心率范围的运动是安全的。

（2）计算最大心率可用 220 减去年龄。

（3）中等强度的运动可用 180 减去年龄，或 60%～80% 的最大心率的运动量。

（4）低等强度的运动为 40%～60% 的最大心率运动量。

2. 高血压运动的建议

根据《中国高血压患者健康教育指南2021》，高血压运动建议如下：

1）科学健身"三个三"

（1）运动三要。

要有一定强度：呼吸无过分急促为宜；

要有一定时间：保持 30min 以上为宜；

要有一定频次：每周 3 次以上为宜。

（2）练后三好。

放松好：运动后拉伸、放松要保证；

吃得好：膳食合理，营养补充要均衡；

睡得好：休息、睡眠要充分。

（3）起床三不。

晨脉不高：第二天起床时安静心跳不高于平常；

全身不痛：起床后肌肉关节没有明显疼痛和发僵；

精神不差：起床后无倦怠感、精神饱满、神清气爽。

2）高血压患者运动时间选择

（1）一天中血压最高时段是6:00~10:00和16:00~18:00。

（2）清晨不建议高血压患者进行户外剧烈运动，比如跑步、游泳，有可能会造成心脑血管意外的发生。

（3）从生理学的角度提倡16:00左右运动锻炼。

（4）最佳运动时间为晚饭后1~2h，这个时间段血压比较稳定。

3）高血压患者吃药与运动顺序

建议服药后1h左右进行运动为佳，运动后不宜立刻服降压药。

4）高血压患者常见的运动形式

（1）运动原则：遵循适量运动、循序渐进原则。

（2）适宜的运动方式：有氧运动、力量练习、柔韧性练习、综合功能练习。

①有氧运动：常见的运动形式有快走、慢跑、骑自行车、跳秧歌舞、做广播体操和有氧健身操、登山、爬楼梯。建议每周3~5d，每天累计30~60min中等强度的有氧运动。最好每天都坚持运动。

登山、爬楼梯虽然有利于心脑血管健康，但对膝关节的影响较大，需综合考量，老年人尤其要注意。

②力量练习：生活中的推、拉、拽、举、压等动作都是力量练习的方式，建议每周进行2~3次力量练习，2次练习间隔2d以上。

可采用多种运动方式和器械设备，如俯卧撑、哑铃等，针对每一个主要肌群进行2~3组力量练习，每组力量练习以重复10~15次为宜。运动前需要热身，以免拉伤肌肉。不推荐老年人进行力量型运动，要量力而行。

③柔韧性练习：伸展、牵伸等练习能够增大关节活动的范围，如压腿、运动健身器械上的牵拉等。建议每周进行2~3次柔韧性练习。做柔韧性练习时，

每次拉伸达到拉紧或轻微不适状态时应保持 10~30s;每个部位的拉伸可以重复 2~4 次,累计 60s。

④综合功能练习:也叫神经肌肉控制练习,包括平衡、协调、步态和本体感觉等控制技能的练习,对老年人尤为重要。例如闭眼单脚站、太极拳、舞蹈等。建议与有氧运动结合,每周 2~3 次,每次 20~30min。

5)高血压患者运动注意事项

(1)高血压患者在运动中不宜做的"高危动作",如憋气、迅速低头弯腰、下蹲起立的动作,因为这些动作有诱发心脑血管意外的风险。

(2)高血压患者在运动中,如果出现下列情况,需要立即终止运动,并寻求专业人士帮助,必要时到医院就诊,以明确有无其他潜在疾病。①胸部、颈部、肩部或手臂有疼痛和压迫感。②面色苍白、大汗,感到头晕、恶心。③肌肉痉挛,关节、足踝处和腿部肌肉发生急性疼痛。④严重疲劳、严重下肢痛或间歇跛行。⑤严重呼吸困难、发绀。⑥运动测试中,负荷增加时出现收缩压 ≥250mmHg 和/或舒张压≥115mmHg 或收缩压下降 >10mmHg。

(3)高血压患者运动宜循序渐进:目前没有规律运动的健康人,从小强度的运动开始,每次运动时间 5~10min,循序渐进,逐步过渡到中等强度运动,每次运动时间≤30min。需注意,运动强度和运动量不是越大越好。

(4)高血压患者避免肌肉骨骼损伤:运动前须热身,运动后须进行整理和拉伸活动,遵循循序渐进、因人而异的原则,均可有效避免肌肉骨骼损伤。

第二节　营养与动脉粥样硬化性心脏病

一、动脉粥样硬化

(一)动脉粥样硬化概述

1.动脉粥样硬化(atherosclerosis)的特点

受累动脉的病变从内膜开始,先后有脂质积聚、纤维组织增生和钙质沉着,并有动脉中层的逐渐退变和钙化,在此基础上继发斑块内出血、斑块破裂及局部血栓形成。

现代细胞和分子生物学技术显示,动脉粥样硬化病变具有巨噬细胞游移、平滑肌细胞增生、大量胶原纤维、弹力纤维和蛋白多糖等结缔组织基质形成,细胞内、外脂质积聚的特点。由于在动脉内膜积聚的脂质外观呈黄色粥样,因此称为动脉粥样硬化。

2. 动脉粥样硬化的病因

病因尚未完全确定。本病是多因素作用于不同环节所致,其主要的危险因素包括以下几个方面:

1)年龄、性别

年龄和性别属于不可改变的危险因素。多见于40岁以上的中老年人,49岁以后进展较快。近年来临床发病年龄有年轻化趋势。女性发病率较低,因为雌激素有抗动脉粥样硬化作用,故女性在绝经期后发病率迅速增加。

2)血脂异常

脂质代谢异常是动脉粥样硬化最重要的危险因素。动脉粥样硬化常见于高胆固醇血症,危险因素包括以下几种:①总胆固醇(TC)增高。②甘油三酯(TG)增高。③低密度脂蛋白胆固醇(LDL - C)增高。④极低密度脂蛋白胆固醇(VLDL - C)增高。⑤载脂蛋白 B(apoB)增高。⑥高密度脂蛋白胆固醇(HDL - C)减低。⑦载脂蛋白 A(apoA)降低。⑧目前最肯定的是 LDL - C 的致动脉粥样硬化作用。⑨脂蛋白(a)增高也可能是独立危险因素。⑩在临床实践中,LDL - C 是治疗的靶目标。

3)高血压

高血压患者动脉粥样硬化发病率明显增高。60% ~70% 的冠状动脉粥样硬化患者有高血压,高血压患者患冠心病概率增高3~4倍,可能是由于高血压时内皮细胞损伤,LDL - C 易于进入动脉壁,并刺激平滑肌细胞增生,引起动脉粥样硬化。

4)吸烟

(1)与不吸烟者比较,吸烟者的发病率和病死率增高2~6倍,且与每日吸烟的支数呈正比。

(2)被动吸烟也是危险因素。

(3)吸烟者前列环素释放减少,血小板易在动脉壁黏附聚集。

（4）吸烟可使血中 HDL-C 降低、TC 增高以致易患动脉粥样硬化。

（5）烟草中所含的尼古丁可直接作用于冠状动脉和心肌，引起动脉痉挛和心肌受损。

5）糖尿病和糖耐量异常

（1）糖尿病患者发病率较非糖尿病者高出数倍，且病变进展迅速。

（2）糖尿病者多伴有高甘油三酯血症或高胆固醇血症，如再伴有高血压，则动脉粥样硬化的发病率明显增高。

（3）糖尿病患者常有凝血第Ⅶ因子增高及血小板功能增强，加速动脉粥样硬化血栓形成，引起动脉管腔闭塞。

（4）胰岛素抵抗与动脉粥样硬化的发生有密切关系，2 型糖尿病患者常有胰岛素抵抗及高胰岛素血症伴发冠心病。

6）肥胖

肥胖是动脉粥样硬化的危险因素。标准体重（kg）＝身高（cm）－105（或 110），体重指数（BMI）＝体重（kg）/[身高（m）]^2。超过标准体重 20% 或 BMI＞24kg/m^2 者称肥胖症。

血浆甘油三酯及胆固醇水平增高，并常伴发高血压或糖尿病。肥胖者常有胰岛素抵抗，导致动脉粥样硬化的发病率明显增高。

7）家族史

一级亲属男性＜55 岁，女性＜65 岁发生疾病，考虑存在早发冠心病家族史。常染色体显性遗传所致的家族性血脂异常是这些家族成员易患本病的因素。近年已克隆出与人类动脉粥样硬化危险因素相关的易感或突变基因 200 种以上。

8）其他

（1）A 型性格者：有较高的冠心病患病率，精神过度紧张者也易患病，可能与体内儿茶酚胺类物质浓度长期过高有关。

（2）口服避孕药：长期口服避孕药可使血压升高、血脂异常、糖耐量异常，同时改变凝血机制，增加血栓形成机会。

（3）饮食习惯：高热量、高动物脂肪、高胆固醇、高糖饮食易患冠心病。

3. 动脉粥样硬化的发病机制

对本病发病机制有多种学说，主要包括脂质浸润学说、内皮损伤－反应学说、血小板聚集和血栓形成假说、平滑肌细胞克隆学说等。

（1）各种主要危险因素作用下，LDL－C 通过受损的内皮进入管壁内膜，并氧化修饰成低密度脂蛋白胆固醇（LDL－C,ox LDL－C），加重内皮损伤。

（2）单核细胞和淋巴细胞表面特性发生变化，黏附因子表达增加，黏附在内皮细胞上的数量增多，并从内皮细胞之间移入内膜下成为巨噬细胞，通过清道夫受体吞噬 oxLDL－C，转变为泡沫细胞形成最早的样硬化病变脂质条纹。

（3）巨噬细胞能氧化 LDL－C，形成过氧化物和超氧化离子。充满氧化修饰脂蛋白的巨噬细胞合成分泌很多生长因子和促炎介质，包括血小板源生长因子（PDGF）、成纤维细胞生长因子（FGF）、肿瘤坏死因子（TNF）－α 和白介素（interleukin,IL）－1，促进斑块的生长和炎症反应。

（4）进入内膜的 T 细胞识别巨噬细胞和树突状细胞提呈的抗原（如修饰的脂蛋白）同时被激活，产生具有强烈致动脉粥样硬化的细胞因子，如干扰素－γ、TNF 和淋巴毒素等。

（5）在 PDGF 和 FGF 的作用下，平滑肌细胞从中膜迁移至内膜并增殖，亦可吞噬脂质成为泡沫细胞的另一重要来源。

（6）在某些情况下，平滑肌细胞在凝血酶等强力作用下发生显著增殖，并合成和分泌胶原、蛋白多糖和弹性蛋白等构成斑块基质。在上述各种机制的作用下，脂质条纹演变成为纤维脂肪病及纤维斑块。

（二）动脉粥样硬化的临床表现

1. 主要是相关器官受累后出现的症状

1）主动脉粥样硬化

大多数无特异性症状。主动脉广泛粥样硬化病变可出现主动脉弹性降低的相关表现，如收缩期血压升高、脉压增宽等。X 线检查可见主动脉结向左上方凸出。主动脉粥样硬化可以形成主动脉瘤，也可能发生动脉夹层分离。

2）冠状动脉粥样硬化

将在本章下一节详述。

3）颅脑动脉粥样硬化

（1）颅脑动脉粥样硬化最常侵犯颈内动脉、基底动脉和椎动脉。

（2）颈内动脉入脑处为好发区，病变多集中在血管分叉处。

（3）粥样斑块造成血管狭窄、脑供血不足或局部血栓形成或斑块破裂、碎片脱落造成脑栓塞等脑血管意外。

(4)长期慢性脑缺血造成脑萎缩时,可发展为血管性痴呆。

4)肾动脉粥样硬化

(1)可引起顽固性高血压。

(2)年龄在 55 岁以上而突然发生高血压者,应考虑本病的可能。

(3)如发生肾动脉血栓形成可引起肾区疼痛、少尿和发热等。

(4)长期肾脏缺血可致肾萎缩并发展为肾衰竭。

5)肠系膜动脉粥样硬化

可能引起消化不良、肠道张力减低、便秘和腹痛等症状。血栓形成时有剧烈腹痛、腹胀和发热,肠壁坏死时可引起便血、麻痹性肠梗阻和休克等症状。

6)四肢动脉粥样硬化

(1)以下肢动脉较多见。

(2)由于血供障碍而引起下肢发凉、麻木和典型的间歇性跛行,即行走时发生腓肠肌麻木、疼痛以至痉挛,休息后消失再走时又出现。

(3)严重者可持续性疼痛,下肢动脉尤其是足背动脉搏动减弱或消失。

(4)如果动脉完全闭塞时可出现坏疽。

2. 实验室检查

缺乏敏感而特异的实验室诊断方法。

(1)部分患者脂质代谢异常:TC 增高、LDL – C 增高、HDL – C 降低、TG 增高、apoA 降低、apoB 和 Lp 增高。

(2)X 线检查:主动脉粥样硬化表现,选择性动脉造影显示管腔狭窄或动脉瘤样病变。

(三)动脉粥样硬化的防治及营养膳食

积极预防动脉粥样硬化的发生,如已发生应积极治疗,防止病变发展并争取逆转;已发生并发症者应及时治疗,防止其恶化,延长患者寿命。

1. 一般防治

1)积极控制危险因素
包括高血压、糖尿病、血脂异常、肥胖症等。

2）合理的膳食

（1）热量、体重、腰围：控制膳食总热量，以维持正常体重为度，一般以 BMI $20\sim24kg/m^2$ 为正常体重；或以腰围为标准，一般以女性≥80cm、男性≥85cm为超标。

（2）超重或肥胖者：应减少每日进食的总热量，减少胆固醇摄入，并限制酒及含糖食物的摄入。

（3）合并高血压或心力衰竭者应同时限制食盐。

（4）本病的预防措施应从儿童期开始。

（5）儿童不宜进食高胆固醇、高动物性脂肪的饮食，避免摄食过量，防止发胖。

3）适当的体力劳动和体育活动

（1）参加一定的体力劳动和体育活动，对预防肥胖、锻炼循环系统的功能和调整血脂代谢均有益，是预防本病的一项积极措施。

（2）体力活动量：应根据身体情况、体力活动习惯和心脏功能状态而定，以不过多增加心脏负担和不引起不适感觉为原则。

（3）体育活动要循序渐进，不宜勉强做剧烈活动。

4）合理安排工作和生活

生活要有规律，保持乐观、愉快的情绪。避免过度劳累和情绪激动，注意劳逸结合，保证充分睡眠。

5）提倡戒烟限酒

2. 药物治疗

（1）调整血脂药物。血脂异常的患者，应首选降低 TC 和 LDL – C 为主的他汀类调脂药，其他的还包括贝特类、依折麦布和 PCSK9 抑制剂等。

（2）抗血小板药物。抗血小板黏附和聚集的药物，可防止血栓形成，有助于防止血管阻塞性病变发展，用于预防动脉血栓形成和栓塞。最常用的口服药为阿司匹林、氯吡格雷、普拉格雷、替格瑞洛、吲哚布芬和西洛他唑，静脉药物包括阿昔单抗、替罗非班、埃替非巴肽等。

（3）溶栓药物和抗凝药物。对动脉内形成血栓导致管腔狭窄或阻塞者，可用溶栓药物，包括链激酶、阿替普酶等。抗凝药物包括普通肝素、低分子量肝素、华法林以及新型口服抗凝药。

（4）改善心脏重构和预后的药物。如 ACEI 或 ARB 等。

（5）针对缺血症状的相应治疗。如心绞痛时应用血管扩张剂（硝酸酯类等）及 β 受体拮抗剂等。

3. 介入和外科手术治疗

包括对狭窄或闭塞的血管，特别是冠状动脉、肾动脉和四肢动脉施行血运重建或旁路移植手术，恢复动脉供血。

二、冠状动脉粥样硬化心脏病

1. 定义

冠状动脉粥样硬化性心脏病指冠状动脉发生粥样硬化引起管腔狭窄或闭塞，导致心肌缺血缺氧或坏死而引起的心脏病，简称冠心病（CHD），也称缺血性心脏病。

冠心病是动脉粥样硬化导致器官病变的最常见类型，严重危害人类健康。本病多发于 40 岁以上，男性发病早于女性，经济发达国家发病率较高。近年来发病呈年轻化趋势，已成为威胁人类健康的主要疾病之一。

2. 病理变化

动脉粥样硬化病理变化复杂，包括 4 个阶段：动脉血管内膜紊乱期、血管内膜脂质条纹期、典型斑块期、斑块破裂期。

（1）组成：动脉粥样硬化斑块由脂质、炎性细胞、平滑肌细胞、纤维组织组成。

（2）病理过程：从受累动脉内膜受损开始，血管内皮损伤是发生动脉粥样硬化的始动因素。

（3）粥样斑块形成：是动脉对内膜损伤的反应结果。

（4）易损性斑块的破裂：是导致急性冠脉综合征以及死亡的主要原因。

（5）预防斑块形成、促进斑块消退、提高斑块稳定性是防治动脉粥样硬化的主要策略。

3.发病率、死亡率及危险因素

动脉粥样硬化性心血管疾病在发达国家和发展中国家均具有较高的发病率和死亡率。

(1)2012 年:全球有 1750 万人死于心血管疾病,其中 740 万为冠心病(世界卫生组织公布的数据显示)。

(2)2014 年:我国冠心病死亡率城市为 107.5/10 万,农村为 105.37/10 万。

(3)2019 年:心血管病现患人数 3.3 亿,其中冠心病患者 1139 万,高血压患者 2.45 亿(《中国心血管健康与疾病报告 2021 概要》)。

(4)冠心病危险因素:吸烟、血脂紊乱(总胆固醇、甘油三酯和 LDL－C 升高、HDL－C 降低)、超重和肥胖、高血压、糖尿病、精神压力、久坐少动的生活方式等。

(5)膳食或行为改变可在一定程度上降低其危险因素。

4.冠状动脉粥样硬化心脏病分型和分类

1)分型

由于病理解剖和病理生理变化的不同,冠心病有不同的临床表型。1979年世界卫生组织将其分为五型:隐匿型或无症状性冠心病、心绞痛、心肌梗死、缺血性心肌病、猝死。

2)分类

根据发病特点和治疗原则不同分为 2 大类。

(1)慢性冠脉疾病(CAD),也称慢性心肌缺血综合征(CIS),包括稳定型心绞痛、缺血性心肌病、隐匿性冠心病。

(2)急性冠状动脉综合征(ACS),包括不稳定型心绞痛(UA)、非 ST 段抬高型心肌梗死(NSTEMI)、ST 段抬高型心肌梗死(STEMI)、冠心病猝死。

5.发病机制

(1)心肌缺血缺氧。当冠脉的供血与心肌的需血之间发生矛盾,冠脉血流量不能满足心肌代谢的需要时,可引起心肌缺血缺氧。

（2）心肌梗死。暂时的缺血缺氧引起心绞痛,而持续严重的心肌缺血可引起心肌坏死即为心肌梗死。

（3）需氧量增加和供氧量减少。心肌能量的产生要求大量的氧供,心肌细胞摄取血液氧含量达到 65% ~75%,明显高于身体其他组织。因此心肌平时对血液中氧的摄取已接近最大量,氧需再增加时已难从血液中更多地摄取,只能依靠增加冠状动脉的血流量来提供。

在正常情况下,冠状动脉循环有很大的储备,通过神经和体液的调节,其血流量可随身体的生理情况而有显著的变化,使冠状动脉的供血和心肌的需血两者保持动态的平衡;在剧烈体力活动时,冠状动脉适当地扩张,血流量可增加到休息时的 6~7 倍。

（4）决定心肌耗氧量的主要因素。心率、心肌收缩力和心室壁张力,临床上常以"心率×收缩压"估计心肌耗氧量。由于冠状动脉血流灌注主要发生在舒张期,心率增加时导致的舒张期缩短及各种原因导致的舒张压降低显著影响冠状动脉灌注。

（5）冠状动脉固定狭窄或微血管阻力增加。冠状动脉固定狭窄或微血管阻力增加导致冠状动脉血流减少,当冠状动脉管腔存在显著的固定狭窄(＞50% ~75%),安静时尚能代偿,而运动、心动过速、情绪激动造成心肌需氧量增加时,可导致短暂的心肌供氧和需氧间的不平衡,这是引起大多数慢性稳定型心绞痛发作的机制。

（6）不稳定型粥样硬化斑块发生破裂、糜烂或出血。①继发血小板聚集或血栓形成导致管腔狭窄程度急剧加重;②冠状动脉发生痉挛,使心肌氧供应减少,这是引起 ACS 的主要原因;③即使冠状动脉血流灌注正常,严重贫血时心肌氧供可显著降低;④心肌缺血甚至坏死,是需氧量增加和供氧量减少两者共同作用的结果。

（7）心肌缺血后,氧化代谢受抑。心肌缺血后,氧化代谢受抑致使高能磷酸化合物储备降低,细胞功能随之发生改变。产生疼痛感觉的直接因素可能是在缺血缺氧的情况下,心肌内积聚过多的代谢产物,如乳酸、丙酮酸、磷酸等酸性物质或类似激肽的多肽类物质,刺激心脏内自主神经的传入纤维末梢,经 1~5 胸交感神经节和相应的脊髓段,传至大脑产生疼痛感觉。这种痛觉反映在与自主神经进入水平相同脊髓段的脊神经所分布的区域,即胸骨后及两臂的前内侧与小指,尤其是在左侧。

三、营养与动脉粥样硬化、动脉粥样硬化性冠心病

(一)营养与动脉粥样硬化的关系

1.酯类与动脉粥样硬化

1)血浆脂蛋白与动脉粥样硬化

动脉粥样硬化的形成与血脂异常关系密切,其中主要与胆固醇和甘油三酯有关,在人体内胆固醇主要以游离胆固醇及胆固醇酯形式存在。除游离脂肪酸外,血液中其他脂类都是与血浆载脂蛋白结合形成脂蛋白才能被运输至组织进行代谢。

(1)分类:根据脂蛋白密度、颗粒大小,以超速离心方法可将血浆脂蛋白分为以下几种:乳糜微粒(CM)、极低密度脂蛋白(VLDL)、中间密度脂蛋白(IDL)、低密度脂蛋白(LDL)、高密度脂蛋白(HDL)、脂蛋白(a)[Lp(a)]。

(2)脂蛋白(a):脂蛋白(a)水平升高是冠心病和脑卒中的危险因素。

血浆 TC、LDL－C、TG 和 Lp(a)的升高与 HDL－C 的降低是动脉粥样硬化的危险因素。LDL 的升高,尤其是氧化型 LDL 是动脉粥样硬化的独立危险因素。

2)膳食脂肪酸与动脉粥样硬化

过去曾认为膳食总脂肪的摄入与冠心病的发生密切相关,而膳食脂肪酸的组成与冠心病关系的研究结果表明,膳食脂肪的种类比脂肪摄入量更为重要。

(1)饱和脂肪酸:饱和脂肪酸是导致血胆固醇升高的主要脂肪酸,其中以豆蔻酸作用最强,其次为棕榈酸和月桂酸。饱和脂肪酸可以通过抑制 LDL 受体活性、提高血浆 LDL－C 水平而导致动脉粥样硬化。

(2)单不饱和脂肪酸:摄入富含单不饱和脂肪酸(MUFA)的橄榄油较多的地中海居民,尽管脂肪摄入总量较高,但冠心病的病死率较低。以富含单不饱和脂肪酸的油脂如橄榄油和茶油替代富含 SEA 的油脂,可以降低血 LDL－C 和 TG,而且不会降低 HDLC 水平。

(3)多不饱和脂肪酸:长链多不饱和脂肪酸尤其是 n－6 与 n－3 系列多不饱和脂肪酸,在防治动脉粥样硬化方面起重要作用。n－6 系列如亚油酸、n－3

系列如亚麻酸能够抑制肝内脂质及脂蛋白合成,降低血胆固醇、TC、LDL、VLDL,增加 HDL,参与花生四烯酸代谢。

花生四烯酸的代谢产物前列环素(PDI2)可舒张血管及抗血小板聚集、防止血栓形成,因此 EPA 和 DHA 具有舒张血管、抗血小板聚集和溶栓作用。n - 3 系列脂肪酸还具有预防心肌缺血导致的心律失常作用,改善血管内膜的功能,调节血管内膜一氧化氮的合成和释放。

(4)反式脂肪酸:反式脂肪酸(TFA)又名氢化脂肪酸,主要是一种人工产物,增加 TFAs 的摄入量,可使 LDL 胆固醇升高、HDL 胆固醇降低以及 Lp(a)升高,明显增加冠心病的风险。TFAs 导致动脉粥样硬化的作用甚至比 SFA 更强。

3)膳食胆固醇与动脉粥样硬化

人体内的胆固醇30% ~40% 为外源性的,直接来自食物摄取,其余在肝脏内源性合成。3 - 羟基 - 3 - 甲基戊二酰辅酶 A(HMG - CoA)还原酶是肝脏合成胆固醇的限速酶。

(1)膳食胆固醇摄入增加,可降低肠道胆固醇的吸收率,并可反馈抑制肝脏 HMG - CoA 还原酶的活性,减少内源性胆固醇的合成,从而维持体内胆固醇的相对稳定。

(2)膳食胆固醇与血清胆固醇之间的关系尚不明确。15% ~25% 的人属于胆固醇敏感者,膳食摄入高胆固醇食物后会引起血胆固醇升高,增加心血管病风险。

(3)最新版的膳食指南已经去除了膳食胆固醇摄入量的限制,我国 2016 版中国居民膳食指南去除了对胆固醇每日摄入量的限制。但是,这并不意味着大量摄入高胆固醇食物是安全的,对于本身有血脂紊乱、有心血管病风险的个体,适当限制膳食胆固醇摄入量是有必要的。

(4)膳食诱发高胆固醇血症的敏感性存在个体差异,影响因素包括膳食史、年龄、遗传因素及膳食中各种营养素之间的比例等。

4)磷脂与动脉粥样硬化

磷脂是一种强乳化剂,可使血液中胆固醇颗粒变小,易于通过血管壁为组织利用,从而降低血胆固醇,避免胆固醇在血管壁的沉积,有利于防治动脉粥样硬化。

2.碳水化合物与动脉粥样硬化

(1)碳水化合物对血脂的影响比较复杂,这种影响除与碳水化合物的种类和数量有关外,还与人体的生理和病理状态有关。

(2)碳水化合物摄入过多时,多余的能量在体内转化成脂肪容易引起肥胖,并导致血脂代谢异常,同时过量的碳水化合物(主要是单糖和双糖)本身又可以直接转化为内源性 TG,导致高脂血症特别是高 TG 血症的发生。

(3)膳食纤维的摄入量与心血管疾病的风险呈负相关。膳食纤维有降低血总胆固醇和 LDL - C 的作用,可溶性膳食纤维的作用强于不可溶性膳食纤维。

3.蛋白质与动脉粥样硬化

(1)高动物蛋白(如酪蛋白)膳食可促进动脉粥样硬化的形成。

(2)减少脂肪、增加蛋白质的摄入可减少冠状动脉的损伤。

(3)以大豆蛋白和其他植物蛋白代替高脂血症患者膳食中的动物性蛋白能够降低血胆固醇水平。

(4)同型半胱氨酸血症是血管损伤或动脉粥样硬化的独立危险因子。

(5)牛磺酸能减少氧自由基的产生,提高还原型谷胱甘肽水平,有利于保护细胞膜的稳定性,同时具有减少肝脏胆固醇合成,降低血胆固醇的作用。

4.维生素、矿物质与动脉粥样硬化

1)维生素 E

具有抗氧化活性的脂溶性维生素。

(1)维生素 E 对动脉粥样硬化性心血管病有防治作用。

(2)维生素 E 的摄入量与心血管疾病的风险呈负相关。

(3)大剂量补充维生素 E 有预防动脉粥样硬化或延缓其病理进展作用。

2)维生素 C

维生素 C 具有多种重要生理功能。

(1)参与体内羟化反应和抗氧化功能,在防治动脉粥样硬化方面起重要作用。

(2)维生素 C 作为羟化反应必需的辅助因子,能够促进胶原蛋白的合成,

为保持血管的弹性发挥重要作用。

（3）胆固醇转化为胆汁酸，是肝脏清除胆固醇的主要方式。

（4）维生素 C 作为肝脏胆固醇代谢的关键酶 7α - 羟化酶的辅助因子，参与胆固醇的代谢，有利于肝脏清除胆固醇。

（5）维生素 C 缺乏时，胆固醇转化为胆汁酸减少，导致肝脏胆固醇蓄积、血胆固醇升高。

（6）维生素 C 的抗氧化作用可阻止 LDL 的氧化，保护血管免受氧化型 LDL 诱发的细胞毒性损伤，防止血管内皮及平滑肌细胞的氧化损伤。

（7）维生素 C 具有降低血胆固醇、提高 HDL - C、抑制血小板聚集作用，从而有助于防治动脉粥样硬化性心血管病。

3）B 族维生素

维生素 B_{12}、维生素 B_6、叶酸是同型半胱氨酸向蛋氨酸、胱氨酸转化代谢过程中的辅酶。这些维生素缺乏时，可影响同型半胱氨酸代谢，导致高同型半胱氨酸血症。

高同型半胱氨酸血症导致心血管病的可能机制为：①损伤血管内皮细胞；②促进血栓形成；③促进血管平滑肌增生；④增加氧化应激，导致 LDL 中载脂蛋白 B 的游离氨基巯基化，而被巯基化修饰的 LDL 可被吞噬细胞吞噬并在细胞内降解，导致细胞内胆固醇堆积。

维生素 B_6 与构成动脉管壁的基质成分酸性黏多糖的合成及脂蛋白酯酶的活性有关，缺乏时可引起脂质代谢紊乱和动脉粥样硬化。

4）矿物质

（1）饮水水质的硬度与冠心病发病呈负相关，增加钙的摄入有利于降血压。动物实验显示，钙可以抑制血小板聚集。

（2）镁具有降低血胆固醇、增加冠状动脉血流和保护心肌细胞完整性的功能。镁通过调节血管弹性调节血压。流行病学资料显示，镁的摄入水平与心血管病发病率呈负相关。

（3）铜和锌是超氧化物歧化酶的组成成分，尽管铜缺乏不多见，但体内铜水平处于临界低值时，可能会导致血胆固醇升高和动脉粥样硬化。

（4）锌具有抗氧化作用，保护细胞免受炎性因子的破坏，摄入充足的锌有助于保持血管内皮细胞的完整性。

（5）铬是人体葡萄糖耐量因子的组成成分，缺乏可引起糖代谢和脂肪代谢紊乱、血胆固醇增加、动脉受损。

(6)硒是体内抗氧化酶－谷胱甘肽过氧化物酶的核心成分,谷胱甘肽过氧化物酶使体内形成的过氧化物迅速分解,而硒缺乏者心血管及外周血管疾病的发生率升高。

(二)食物与动脉粥样硬化的关系

食物摄入量和种类决定了膳食结构,与脂代谢密切相关,继而影响动脉粥样硬化的形成,在心脑血管疾病发生发展中起一定作用。

1. 全谷类食物

与精致谷物相比,全谷物保留更多的膳食纤维、蛋白质、维生素和无机盐,能量密度也相对低。增加全谷物(如燕麦、大麦、小麦全谷)摄入量(每天 1～3份,30～90g)可通过降低血脂、血压,缓解冠心病和脑卒中等危险因素,降低心血管疾病(CVD)的发病风险。增加燕麦、荞麦、小米全谷的摄入,可通过改善脂代谢而有助于降低 CVD 风险。

2. 蔬菜水果

蔬菜水果含有丰富的膳食纤维、维生素、矿物质以及植物化学物。增加水果蔬菜的摄入,可降低心脑血管病发病率和死亡率。大蒜和洋葱具有防治动脉粥样硬化的作用,其可能的机制有:抑制肝脏胆固醇的合成,抑制 LDL 的氧化,抑制血小板聚集及血栓形成。其作用与大蒜和洋葱中的含硫化合物有关。

3. 动物性食品

(1)畜、禽、蛋、奶、鱼、虾、贝类含丰富的优质蛋白质,是非素食者膳食结构重要组成部分。禽肉、新鲜畜肉摄入量与心血管病风险无明确关系,但过多摄入加工畜肉(烟熏、腌制等)可增加 CVD 风险。

(2)由于蛋黄中富含胆固醇,一些人选择不吃或少吃鸡蛋。每天吃一个鸡蛋,对一般人群发生 CVD 的风险无影响,但对于糖尿病患者可能增加患冠心病的风险。

(3)鱼肉含有丰富的多不饱和脂肪酸、维生素和矿物质,增加鱼肉摄入可降低 CVD 和脑卒中的发病风险。

(4)奶类摄入与 CVD 的关系不明显。

4. 大豆及其制品

大豆及其制品富含蛋白质、矿物质、大豆异黄酮等,增加大豆及其制品的摄入,有利于降低血总胆固醇、低密度脂蛋白胆固醇、甘油三酯。而单独的大豆异黄酮对胆固醇的影响不明显。

5. 坚果类食物

坚果富含蛋白质、油脂(以多不饱和脂肪酸为主)、矿物质(尤其是钙、镁、钾)以及植物固醇,适量摄入坚果可改善血脂异常,降低血总胆固醇和低密度脂蛋白胆固醇,降低 CVD 风险。

6. 添加糖、含糖饮料

日常食用的添加糖主要为白糖、红糖、玉米糖浆、麦芽糖、枫树糖浆、蜂蜜、晶体葡萄糖等形式,过多糖/含糖饮料的摄入,尤其是果糖可增加血脂异常的风险。

7. 茶、咖啡

(1)茶叶中富含儿茶素等植物化学物,其多酚类、绿原酸的含量远高于水果蔬菜,具有抗氧化、抗炎功效。饮茶有减少胆固醇在动脉壁沉积、抑制血小板凝集、促进纤维蛋白溶解和清除自由基等作用。饮茶(> 12g/d)有利于降低 CVD 患者的血压、血中总胆固醇和 LDL – C 水平,以及降低 CVD 和脑卒中的发病风险。

(2)咖啡含有咖啡因、绿原酸和单宁,在补充水分的同时,对健康有一定益处。适量饮用咖啡(3 ~ 5 杯/d)可降低 CVD 的风险。

8. 其他食物

(1)油脂:油脂提供能量、必需脂肪酸以及脂溶性维生素。膳食中摄入动物油脂和橄榄油与心血管疾病的发生风险无关,棕榈油摄入可增加血脂异常的风险。

(2)饮酒:酒对心血管疾病危险呈 J 型曲线关系,酒精摄入 5~25g/d 可对心血管疾病有保护作用,可能机制为:增加血 HDL-C,降低血小板聚集性,促进纤维蛋白溶解。葡萄酒中的多酚类物质具有抗氧化和血小板抑制作用。但是,大量饮酒可导致肝脏损伤、脂代谢紊乱、血 TG 和 LDL-C 水平升高、增加 CVD 风险。

(3)钠盐:高盐摄入增加脑卒中、CVD 发病风险,升高血压,导致血管壁水肿。

9.合理膳食模式

合理的膳食模式是食物多样、谷类为主,高膳食纤维、低糖低脂肪的模式。合理膳食模式是 CVD 的保护因素,可降低脑卒中、CVD 的发病风险。素食也可降低 CVD 的发病风险。

(三)宫内营养不良与动脉粥样硬化

冠心病的"胎源假说"是近年来关于冠心病危险因素的新观点。婴儿期曾营养不良的成年人罹患冠心病的比例远高于正常人群。冠心病起源于胎儿时期个体对宫内营养不良环境的反应和适应,最终引起包括冠心病在内的一系列成人疾病。

(四)动脉粥样硬化性心脏病的营养防治

冠心病预防涉及对所有可调控危险因素的控制,包括戒烟、控制体重、调节血脂、积极的生活方式、饮食控制等。膳食预防是重要的积极措施之一。冠心病的危险因素有高胆固醇血症(特别是高 LDL-C 血症)、高 TG 血症、高血压和糖尿病等。其营养防治从根本上讲要从这些危险因素防治着手。

1.膳食原则

在平衡膳食的基础上控制总能量和总脂肪的摄入,限制饮食中 SFA 和胆固醇含量,保证充足的膳食纤维和多种维生素,补充适量的矿物质和抗氧化营养素。

2.营养管理

（1）限制总能量摄入,保持理想体重。能量摄入过多,是肥胖的重要原因,而肥胖又是动脉粥样硬化的重要危险因素。故应控制总热量的摄入,保持能量摄入与消耗平衡,适当增加运动,保持理想体重,预防超重与肥胖。对于已经超重者,应通过控制能量摄入来减重。

（2）限制脂肪和胆固醇摄入。限制总脂肪、SFA、胆固醇和 TFAs 的摄入量是防治高胆固醇血症和动脉粥样硬化性心脏病的重要措施,脂肪摄入以占总能量 20%～25% 为宜,SFA 摄入量应少于总能量的 10%。鱼类富含 n－3 系列 PUFA,对心血管有保护作用,可适当多吃。少吃富含胆固醇的食物,如猪脑和动物内脏,吃鸡蛋时不必弃去蛋黄。

（3）提高植物性蛋白质的摄入,少吃甜食。蛋白质摄入量应占总能量的 15% 左右。应提高植物性蛋白质的摄入,如大豆及其制品。大豆富含异黄酮,多吃大豆有利于调节血脂,从而达到防治动脉粥样硬化的目的。每天摄入 25g 含异黄酮的大豆,可降低心血管疾病的危险性。

（4）碳水化合物占总能量的 60% 左右。限制单糖和双糖的摄入,少吃甜食、控制含糖饮料的摄入。

（5）摄入充足的膳食纤维。膳食纤维在肠道与胆汁酸结合,可减少脂类的吸收,从而降低血胆固醇水平。同时,高纤维膳食可降低血胰岛素水平,提高人体胰岛素敏感性,利于脂代谢的调节。因此,应提倡多摄入含膳食纤维丰富的食物,如燕麦、玉米、蔬菜等。

（6）保证充足的维生素和微量元素。维生素 E、很多水溶性维生素及微量元素具有改善心血管功能的作用,特别是维生素 E 和维生素 C 具有抗氧化作用,应多食用新鲜蔬菜和水果。

（7）饮食清淡,少盐限酒。高血压是动脉粥样硬化的重要危险因素,为预防高血压,每天食盐的摄入应限制在 5g 以下。可少量饮酒,但切勿酗酒。

（8）适当多吃富含植物化学物的食品。植物化学物有利于心血管健康,鼓励多吃富含植物化学物的食物,如大豆、黑色和绿色食物、洋葱、香菇等。

第三节 营养与糖尿病

一、糖尿病概述

(一)定义

(1)糖尿病(DM)是一组由多病因引起的以慢性高血糖为特征的代谢性疾病,是由于胰岛素分泌和(或)利用缺陷引起的。老年糖尿病是指年龄在60岁以上的全部糖尿病患者。主要包括2部分人群,一种是60岁以后新诊断的糖尿病,另一种是60岁以前确诊而后进入该年龄组的。

(2)长期碳水化合物、脂肪以及蛋白质代谢紊乱可引起多系统损害致肾脏、神经、心脏、血管等组织器官慢性进行性病变、功能减退及衰竭。

(3)病情严重或应激时可发生急性严重代谢紊乱,如糖尿病酮症酸中毒(DKA)、高渗高血糖综合征。

(4)我国传统医学中糖尿病属消渴症范畴,早在公元前2世纪,《黄帝内经》已有论述。

(二)糖尿病的病因及流行病学特征

糖尿病是由遗传和环境因素的复合病因引起的临床综合征,但目前其病因和发病机制仍未完全阐明。

糖尿病是常见病、多发病,是严重威胁人类健康的世界性公共卫生问题。

1)世界

据国际糖尿病联盟(IDF)统计,糖尿病患病率、发病率急剧上升。

(1)2015年全球糖尿病患者数已达4.15亿。

(2)较2014年的3.87亿增加近7.2%。

(3)预计到2040年全球糖尿病患病总人数将达到6.42亿。

(4)2015年全球因糖尿病死亡人数达500万。

2)中国

近30多年来,随着经济的高速发展、生活方式西方化、人口老龄化和肥胖率上升,我国糖尿病患病率也呈快速增长趋势。

(1)1980 年我国成人糖尿病患病率为 0.67%,2007 年达 9.7%,2013 年更高达 10.9%。

(2)糖尿病前期的比例更高。

(3)我国约有 60% 的糖尿病患者未被诊断。

(4)已接受治疗者,糖尿病控制状况也很不理想。

(5)儿童和青少年 2 型糖尿病的患病率显著增加,目前已成为超重和肥胖儿童的关键健康问题。

(6)2015 年我国成人糖尿病患者数量为 1.096 亿,居世界第一。

(7)医疗支出:2015 年我国糖尿病相关医疗支出达 510 亿美元。

(8)我国 60 岁以上老年人的糖尿病患病比例逐年增加,2000 年为 10%,2006 年增加到 13%,2013 年增加到 20% 以上,其中糖尿病前期症状者高达 50%。

(9)2015—2017 年调研显示,TIDM 占 5.8%,非 TIDM(T2DM 和其他类型糖尿病)占 94.2%。

(三)糖尿病的分型

糖尿病的分型是依据对糖尿病的病理生理、病因和临床表现的认识而建立的综合分型,目前国际上通用 WHO 糖尿病专家委员会提出的分型标准(1999)如下。

1.1 型糖尿病(type 1 diabetes mellitus,T1DM)

胰岛 β 细胞破坏,导致胰岛素绝对缺乏。

(1)免疫介导性(1A):按照起病缓急分为急发型及缓发型。

(2)特发性(1B):无自身免疫证据。

2.2 型糖尿病(type 2 diabetes mellitus,T2DM)

从以胰岛素抵抗为主伴胰岛素进行性分泌不足,到以胰岛素进行性分泌不足为主伴胰岛素抵抗。

3.其他特殊类型糖尿病

在不同水平上(从环境因素到遗传因素或两者间的相互作用)病因学相对

明确的一类高血糖状态。

（1）胰岛 β 细胞功能的基因缺陷：①青年人中的成年发病型糖尿病；②线粒体基因突变糖尿病；③其他。

（2）胰岛素作用的基因缺陷。

二、营养与糖尿病

（一）营养与糖尿病的关系

碳水化合物和脂肪等代谢过程中对胰岛素分泌的影响。

1. 碳水化合物

（1）糖尿病代谢紊乱标志是高血糖，并可引起全身性的代谢紊乱。长期摄入高碳水化合物膳食，使血糖水平长期处于较高状态，促使胰岛素分泌持续增加，最终损害胰岛 β 细胞的结构和功能，导致胰岛素分泌的绝对或相对不足，引发糖尿病。

（2）糖尿病患者碳水化合物代谢异常主要表现为肝脏中葡萄糖激酶和糖原合成酶下降，肝糖原合成减少，磷酸化酶活性加强，糖原分解增加；当患者过高摄入碳水化合物时，机体调节血糖的机能失控，极易出现高血糖；但碳水化合物摄入不足时，体内需动员脂肪和蛋白质分解供能，易引起酮血症。

（3）与葡萄糖相比，果糖比葡萄糖更易于人体吸收和利用，既能影响胰岛素结合，又能影响胰岛素刺激的糖转运。低聚异麦芽糖的热能低，在小肠内不被吸收，因此长期食用既不增加血糖，也不改变血中胰岛素水平。不同的淀粉类型对血糖的影响也不同，抗性淀粉吸收缓慢，可使餐后血糖保持在较低水平，而支链淀粉因其结构的特点，更易引起血糖和胰岛素水平快速明显升高。膳食纤维有降低空腹血糖和延缓碳水化合物吸收、降低餐后血糖及改善葡萄糖耐量的作用，是降低 T2DM 高危因素的重要膳食成分。

由此可见，食物中碳水化合物的分子量及结构不同，导致餐后血糖升高的快慢及幅度也不同，其影响程度可用血糖生成指数（GI）来衡量。低 GI 食物可有效控制餐后血糖，有利于血糖的稳定。

2. 脂肪

（1）膳食脂肪在消化道内可被分解为甘油和脂肪酸，其中脂肪酸被脂肪细胞摄取形成辅酶 A(CoA)衍生物，与 α - 磷酸甘油结合生成内源性甘油三酯，储存于脂肪组织中。

（2）摄入高脂膳食时，脂肪的氧化分解消耗大量葡萄糖分解的中间产物（如 α - 磷酸甘油），阻断了葡萄糖的彻底氧化分解，使血糖浓度上升，胰岛素分泌增加；游离脂肪酸的浓度较高，肌肉摄取脂肪酸进行氧化供能的作用则增强，从而使葡萄糖的利用减少，出现 IR；长期暴露于高浓度的游离脂肪酸情况下，可使胰岛 β 细胞分泌胰岛素的功能受损，发生糖尿病的危险性增高。

（3）膳食饱和脂肪酸、反式脂肪酸是 DM 的危险因素，而多不饱和脂肪酸特别是长链 n - 3 系列 PUFA 却能改善糖代谢和胰岛素敏感性。

3. 蛋白质

无证据表明膳食蛋白质含量与糖尿病发病有直接关系，但蛋白质代谢与碳水化合物和脂肪代谢密切相关。当碳水化合物和脂肪代谢出现紊乱时，蛋白质的代谢可引起胰岛素分泌量的变化，促进糖尿病的发生，支链氨基酸（如异亮氨酸、亮氨酸和缬氨酸等）可促进糖尿病的发生。

4. 矿物质和维生素

（1）铬作为葡萄糖耐量因子的主要组成成分，膳食补充三价铬对糖尿病有积极的预防和辅助治疗作用。

（2）硒最重要的生物学功能是抗氧化、消除自由基，所以适当补硒可以改善胰岛素自由基防御系统和内分泌细胞的代谢功能，缓解糖尿病病情，预防糖尿病并发症，改善糖尿病预后。硒可通过胰岛素受体后的激酶抑制作用，产生生理胰岛素样效应，并可在基因水平上影响糖尿病发生。

（3）维生素 B、维生素 C、维生素 E 缺乏，均可诱发或加重糖尿病及其慢性并发症的发生。

（二）食物与糖尿病的关系

食物的不同种类、摄入水平及其膳食模式可影响 2 型糖尿病的发生发展，如全谷物、蔬菜、畜肉、酸奶、含糖饮料、茶、咖啡，以及素食饮食等。

（1）全谷物。全谷物有助于降低或延缓血糖应答，与 2 型糖尿病存在负相关。与很少食用全谷物的人群相比，每天摄入 48 ~ 80g 全谷物可使 2 型糖尿病发病风险降低 26% 。因此,在日常饮食中鼓励用全谷物代替部分精致谷类食用。

(2)蔬菜与水果。绿色叶菜的摄入与糖尿病的发病风险之间关系密切,摄入绿色叶菜可降低糖尿病的发病风险,且剂量反应关系显著。水果与蔬菜的营养价值相似,增加水果摄入量对许多慢性病有一级预防的作用。水果摄入与 2 型糖尿病发生之间并无明显的相关性。

(3)畜肉。摄入大量畜肉可提高血清胆固醇以及低密度脂蛋白胆固醇的水平,与多种慢性疾病发生风险之间存在一定关联。

(4)酸奶。酸奶不仅保留了牛奶的健康功效,还具备一些独特的优点,如改善乳糖不耐症、便秘和幽门螺杆菌的根除率等。每天摄入 200g 酸奶,糖尿病的发病风险可降低 22% 。

(5)含糖饮料。含糖饮料指在饮料中人工添加糖(包括单糖和双糖,但不包括多糖),乙醇含量不超过质量分数 0.5% 的饮料,如果汁饮料、运动饮料、碳酸饮料等。与每月饮用少于 1 次或不饮用者相比,每天饮用 1~2 次者发生 2 型糖尿病的风险增加(RR = 1.26)。

(6)茶。茶叶富含儿茶素、茶多酚等植物化学物,具有抗癌、抗诱变剂和抗氧化的生物活性作用,与人类健康密切相关。饮茶有利于 2 型糖尿病风险人群的血糖控制,可改善胰岛素敏感性,降低空腹血糖和糖化血红蛋白浓度。每天饮茶≥16g 相对于不饮茶者可以降低 16% 的 2 型糖尿病发病风险。

(7)咖啡。咖啡中的咖啡因可以加速人体新陈代谢,使人保持头脑清醒;绿原酸具有抗氧化、抗炎、抗菌、抗病毒等生物特性,在慢性病防治中具有重要作用。目前有研究显示,与不饮用咖啡者相比,每日饮用咖啡可降低糖尿病的发病风险,并且咖啡的这种保护作用无地区、性别和种族差异。

(8)素食饮食。素食饮食是一种不包含动物性食物的膳食模式。与含动物性食物的杂食饮食相比,素食饮食中胆固醇、总脂肪、饱和脂肪酸以及钠的含量较低,而植物化学物、抗氧化剂以及膳食纤维的含量丰富,与人类健康效应密切相关。

素食饮食与 2 型糖尿病的发病风险呈显著负相关。素食饮食可能通过增加胰岛素敏感性和调节血糖代谢,进而降低 2 型糖尿病的发病风险。虽然素食饮食具有多种有利的健康效应,但不能忽略搭配不合理的素食饮食带来的一些不良影响,如维生素 B_{12} 和 n-3 多不饱和脂肪酸摄入不足、铁和锌元素缺乏等。

(三)糖尿病的营养防治

糖尿病是一种病因尚不十分明确的慢性代谢性疾病,其防治应采取综合措施,主要包括健康教育、营养治疗、合理运动、药物治疗及自我监测等,其中饮食治疗是控制血糖最基本、最有效的治疗措施之一。

1.健康教育

健康教育的目的是:

(1)使糖尿病患者了解糖尿病的相关知识,学会治疗过程中所需的基本技能。

(2)经常自我检测血糖、血压、体重。

(3)定期去医院检测尿常规、眼底、肾功能等。

(4)能以乐观积极的心态接受治疗。

2.营养治疗

糖尿病营养治疗的总目标:帮助患者制订营养计划,形成良好的饮食习惯,通过良好的营养供给改进患者的健康状况,减少急性和慢性并发症发生的危险。合理地控制饮食有利于控制糖尿病的病情发展,尤其是轻型患者(空腹血糖≤11.1mmol/L),单纯采用营养治疗即可达到控制血糖的目的。

1)能量

糖尿病营养治疗的首要原则是合理控制总能量摄入量。《中国糖尿病医学营养治疗指南(2021)》建议,糖尿病患者应接受个体化能量平衡计划,目标是既达到或维持理想体重,又满足不同情况下营养需求。

(1)对于正常体重的糖尿病患者,能量摄入以维持或略低于理想体重为宜。

(2)肥胖者应减少能量摄入,使体重逐渐下降至理想体重5%的范围。

(3)儿童、孕妇、乳母、营养不良、消瘦者、伴有消耗性疾病而体重低于标准体重者,为了适应患者的生理需要可适当增加体重,能量摄入量可适当增加10%~20%。

根据患者的体型和理想体重,估计每日能量供给量(表7-2)。

表12-3 成年糖尿病患者每日能量供给量[kJ(kcal)/kg]

体型	卧床	轻体力活动	中体力活动	重体力活动
消瘦	105~125(25~30)	146(35)	167(40)	188~209(45~50)
正常	84~105(20~25)	125(30)	146(35)	167(40)
肥胖	63(15)	84~105(20~25)	125(30)	146(35)

2)碳水化合物

糖尿病患者必须摄入一定比例的碳水化合物,供给量以占总能量的45%~60%为宜。如碳水化合物的来源为低GI食物,其供能比可达60%。

(1)碳水化合物的摄入量应根据患者个体差异、病情、血糖、糖化血红蛋白和用药情况进行计算并调整至适宜的量。

(2)碳水化合物摄入不足时,体内需分解脂肪和蛋白质供能,易引起酮症。

(3)碳水化合物过多也会使血糖升高,增加胰岛负担。

(4)应注意食物种类、淀粉类型(直链淀粉和支链淀粉)、烹调方式等对餐后血糖的影响。

(5)计算碳水化合物的量及其在食物中的供能比例时,还要考虑食物的GI值。某些单糖和双糖,如果糖、蔗糖的血糖指数并不显著高于面包、米饭、马铃薯等复合碳水化合物。因此,碳水化合物的总摄入量较其供应形式更重要。

(6)膳食纤维:分为可溶性和不溶性2种。可溶性膳食纤维能吸水膨胀,吸附并延缓碳水化合物在消化道的吸收,使餐后血糖和胰岛素水平降低,还有降低胆固醇的作用。不溶性膳食纤维能促进肠蠕动,加快食物通过肠道,减少吸收,具有间接缓解餐后血糖升高和减肥的作用。建议膳食纤维成人每天摄入量为25~30g/d或10~14g/1000kcal。

3)脂肪

长期摄入高脂膳食可损害糖耐量,促进肥胖、高血脂和心血管病的发生。为防止或延缓糖尿病患者的心脑血管并发症,必须限制膳食脂肪摄入量尤其是饱和脂肪酸。

(1)脂肪摄入量占总能量较合适的比例为25%~35%。

(2)对超重或肥胖者,脂肪供能比不应超过30%。

(3)烹调用油及食品中所含的脂肪均应计算在内。

（4）饱和脂肪酸的比例应小于 10% 。

（5）虽然多不饱和脂肪酸有降血脂和预防动脉粥样硬化的作用，但由于多不饱和脂肪酸在体内代谢过程中容易氧化而对机体产生不利影响，因此不宜超过总能量的 10% 。

（6）单不饱和脂肪酸是较理想的脂肪来源，其在花生油及橄榄油中含量丰富，是较好的脂肪来源，宜大于总能量的 12% 。胆固醇摄入量应低于 300mg/d 。

4）蛋白质

糖尿病患者机体糖异生作用增强，蛋白质消耗增加，易出现负氮平衡，为维持肌肉的体积和能量消耗的需要，应保证蛋白质的摄入量占总能量的 15% ～20% ，其中至少 30% 来自高生物价的蛋白质（优质蛋白质），如乳、蛋、瘦肉及大豆制品。

长期高蛋白饮食对糖尿病患者并无益处。对于已患糖尿病肾病的患者，应根据肾功能损害程度限制蛋白质摄入量，一般为 0.6～0.8g/（kg·d）。

5）维生素和矿物质

糖尿病患者因主食和水果摄入量受限制，且体内物质代谢相对旺盛，较易发生维生素和矿物质缺乏。调节维生素和矿物质的平衡，有利于纠正糖尿病患者代谢紊乱，防治并发症。

（1）供给足够的维生素是糖尿病营养治疗的原则之一，其中比较重要的有维生素 C、维生素 E、β－胡萝卜素、部分 B 族维生素等。

（2）矿物质非常重要。①锰可改善机体对葡萄糖的耐受性，未精制的谷类、坚果、叶菜类富含锰，茶叶中锰含量最高，虽然动物性食物锰含量不高，但吸收和存留较高。②锌与胰岛素的合成、分泌、贮存、降解、生物活性及抗原性有关，缺锌时胰腺和 β 细胞内锌浓度下降，胰岛素合成减少。③三价铬的复合物在人体内被称作"葡萄糖耐量因子"，有利于改善糖耐量。膳食铬主要来源于谷类、肉类和鱼贝类。全谷类食物中含有的铬高于水果和蔬菜。④锂能促进胰岛素的合成和分泌。⑤硒参与谷胱甘肽过氧化物酶（GSH－Px）的构成，后者可降低机体脂质过氧化反应，有保护心肌细胞、肾小球及视网膜免受氧自由基损伤的作用。

表 12-4 含锌丰富或缺乏的食物来源

含量	食物
极好来源	贝壳类海产品、红色肉类、动物内脏
含量丰富	干果类、谷类胚芽、麦麸
良好来源	干酪、虾、燕麦、花生酱、花生、爆玉米花
含量少	普通饮料、动物脂肪、植物油、水果、蔬菜、奶糖、白面包

6）饮酒

《中国 2 型糖尿病防治指南》（2021 年版）建议，女性每天饮酒的酒精量不超过 15g，男性不超过 25g。

（1）酒精是高能量食物，且喝酒的同时往往会摄入高油脂的食物，可导致能量摄入过多。

（2）避免空腹饮酒。酒精吸收和代谢较快，但不能较长时间维持血糖水平；饮酒还可使糖负荷后的胰岛素分泌增加，对接受胰岛素、降糖药治疗的患者容易发生低血糖。所以，糖尿病患者应避免空腹饮酒。

（3）不应饮酒。长期饮酒会引起肝功能受损，还可降低脂肪在体内的消耗率。因此，血糖控制不佳的糖尿病患者不应饮酒。

（4）适量饮酒：对血糖控制良好的患者可适量饮酒，但需严格设计饮食计划。

7）饮食分配及餐次安排

根据血糖升高时间、用药时间和病情是否稳定等情况，并结合患者的饮食习惯合理分配餐次。

（1）至少一日三餐，尽量定时、定量，早、中、晚餐能量按 25%、40%、35% 的比例分配。

（2）口服降糖药或注射胰岛素后易出现低血糖的患者，可在 3 次正餐之间加餐 2~3 次。

（3）加餐量应从正餐的总量中扣除，做到加餐不加量。

（4）在总能量范围内，适当增加餐次有利于改善糖耐量，并可预防低血糖的发生。

3. 合理运动

合理运动的重要性：

（1）合理的运动可促进肌肉组织对葡萄糖的摄取和利用,提高胰岛素与受体的结合力,从而使血糖降低。

（2）运动可降低血脂、减轻体重、改善血液循环,有助于防治糖尿病的血管并发症。

（3）糖尿病患者可根据自己的身体状况,选择合适的运动方式,运动强度以接近靶心率(能获得较好运动效果并能保证安全的运动心率)为准。靶心率 = 170 − 年龄(岁)。

（4）每天运动时间以达到靶心率的累计时间 20 ~ 30min 为佳。

（5）运动应遵循循序渐进的原则,运动量由小到大,时间由短到长,动作由易到难。

4. 糖尿病食谱编制方法

1）计算法

糖尿病饮食是一种需计算能量和称重量的饮食。

步骤 1：根据成人的身高,计算其标准体重及体质指数(BMI);判断其体型(消瘦、正常、肥胖);了解就餐者的体力活动情况,确定能量供给(表 12 − 3)。

全日能量供给量(kcal) = 标准体重(kg) × 能量需要量[kcal/(kg·d)]。

步骤 2：计算全天蛋白质、脂肪、碳水化合物总量。

全日蛋白质供给量(g) = 全日能量供给量 × 15% ÷ 蛋白质能量系数;

全日脂肪供给量(g) = 全日能量供给量 × 25% ÷ 脂肪能量系数;

全日碳水化合物供给量(g) = 全日能量供给量 × 60% ÷ 碳水化合物能量系数。

步骤 3：确定全天主食数量和种类并进行食物分配。主食的品种主要根据用餐者的饮食习惯来确定,北方习惯以面食为主,南方则以大米居多。

步骤 4：确定全天副食蛋白质需要量。副食包括瘦肉、鸡蛋、牛奶、豆腐等,青菜包括西红柿、青椒、白菜、萝卜等。蛋白质广泛存在于动植物性食物中,除了谷类食物能提供的蛋白质,各类动物性食物和豆制品是优质蛋白质的主要来源。①计算主食中含有的蛋白质数量;②全天需摄入的蛋白质数减去主食中蛋白质数量,即为副食应提供的蛋白质数量。

步骤 5：计算全天副食的需要量和确定原料品种。根据副食应提供的蛋白质数量确定副食的原料品种和数量。

步骤6:确定烹调用油量。烹调用油以植物油为主。将需要的脂肪总含量减去主副食食物提供的脂肪量即为每日烹调用油的需要量。

步骤7:根据上述步骤确定的主副食的数量选择食物,形成一日食谱,并按照比例分配到三餐中。

2)食物交换份法

计算法虽然可以较为准确地进行糖尿病患者的食谱编制,但操作时比较麻烦,而用"食物交换份"可以快速、简便地制定食谱,已广泛使用。

(1)食物交换份是将食物按照来源、性质分成几类,同类食物在一定重量内所含的蛋白质、脂肪、碳水化合物和能量相近。

(2)将食物分成六大类(所有食物均指可食部分),即谷薯类、蔬菜类、水果类、鱼肉蛋类、豆类、乳类和油脂类。

(3)每个食物交换份约为334.4~376.2kJ(80~90kcal)能量。

(4)交换原则为同类食物之间可以互换,不同类别食物之间不能互换。

表12-5 不同能量治疗饮食交换份份额

总热量/kcal	总交换/份	谷类/份	蔬菜类/份	肉类/份	水果类/份	乳类/份	油脂类
1000	12	6	1	2	0	2	1
1200	14.5	7	1	3	0	2	1.5
1400	16.5	9	1	3	0	2	1.5
1600	19	9	1	4	1	2	2
1800	21	11	1	4	1	2	2
2000	24	13	1.5	4.5	1	2	2
2200	26	15	1.5	4.5	1	2	2
2400	28.5	17	1.5	5	1	2	2

5.糖尿病自我监测

(1)糖尿病自我监测的重要性:增加患者对糖尿病知识的了解,是实施糖尿病自我管理的重要手段。高血糖是引起糖尿病症状和导致并发症的主要原因,为了解糖尿病患者血糖是否达到良好控制,必须经常监测血糖等项目,以便及时调整治疗方案,早期发现和防治并发症。

(2)自我监测应做到:每天测血糖、血压;每月测体重、尿常规、腰围、腰臀比值;每季测血脂、糖化血红蛋白、肾功能,查眼底及心电图。

第四节 营养与痛风

一、概述

(一)高尿酸血症的概述

1.高尿酸血症的定义

尿酸为嘌呤代谢的终产物,主要由细胞代谢分解的核酸、其他嘌呤类化合物以及食物中嘌呤经酶的作用分解而产生。体内37℃时尿酸的饱和浓度约为420μmol/L(7mg/dL),超过此浓度,尿酸盐沉积在肾脏、关节滑膜等多种组织,引起组织损伤。血尿酸 >420μmol/L(7mg/dL)被定义为高尿酸血症。

高尿酸血症(HUA)是一种常见的生化异常,由尿酸盐生成过量和(或)肾脏尿酸排出障碍,或两者共同存在而引起。由于受地域、民族、饮食习惯的影响,高尿酸血症发病率差异较大。我国不同地区高尿酸血症患病率存在较大的差别,为 5.46% ~ 19.3% ,其中男性为 9.2% ~ 26.2% ,女性为 0.7% ~ 10.5% 。

2.高尿酸血症的分类

临床上分为原发性和继发性 2 大类,原发性多由先天性嘌呤代谢异常所致,常与肥胖、脂代谢紊乱、高血压、动脉硬化和冠心病等聚集发生有关,继发性由其他疾病、药物、膳食或毒素引起的尿酸盐生成过量或肾脏清除减少所致。少数患者可以发展为痛风,表现为急性关节炎、痛风肾和痛风石等临床症状与阳性体征。

3.高尿酸血症的病因和发病机制

根据尿酸形成的病理生理机制,将高尿酸血症分为尿酸生成增多和尿酸排泄减少 2 大类,有时二者并存。

1）尿酸生成增多

食物引起的尿酸生成与食物中的嘌呤含量成比例。富含嘌呤的食物主要包括动物肝脏、肾脏、凤尾鱼等。机体内源性嘌呤的产生同样引起尿酸的升高，体内可以通过多个生化步骤从头合成腺嘌呤单磷酸核苷（IMP）。

（1）主要途径：酰胺磷酸核糖转移酶（PRT）与磷酸核糖焦磷酸合成酶（PRPP）以及谷氨酰胺是决定嘌呤生成和尿酸产生速率的主要途径。

（2）次要途径：通过次黄嘌呤磷酸核糖转移酶（HPRT），与磷酸核糖焦磷酸合成酶共同催化腺嘌呤和鸟嘌呤分别形成腺嘌呤单磷酸核苷（IMP）和鸟嘌呤单磷酸核苷（GMP）。

（3）血尿酸水平与人体重新合成嘌呤的速率密切相关，磷酸核糖焦磷酸合成酶（PRPP）起着重要作用。

（4）嘌呤核苷的分解加速也可以引起高尿酸血症。当细胞转换减速，增殖性疾病、细胞死亡状态下嘌呤代谢增强，包括白血病、恶性肿瘤细胞毒性药物化疗后、溶血、横纹肌溶解。

（5）高尿酸血症还可以来自骨骼肌 ATP 大量分解，见于剧烈运动后、严重的癫痫持续状态发作后，Ⅱ型、Ⅴ型和Ⅵ型糖原贮积症。另外，心肌梗死、急性呼吸衰竭均可引起 ATP 分解加速产生大量嘌呤，引起高尿酸血症。

2）尿酸排泄减少

尿酸约 2/3 通过肾脏排泄，其余 1/3 通过肠道、胆道等肾外途径排泄。约90%持续高尿酸血症的患者存在肾脏处理尿酸的缺陷而表现为尿酸排泄减少。

与非痛风患者相比，痛风患者尿酸排泄降低 40%，而且痛风患者尿酸排泄的血尿酸阈值高于非痛风患者。肾小球滤过率降低是慢性肾功能不全时引起高尿酸血症的原因，但不是大多数高尿酸血症的原因。某些药物或物质可以引起尿酸经肾小管重吸收增加。酒精既可以增加尿酸的产生，又可以降低尿酸的排泄。

（二）痛风的概述

1. 痛风的定义

痛风是嘌呤代谢紊乱和（或）尿酸排泄障碍所致的一组异质性疾病，其临床特征为：

（1）血清尿酸升高。

（2）反复发作的急性关节炎。

（3）痛风石及关节畸形。

（4）尿酸性肾结石。

（5）肾小球、肾小管、肾间质及血管性肾脏病变等。

2.痛风的分类及患病率

痛风分为原发性、继发性和特发性3类，原发性痛风占绝大多数。本病见于世界各地，由于受地域、民族、饮食习惯的影响，痛风患病率差异较大，并随年龄及血清尿酸浓度升高和持续时间而增加。据估计，我国痛风的患病率为$1\% \sim 3\%$。

3.痛风的病因及发病机制

（1）原发性痛风是先天性的，由遗传因素和环境因素共同致病，绝大多数为尿酸排泄障碍，具有一定的家族易感性。

（2）继发性痛风主要由于肾脏疾病、药物、肿瘤化疗或放疗等所致。

（3）特发性痛风原因未知。临床上$5\% \sim 15\%$高尿酸血症患者会发展为痛风。急性关节炎是由于尿酸盐结晶沉积引起的炎症反应。长期尿酸盐结晶沉积导致单核细胞、上皮细胞和巨噬细胞浸润，形成异物结节即痛风石。

二、痛风的临床表现

临床多见于40岁以上男性，女性多在更年期后发病，近年发病有年轻化趋势。常有家族遗传史。表现为高尿酸血症、反复发作的急性关节炎、痛风石及慢性关节炎、尿酸性肾结石、痛风性肾病、急性肾衰竭。常伴有肥胖、高脂血症、高血压、糖耐量异常或2型糖尿病、动脉硬化和冠心病等。

1.痛风自然病程分为以下3个阶段

1）无症状期

仅有波动性或持续性高尿酸血症，从血尿酸增高至症状出现的时间可达数年，有些可终生不出现症状。

2）急性关节炎期及间歇期

（1）急性关节炎期及间歇期常有以下特点：①多在午夜或清晨突然起病，关节剧痛；数小时内受累关节出现红、肿、热、痛和功能障碍。②单侧第1跖趾关节最常见。③发作呈自限性，多于2周内自行缓解。④可伴高尿酸血症，但部分急性发作时血尿酸水平正常。⑤关节液或痛风石中发现尿酸盐结晶。⑥秋水仙碱可迅速缓解症状。⑦可伴有发热等。

（2）间歇期是指2次痛风发作之间的无症状期。

3）痛风石及慢性关节炎期

痛风石是痛风的特征性临床表现，典型部位在耳郭，也常见于关节周围以及鹰嘴、跟腱、髌骨滑囊等处。外观为大小不一的、隆起的黄白色赘生物，表面菲薄，破溃后排出白色粉状或糊状物。

慢性关节炎多见于未规范治疗的患者，受累关节非对称性不规则肿胀、疼痛，关节内大量沉积的痛风石可造成关节骨质破坏。

2. 肾脏

1）主要表现在以下3方面

（1）痛风性肾病，起病隐匿。

（2）尿浓缩功能下降，出现夜尿增多、低比重尿、低分子蛋白尿、白细胞尿、轻度血尿及管型等。

（3）晚期可出现肾功能不全及高血压、水肿、贫血等。

（4）尿酸性肾石病：可从无明显症状至肾绞痛、血尿、排尿困难、肾积水、肾盂肾炎或肾周围炎等表现不等。纯尿酸结石能被 X 线透过而不显影。

（5）急性肾衰竭：大量尿酸盐结晶堵塞肾小管、肾盂甚至输尿管，患者突然出现少尿甚至无尿，可发展为急性肾衰竭。

2）实验室和其他检查

（1）血尿酸测定：成年男性血尿酸值为 208～416μmol/L（3.5～7mg/dL），女性为 149～358μmol/L（2.5～6mg/dL），绝经后接近男性。

（2）尿尿酸测定：限制嘌呤饮食 5d 后，每日尿酸排出量超过 3.57mmol（600mg），可认为尿酸生成增多。

（3）关节液或痛风石内容物检查：偏振光显微镜下可见双折光的针形尿酸盐结晶。

（4）超声检查：关节超声检查可见双轨征或不均匀低回声与高回声混杂团块影，是痛风比较特异的表现。

（5）X 线检查：可见软组织肿胀、软骨缘破坏、关节面不规则，特征性改变为穿凿样、虫蚀样骨质缺损。

（6）电子计算机 X 线体层显像（CT）与磁共振显像（MRI）检查：CT 在受累部位可见不均匀斑点状高密度痛风石影像。双能 CT 能特异性地识别尿酸盐结晶，可作为影像学筛查手段之一，可辅助诊断痛风，MRI 的 T1 和 T2 加权图像呈斑点状低信号。

三、痛风的预防和治疗

痛风防治目的：控制高尿酸血症，预防尿酸盐沉积；迅速控制急性关节炎发作；防止尿酸结石形成和肾功能损害。

（一）非药物治疗

痛风患者应遵循下述原则：①限酒；②减少高嘌呤食物摄入；③防止剧烈运动或突然受凉；④减少富含果糖饮料摄入；⑤大量饮水（每日 2000mL 以上）；⑥控制体重；⑦增加新鲜蔬菜摄入；⑧规律饮食和作息；⑨规律运动；⑩禁烟。

（二）药物治疗

1. 急性痛风关节炎的治疗

遵从医生的医嘱进行治疗。秋水仙碱、非甾体类消炎药和糖皮质激素是急性痛风性关节炎治疗的一线药物，应尽早使用。急性发作期不进行降尿酸治疗，但已服用降尿酸药物者不需停用，以免引起血尿酸波动，导致发作时间延长或再次发作。

（1）非甾体类消炎药：可有效缓解急性痛风关节炎症状。常用药物：吲哚美辛、双氯芬酸、依托考昔等。常见不良反应有胃肠道溃疡及出血、心血管系统不良反应。活动性消化性溃疡禁用，伴肾功能不全者慎用。

（2）秋水仙碱：小剂量秋水仙碱（1.5mg/d）有效，且不良反应少，在 48h 内使用效果更好。

（3）糖皮质激素：用于 NSAIDs、秋水仙碱治疗无效或禁忌、肾功能不全者。短期口服中等剂量糖皮质激素或关节腔注射对急性痛风关节炎有明显疗效。

2. 发作间歇期和慢性期的处理

对急性痛风关节炎频繁发作（>2 次/年），有慢性痛风关节炎或痛风石的患者，应行降尿酸治疗。治疗目标是血尿酸<6mg/dL 并终身保持。对于有痛风石、慢性关节炎、痛风频繁发作者，治疗目标是血尿酸<5mg/dL，但不应低于 3mg/dL。

降尿酸药物主要有抑制尿酸生成（别嘌醇、非布司他）、促进尿酸排泄药物（苯溴马隆、丙磺舒）2 类。单一药物疗效不好、血尿酸明显升高、痛风石大量形成时可合用 2 类降尿酸药物。其他药物有碱性药物和尿酸氧化酶等。

四、营养与痛风

（一）营养与痛风的关系

痛风与遗传有一定关系，但是多数人没有遗传史，主要是由于食物中嘌呤含量不同引起的。

1. 高嘌呤食物摄入过量

（1）嘌呤是细胞核组成元素，几乎所有动植物细胞中都含嘌呤成分。
（2）机体代谢产生嘌呤与从食物中摄入嘌呤在体内的转归差异较大。
（3）机体代谢产生的嘌呤在多种酶的作用下经过复杂的代谢过程大部分合成核酸，被组织细胞重新利用，少部分可分解成尿酸。
（4）食物来源的嘌呤绝大部分生成尿酸，很少被机体利用。
因此，从食物中摄取嘌呤的多少，对机体尿酸的浓度影响较大，当嘌呤摄入过多时，可使肾脏功能减退及尿酸排泄障碍患者血液中尿酸水平明显升高，诱发痛风的急性发作。

2. 产能营养素

（1）动物性食物所含的嘌呤比植物性食物高，因此，蛋白质的摄入应以植物蛋白为主。

（2）高脂饮食易导致能量过剩,脂肪在体内积聚,最终可引起高血压、脂代谢紊乱、糖代谢异常,其共同特征是胰岛素抵抗,容易继发痛风。

（3）碳水化合物是痛风患者能量的主要来源,但因高尿酸血症患者多超重,应适当控制碳水化合物的摄入量。

（4）体重控制应循序渐进,以防能量不足导致脂肪分解产生酮体等酸性代谢产物,抑制尿酸排泄,诱发痛风发作。

（5）蜂蜜等含果糖较高的食物,也能增加尿酸生成。

3. 维生素与矿物质

（1）B族维生素、维生素 C、维生素 E 缺乏时,容易导致尿酸排出减少,诱发痛风发作。

（2）摄入大剂量维生素 B_1 和维生素 B_2 可干扰尿酸的正常排泄,使尿酸排出减少。

（3）维生素 C 的大量摄入可能降低秋水仙素的镇痛效果。

（4）钙、锌、碘、铁等缺乏可引起核酸代谢障碍,嘌呤生成增加,诱发痛风发作。

（5）铁摄入过量或铁在体内过多积蓄可影响尿酸合成与排泄,诱发痛风。

4. 超重及肥胖

（1）肥胖者易发生高尿酸血症和痛风。

（2）体重与高尿酸血症呈明显正相关,青年时期体重增加也是痛风发生的危险因素。

（3）研究显示,BMI 是高尿酸血症的重要危险因素。

（4）肥胖者内分泌系统紊乱,如雄激素和促肾上腺皮质激素（ACTH）水平下降,抑制尿酸的排泄,可能是肥胖易并发高尿酸血症的原因,而并非肥胖本身所致。

（二）食物与痛风的关系

多种食物的摄入与痛风关系密切,如水果、畜肉、贝类和酒类。

1. 水果

将水果作为日常饮食的一部分,有助于预防重大慢性非传染性疾病。如樱桃可增加尿酸排泄;橙子的摄入量与血尿酸水平呈显著正相关;每天摄入80g以上苹果或橙子的男性,与摄入80g以下的男性相比,痛风的发病风险增加($RR = 1.64$)。

2. 畜肉

畜肉摄入与尿酸水平升高有一定关系。每天摄入 $112 \sim 168g$ 畜肉能够使痛风的发病风险增加($RR = 1.21$)。

3. 贝类

贝类是我国居民食用较多的海产品之一,含有丰富的蛋白质、维生素和矿物质。贝类摄入与高尿酸血症发病率存在显著正相关。

4. 酒类

2002 年《中国居民营养与健康状况调查》显示,我国成年居民的饮酒率为22.4%。

(1)少量(≤12.5g 酒精/d)、适量(12.6~37.4g 酒精/d)和过量饮酒(≥37.5g 酒精/d)能够使痛风的发病风险分别增加(RR 值分别为 1.16、1.58 和2.64)。

(2)少量不同种类的酒均能增加高尿酸血症和痛风复发的风险。

(3)血清尿酸值与饮酒量密切相关。

(4)乙醇代谢产生的乳酸可抑制肾脏对尿酸的排泄。

(5)酒精性饮料中含有嘌呤,在体内代谢生成尿酸。

(6)嘌呤含量:陈年黄酒 > 啤酒 > 普通黄酒 > 白酒。

(三)痛风的营养管理

痛风尚无法根治,但可控制血尿酸水平使病情好转。防治方法包括药物缓解和饮食治疗。急性期痛风需要药物处理,可首选秋水仙素。对发作期和慢性期痛风患者选择促进尿酸排泄和抑制尿酸生成的药物。

1. 控制能量摄入

(1)减重:痛风患者约50%超重或肥胖,应适当减轻体重。

（2）总热量摄入应比正常体重者低 10% ～15%。根据体力活动情况，一般 104.5～125.4kJ(25～30kcal)/(kg·d) 计算为宜。

（3）减肥者应避免饥饿性酮症的发生及剧烈运动，因为乳酸、β－羟丁酸和草酰乙酸等有机酸增加能竞争抑制肾小管尿酸的分泌，使血尿酸水平增高。

2. 低脂肪、低蛋白质饮食

（1）痛风患者约有 70% 伴有高脂血症。

（2）低脂饮食：因高脂饮食可使尿酸排泄减少，导致血尿酸增高，应限制每日脂肪的摄入量占总能量的 20%～25%。

（3）限制蛋白质的摄入量，从而控制嘌呤的摄取，按每千克体重 0.8～1.0g 计算，宜选择牛奶、鸡蛋及植物蛋白质。

3. 低盐饮食

（1）少盐饮食：痛风患者多伴有高血压，宜采用少盐饮食。

（2）每天食盐摄入量不宜超过 5g。

（3）食盐摄入过多后尿钠增加，在肾内与尿酸结合为尿酸钠，后者易沉积于肾脏，造成肾脏损害。

4. 增加蔬菜摄入

多选择蔬菜，可增加机体多种微量元素、B 族维生素、维生素 C、膳食纤维的摄入，促进尿酸盐溶解和排泄。

5. 低嘌呤饮食

（1）高尿酸血症及痛风患者应限制含嘌呤食物的摄入，以便有效地降低血尿酸水平，缓解和控制痛风的急性发作。

（2）急性期应严格限制嘌呤在 150mg/d 之内。

（3）可选择低嘌呤含量的食物：缓解期可有限制地选用嘌呤含量中等的食物，自由摄取含嘌呤量低的食物。

6. 保证足量饮水

（1）每日饮水量应在 2000mL，高尿酸血症和痛风患者应多饮水以利于尿酸的排出。

（2）因尿酸的水溶性较低，肾脏排泄尿酸必须保证有足够的尿量，防止尿酸盐的形成和沉积。

（3）为防止尿液浓缩，患者可在睡前或半夜适量饮水，确保尿量，有利于预防尿路结石的形成。

7. 限酒

应严格限制饮酒，因为乙醇代谢可使乳酸浓度增高，抑制肾脏对尿酸的排泄，同时乙醇促进嘌呤的分解使尿酸增高，所以酗酒常为急性痛风发作的诱因。

8. 其他

（1）以往研究：咖啡和浓茶中含有的咖啡因能引起交感神经兴奋，导致失眠、血压上升等不良反应，从而影响高尿酸血症和痛风患者，尤其是伴发高血压、心脑血管疾病患者的健康。

（2）近年研究：长期饮用咖啡，可以通过降低血清尿酸浓度，增加胰岛素敏感性等多种机制，减少高尿酸血症和痛风的发病风险。

（3）高尿酸血症和痛风患者，应根据自身具体情况决定是否饮用咖啡、浓茶以及饮水量。

（四）食物选择

在急性关节炎或慢性关节炎急性发作期，均应禁用含嘌呤高的食物。嘌呤含量高的食物包括动物源性和植物源性食物。动物源性食物中，嘌呤的含量明显高于植物源性食物。

1. 动物源性食物

（1）中等嘌呤食物：嘌呤含量达 100～200mg/100g，主要包括干豆、未加工的肉（猪肉或牛肉等）、大部分已加工的肉、大部分鱼（草鱼和黄花鱼等）和海产品（扇贝和基围虾等）。

（2）高嘌呤食物：嘌呤含量高达 200～300mg/100g，主要包括部分动物肝脏，例如猪肝、牛肝和羊肝等。

（3）极高嘌呤食物:嘌呤含量＞300mg/100g,主要包括鸭肝、鹅肝、鸡肝和部分海产品等。

2.植物源性食物

（1）菌菇类食物:含水量较低的食物其嘌呤含量明显高于含水量高的食物,例如干制香菇的嘌呤含量为 404.9mg/100g,而鲜香菇的嘌呤含量仅为 36.96mg/100g。

（2）干豆类及其制品。

（3）啤酒:植物源性食物经过一定程序的加工和制造,能够形成适于人饮用的液体,例如啤酒或烧酒等。啤酒的嘌呤含量为 28.6～79.3mg/100g,高于烧酒等其他饮品。

3.宜用食物

谷类食物及其制品,如大米、玉米、面条、通心粉、年糕、饼干等;乳制品如牛奶、酸奶、冰激凌等;鸡蛋及其制品;蔬菜可选用青菜、莲花白、菜花、冬瓜等;各类水果及坚果等。

第五节　营养与肥胖症

一、肥胖症的概述

（一）肥胖症的定义及流行特征

肥胖症(obesity)是一种以体内脂肪过度蓄积和体重超常为特征的慢性代谢性疾病,由遗传因素、环境因素等多种因素相互作用引起。肥胖是引起高血压、糖尿病、心脑血管病、肿瘤等慢性非传染性疾病的危险因素和病理基础。

从世界范围看,截至 2015 年,全球 6 亿成年人为肥胖(全球疾病负担研究)。

从中国范围看,《中国居民营养与慢性病状况报告(2020 年)》指出:

（1）超过 50% 的成年居民超重肥胖。

（2）城乡各年龄组居民超重肥胖率持续上升。

（3）18岁及以上居民男性和女性平均体重分别为69.6kg和59kg，与2015年发布结果相比分别增加3.4kg和1.7kg。

（4）18岁及以上居民超重率和肥胖率分别为34.3%和16.4%。

（5）儿童青少年:6~17岁、6岁以下超重肥胖率分别达到19%和10.4%。

（6）发展趋势:上升速度较快、流行水平较高、全人群均受影响。

WHO明确认定,肥胖症已是全球最大的慢性疾病。

（二）肥胖症的病因和发病机制

肥胖发生的机制是能量摄入超过能量消耗。肥胖是遗传因素、环境因素、内分泌调节异常、炎症、肠道菌群等多种因素相互作用的结果。

1.能量平衡和体重调节

（1）能量平衡和体重调节,受神经系统和内分泌系统双重调节。

（2）体内调节能量摄入的因子。①减少摄食的因子:β肾上腺素能受体、多巴胺、血清素、胰高血糖素样多肽-1（GLP-1）和瘦素等。②增加摄食的因子:α-去甲肾上腺素能受体、神经肽Y、胃生长激素释放素、增食因子、甘丙肽、内源性大麻素（CB）等。③代谢产物如血糖、脂肪酸等。④人体脂肪组织分为2种,白色脂肪组织的主要功能是贮存热量,而棕色脂肪组织的主要功能是消耗能量。交感神经兴奋作用于棕色脂肪组织,通过β肾上腺素能受体引起脂肪分解产生热量。

2.遗传因素

（1）肥胖症有家族聚集倾向,遗传因素的影响占40%~70%。大部分原发性肥胖症为多基因遗传,是多种微效基因作用叠加的结果。

（2）目前认为"节俭基因学说"是肥胖发生的重要机制。节俭基因在食物短缺的情况下能有效利用能源生存下来,在食物丰富时可引起（腹型）肥胖和胰岛素抵抗。

（3）部分肥胖症由单基因突变引起。

3.环境因素

环境因素是肥胖患病率增加的主要原因,主要是热量摄入增多和体力活动减少。除热量摄入增加以外,饮食结构也有一定影响,脂肪比糖类更易引起脂肪积聚。

4. 内分泌调节异常

下丘脑是机体能量平衡调节的关键部位,下丘脑弓状核有各种食欲调节神经元。神经 - 内分泌调节中任何环节异常,均可导致肥胖。

5. 炎症

肥胖是一种低度炎症反应。肥胖症血清炎症因子升高,如 C 反应蛋白(CRP)、肿瘤坏死因子 - α(TNF - α)和白细胞介素 - 6(IL - 6)等;脂肪组织中炎症因子也升高,促进炎症细胞在脂肪中的浸润,引起胰岛素抵抗。

6. 肠道菌群

人体肠道细菌大致分为 3 类:有益菌、有害菌和中性菌。有益菌(也称为益生菌)主要是各种双歧杆菌、乳酸杆菌等,抑制致病菌群的生长,分解有害、有毒物质。有害菌数量一旦失控,会引发多种疾病。中性菌具有双重作用,如大肠埃希菌、肠球菌等,在正常情况下对健康有益,一旦增殖失控或从肠道转移到身体其他部位,就可能引发多种疾病。

肠道菌群对肠 - 脑轴(GBA)有调节作用。肥胖症患者常发生肠道菌群改变(有益菌和有害菌比例失调)。肠道菌群的改变引起肠道通透性增加,细菌的脂多糖(LPS)吸收入血可引起内毒素血症,促进炎症反应。肠道菌群在肥胖发病机制中的作用有待深入研究。

(三)肥胖症的临床表现

肥胖症可见于任何年龄、性别,多有进食过多和(或)运动不足病史。常有肥胖家族史。

(1)轻度肥胖症多无症状,中至重度肥胖症可引起气急、关节痛、肌肉酸痛、体力活动减少以及焦虑、抑郁等。

(2)肥胖是多种疾病的基础疾病,常与血脂异常、脂肪肝、高血压、冠心病、糖耐量异常或糖尿病等疾病同时发生,引起代谢综合征。

(3)肥胖症还可伴随或并发阻塞性睡眠呼吸暂停综合征、胆囊疾病、高尿酸血症和痛风、骨关节病、静脉血栓、生育功能受损(女性出现多囊卵巢综合征),以及某些肿瘤(女性乳腺癌、子宫内膜癌,男性前列腺癌、结肠和直肠癌等)发病率增高等,且麻醉或手术并发症增多。

(4)严重肥胖症患者可出现自卑、抑郁等精神问题,社会适应不良。

(四)肥胖症的肥胖程度评估

最常采用人体测量学指标(体重指数等)。

1)体重指数(BMI)

测量身体肥胖程度。$BMI(kg/m^2) = 体重(kg)/[身高(m)^2]$。BMI 18.5 ~ 23.9 为正常,24 ~ 27.9 为超重,> 28 为肥胖。BMI 不能准确描述体内脂肪分布情况,不能区分脂肪和肌肉的含量,肌肉发达的人往往容易被误判。

2)理想体重

理想体重(kg) = 身高(cm) − 105,

或 IBW(kg) = 身高(cm) − 100 × 0.9(男性)或 0.85(女性)。

理想体重 ± 10% 为正常,超过理想体重 10% ~ 19.9% 为超重,超过理想体重 20% 上为肥胖。

3)腰围

(1)受试者站立位,双足分开 25 ~ 30cm,使体重均匀分配。

(2)腰围测量:髂前上棘和第 12 肋下缘连线的中点水平。

(3)男性腰围 ≥ 90cm、女性腰围 ≥ 85cm 作为中心性肥胖的节点。腰围失衡是脂肪在腹部蓄积(即中心性肥胖)程度的简单、常用指标,是 WHO 推荐的用于评价中心型肥胖的首选指标。与 CT 测量的内脏脂肪含量有显著相关性。

4)腰/臀比(waist/hip ratio,WHR)

(1)臀围测量环绕臀部的骨盆最突出点的周径。

(2)WHO 建议 WHR 男性 > 0.9,女性 > 0.85 诊断为中心性肥胖。

(3)但腰/臀比相近的个体体重可以相差很大,该指标和腹部内脏脂肪堆积的相关性低于腰围。

5)CT 或 MRI

计算皮下脂肪厚度或内脏脂肪量,是评估体内脂肪分布最准确的方法,但不作为常规检查。

6)其他方法

身体密度测量法、生物电阻抗测定法、双能 X 线（DEXA）吸收法测定体脂总量等。

二、肥胖症的治疗

治疗的主要环节是减少热量摄取及增加热量消耗；制定个体化减肥目标极为重要；强调以饮食、运动等行为治疗为主的综合治疗，必要时辅以药物或手术治疗；继发性肥胖症针对病因进行治疗，各种并发症及伴发病给予相应处理。

（一）治疗性生活方式改变

1. 医学营养治疗

营养治疗是肥胖最基本治疗方法，对于轻度和中度肥胖可以取得一定疗效。

（1）营养治疗主要是限制患者摄入的热量，使摄入热量小于消耗。关键是限制糖和脂肪的摄入，同时提供充足的营养素，如必需氨基酸、维生素、矿物质等。尤其要注意足量蛋白质供给，以减少减重造成的蛋白质丢失。

（2）热量：确定合适的热量摄入。

每日所需总热量 = 理想体重（kg）× 每千克体重所需热量（kcal/kg）（表12-6）。

表12-6　成人每日热量供给量表（kcal/kg）

体型	卧床	轻体力劳动	中体力劳动	重体力劳动
消瘦	20~25	35	40	40~45
正常	15~20	30	35	40
超重或肥胖	15	20~25	30	35

（3）营养素：确定适当的营养素分配比例，分配原则是蛋白质占总热量的15%~20%，脂肪占<30%，碳水化合物占50%~55%。蛋白质以优质蛋白为主（≥50%），如蛋、奶、肉、鱼及大豆蛋白质；摄入足够新鲜蔬菜（400~500g/d）和水果（100~200/d）；避免油煎食品、方便食品、快餐、巧克力等；适当增加膳食纤维、非吸收食物及无热量液体以满足饱腹感。

(4)常用的减重膳食:主要包括限制热量平衡膳食(calorie restrict diet, CRD)、低热量膳食(low calorie diet,LCD)、极低热量膳食(very-low calorie diet,VLCD)、高蛋白质膳食(high protein diet,HPD)及轻断食膳食(intermittent fasting)等。

(5)限制热量平衡膳食在限制能量摄入的同时保证基本营养需求,结构应具有合理的营养素分配比例。

(6)限制热量平衡膳食有3种方法:①在目标摄入量基础上按一定比例递减(减少30%~50%)。②在目标摄入量基础上每日减少500kcal。③每日热量供给1000~1500kcal,适用于所有需要体重控制者。

(7)低热量膳食:也称作限制热量饮食,在满足蛋白质、维生素、矿物质、膳食纤维和水的基础上,适量减少脂肪和碳水化合物的摄取。成人每日摄入热量不低于1000kcal。

(8)极低热量膳食:指每日摄入400~800kcal热量,主要来自蛋白质,脂肪和碳水化合物摄入受到严格限制。该方法不适合妊娠期、哺乳期妇女及生长发育期的青少年。

(9)高蛋白质膳食:每日蛋白质摄入量占总热量的20%~30%或1.5~2g/kg。该方法有助于改善单纯性肥胖伴血脂异常,适用于单纯性肥胖患者。

(10)轻断食膳食:指1周内5d正常饮食、其他2d(非连续)摄取平日热量的1/4(女性500kcal/d,男性600kcal/d)的饮食模式,也称间歇式断食5:2模式。该方法适用于伴有糖尿病、高脂血症、高血压的肥胖患者,不适用于存在低血糖风险、低血压和体质弱的患者,长期使用可能导致营养不良或酮症。

2.体力活动和体育运动

体力活动和体育运动与医学营养治疗相结合并长期坚持,可以预防肥胖或使肥胖患者体重减轻。必须进行教育并给予指导,运动方式和运动量应适合患者具体情况,注意循序渐进,有心血管并发症和肺功能不好的患者必须更为慎重,根据实际情况制订个体化运动处方。

(二)肥胖症的药物治疗

1.药物治疗的适应证

(1)食欲旺盛,餐前饥饿难忍,每餐进食量较多。

（2）合并高血糖、高血压、血脂异常和脂肪肝。

（3）合并负重关节疼痛。

（4）肥胖引起呼吸困难或有阻塞性睡眠呼吸暂停综合征。

（5）BMI≥24 有上述合并症情况，或 BMI≥28 不论是否有合并症，经过 3~6 个月单纯控制饮食和增加活动量处理仍不能减重5%，甚至体重仍有上升趋势者，可考虑用药物辅助治疗。

2. 不宜应用减重药物的情况

（1）儿童。

（2）孕妇、哺乳期妇女。

（3）对该类药物有不良反应者。

（4）正在服用其他选择性血清素再摄取抑制剂。

3. 具体药物

（1）肠道脂肪酶抑制剂，如奥利司他（orlistat），是胃肠道胰脂肪酶、胃脂肪酶抑制剂，减少脂肪的吸收。

（2）兼有减重作用的降糖药物如二甲双胍，促进组织摄取葡萄糖和增加胰岛素的敏感性。

（三）外科治疗

外科治疗的方法有吸脂术、切脂术和各种减少食物吸收的手术。后者包括胃转流术、空肠回肠分流术、垂直袖状胃切除术等，仅用于重度肥胖、减重失败而又有严重并发症患者。

外科治疗显著降低严重肥胖患者的心血管死亡和全因死亡率，但可引起营养不良、贫血等，需严格把握适应证。

三、肥胖症的预防

（1）肥胖症的发生与遗传及环境有关，环境因素的可变性为预防肥胖提供了可能性。应做好宣传教育工作，鼓励人们采取健康的生活方式，尽可能使体重维持在正常范围内。

（2）早期发现有肥胖趋势的个体，并对个别高危个体进行个体化指导。

(3)预防肥胖应从儿童时期开始,尤其是加强对青少年的健康教育。

四、代谢综合征

1.定义

代谢综合征(MS)是指人体的蛋白质、脂肪、碳水化合物等物质发生代谢紊乱的病理状态,是一组复杂的代谢紊乱症候群。

代谢综合征(MS)的中心环节是肥胖和胰岛素抵抗。MS是糖尿病(DM)、心脑血管疾病(CVD)的危险因素,心血管事件的发生率及死亡风险是正常人群的2~3倍。我国代谢综合征(MS)发病率逐年升高。对2010年中国慢病监测数据分析发现,我国MS总体患病率已达33.9%。加强代谢综合征(MS)的预防、早期诊断和干预是改善国民健康的迫切需要。

2.病因及发病机制

(1)代谢综合征(MS)是遗传与环境因素相互作用的结果。

(2)胰岛素抵抗是MS的中心环节,胰岛素抵抗的发生与肥胖及MS的病理变化密切相关,互为因果,关系错综复杂。

(3)胰岛素抵抗指胰岛素作用的靶器官(肝脏、肌肉、脂肪组织、血管内皮细胞等)对胰岛素敏感性降低。在病程早期,机体为了克服胰岛素抵抗,代偿性分泌过多胰岛素,引起高胰岛素血症。胰岛素抵抗和高胰岛素血症是MS的重要致病机制。

(4)肥胖引起胰岛素抵抗的机制与脂肪细胞来源的激素/细胞因子水平异常有关。

(5)胰岛素抵抗通过多种直接或间接机制参与MS相关疾病的发生。

五、营养与肥胖症

(一)肥胖对健康的影响

肥胖与糖尿病、高血压、高脂血症、高尿酸血症、心脑血管疾病、癌症、变形性关节炎、骨端软骨症、月经异常、妊娠和分娩异常等多种疾病有明显的关系,而且肥胖可增加死亡的危险性。

1. 肥胖对儿童健康的危害

（1）肥胖不仅影响儿童的身体形态和功能，也会对他们的心理造成伤害。

（2）儿童肥胖还会向成年期延续，包括肥胖体型的延续、与肥胖相关的行为和生活方式的延续及其健康危害的延续。

（3）对心血管系统的影响：儿童肥胖是导致心血管疾病的潜在危险。肥胖可导致儿童全血黏度增高；血总胆固醇、低密度脂蛋白胆固醇和载脂蛋白等浓度显著增加；血压明显增高；部分儿童出现心电图 ST 段抬高和室性期前收缩，左心功能不全和动脉顺应性改变。

（4）对呼吸系统的影响：肥胖儿童的肺活量和每分通气量明显低于正常体重儿童，说明肥胖能够导致混合型肺功能障碍。极限运动时肥胖儿童的最大耐受时间、最大摄氧量及代谢当量明显低于正常体重儿童。

（5）对内分泌系统与免疫系统的影响：肥胖与人体内分泌改变有关。肥胖儿童的生长激素和泌乳激素大都处于正常的低值；肥胖男孩血清睾酮降低而血清雌二醇增加，可出现男性青春期乳房发育；肥胖女孩雌激素代谢亢进，可发生高雌激素血症。胰岛素增多是肥胖儿童发病机制中的重要因素，肥胖儿童常伴有糖代谢障碍。肥胖儿童免疫功能有明显紊乱，细胞免疫功能低下最为突出。

（6）肥胖对生长发育的影响：肥胖儿童能量摄入往往超过参考摄入量，但常有钙和锌摄入不足的现象。肥胖女孩第二性征发育早于正常儿童。

（7）肥胖对儿童心理行为的不良影响：肥胖儿童由于运动能力受限，对外界的感知、注意和观察能力下降，学习能力降低，反应速度、阅读量、大脑工作能力指数等下降。肥胖儿童的自我意识受损、自我评价低、不合群，更容易焦虑，幸福和满足感差。肥胖男生多倾向于抑郁和情绪不稳，肥胖女生则倾向于自卑和不协调。

2. 肥胖对成年人健康的危害

肥胖与死亡率之间有明显的关系。肥胖导致死亡率增加的原因是肥胖增加了许多慢性病的发病风险。肥胖不仅导致机体代谢发生障碍，而且影响多个器官的功能。

（1）代谢并发症：肥胖可引起脂类及糖代谢紊乱，表现为血脂（包括游离脂肪酸)升高和胰岛素敏感性降低等,因此肥胖者易患高脂血症、胰岛素抵抗和糖尿病、痛风及高尿酸血症。

(2)心血管疾病:肥胖是心脑血管疾病重要的独立危险因素,能够增加罹患高血压、冠心病、充血性心力衰竭、脑卒中以及静脉血栓的风险。肥胖者心脑血管疾病患病率和死亡率均显著增加。

(3)呼吸系统疾病:肥胖者胸壁和腹部脂肪组织堆积,使膈肌运动受限和胸腔顺应性下降,进而影响肺部的功能。肥胖者最严重的肺部问题是阻塞性睡眠呼吸暂停和肥胖性低通气量综合征。肥胖增加哮喘的发病率、增加哮喘的严重程度并导致难治性哮喘。

(4)肿瘤:肥胖也是肿瘤的一个重要的危险因素,肥胖能够增加食管癌、直肠癌、结肠癌、肝癌、胆囊癌、胰腺癌、肾癌、白血病、多发性骨髓瘤和淋巴瘤等多种肿瘤的发病风险。在女性中,肥胖者子宫内膜癌、宫颈癌、卵巢癌以及绝经后的乳腺癌发病率增加;在男性中,肥胖者前列腺癌的发病率增加。

(5)骨关节疾病:肥胖者躯体重量大,加重了脊柱、骨盆及下肢承担的重量,加之循环功能减退,对末梢循环供应不足,关节易出现各种退行性病变。尤其是膝关节承受的负荷更明显,导致骨性关节炎的发生。

(6)消化系统疾病:肥胖者可发生非酒精性脂肪肝,常伴有高胰岛素血症,可加剧脂肪肝的发生。肥胖与胆囊疾病的发生有关。肥胖还容易引起胃食管反流疾病及食道裂孔疝等。

(7)生殖系统疾病:肥胖可导致女性月经失调、不育症、女性多毛症以及多囊卵巢综合征等。

(8)其他疾病。

(9)精神、心理问题和社会适应能力:肥胖往往容易导致自卑、焦虑和抑郁等精神和心理问题,人际关系敏感,社会适应性和活动能力降低,影响正常的工作和生活。

(二)营养与肥胖的关系

肥胖的发生是遗传因素和环境因素共同作用的结果,其根本原因是机体的能量摄入大于机体的能量消耗,从而导致多余的能量以脂肪形式贮存。

1. 生命早期营养对成年后肥胖发生的影响

生命早期是指胎儿期、哺乳期和断乳后的一段时间(一般指 3 岁以内,亦称"窗口期")。此时机体处于旺盛的细胞分裂、增殖、分化和组织器官形成阶段,对外界各种刺激非常敏感,并且会产生记忆(又称代谢程序化),这种记忆会持续到成年,对成年后的肥胖及相关慢性病的发生、发展有重要影响。

膳食营养因素是生命早期机体接触最早、刺激频率最高、刺激时间最长的外界因素。生命早期不良的膳食因素,包括妊娠期孕妇营养缺乏或过剩、完全人工喂养、过早断乳、过早添加辅食以及婴幼儿期营养过剩等,不仅可直接影响婴幼儿体重及健康,还会增加成年后肥胖及相关慢性病的发病风险。相反,母乳喂养(完全母乳喂养或喂养时间相对较长)则有益于预防成年后肥胖的发生。

2. 膳食能量过剩对肥胖的影响

机体的能量主要通过摄入食物获得。当机体摄食量过大、能量摄入过多,就会导致能量摄入过剩,大于机体能量的消耗,进而引发肥胖。导致摄食量过大、能量摄入过多的因素很多。

(1)遗传因素:一些人由于遗传因素的作用,摄食量比一般正常人大。

(2)社会、环境及心理因素:经济发展水平、科学知识水平、宗教、文化、习俗、社会及个人心理因素等均能够影响摄食量及能量摄入。

(3)宗教信仰、受教育程度及文化习俗等均影响人们对食物的选择。有些民族的风俗就是喜欢吃牛羊肉、大量饮酒,这种习惯很容易导致肥胖。

(4)个人饮食习惯:进食速度过快,咀嚼次数过少,暴饮暴食;进食时间过长(如边看电视边吃饭,饭店就餐);有吃零食、吃夜宵习惯;三餐分配不合理,晚餐过饱等。

3. 宏量营养素对肥胖的影响

任何产能营养素摄入过多都可能导致总能量摄入增加,从而导致肥胖。食物中的能量来源主要是宏量营养素,包括脂肪、碳水化合物和蛋白质。其中,膳食中脂肪(尤其是动物脂肪)摄入增加是导致近年来世界各国肥胖率不断增加的重要原因,这主要是由于脂肪能够提高食物的能量密度,容易导致能量摄入过多。

对于碳水化合物,膳食结构中碳水化合物的含量对肥胖只起到次要作用。但是伴随脂肪供能比的降低、碳水化合物供能比的上升,肥胖的发生率也在增加。

对于蛋白质,在控制总能量的情况下,高蛋白饮食能够增加饱腹感,降低热量摄入,对肥胖者有减轻体重的作用。

4. 维生素和矿物质对肥胖的影响

肥胖人群中普遍存在着多种维生素与矿物质的缺乏,但其与肥胖的因果关系还不明确。

5. 膳食纤维对肥胖的影响

(1)膳食纤维包括纤维素、木质素、抗性低聚糖、果胶、抗性淀粉等多种成分。

(2)膳食纤维具有高膨胀性和持水性,使各种营养成分吸收减慢,具有防止肥胖的作用。

(3)膳食纤维具有吸附胆酸、胆固醇的作用,降低血浆胆固醇,防止肥胖。大多数富含膳食纤维的食物只含有少量的脂肪,能量密度小,可控制膳食能量的摄入。

(4)膳食纤维类食物体积较大,可替代性地减少其他食物的摄入。

(5)膳食纤维能延缓糖类的吸收并能减少食物的消化率,也能起到控制体重的作用。

(三)食物与肥胖的关系

(1)全谷物。全谷物是指未经精细加工或虽经碾磨、粉碎等处理仍保留了完整谷粒及天然营养成分的全谷物。摄入全谷物有助于维持正常体重,减少体重增长,这可能与膳食纤维摄入增加、总脂肪和饱和脂肪摄入下降有关。但是对于超重/肥胖人群,目前的随机对照试验并未证明全谷物干预能够减轻体重。

(2)薯类。薯类包括马铃薯、甘薯、木薯等,薯类除了提供丰富的碳水化合物、膳食纤维外,还有较多的矿物质、B 族维生素和维生素 C。薯类与肥胖的关系与薯类烹调方式密切相关,其中油炸薯片和薯条的摄入可增加超重和肥胖的发病风险。

(3)蔬菜和水果。蔬菜是膳食纤维、有机酸、部分矿物质和维生素、多种植物化学物和生物酶的重要来源,对维持健康具有重要的意义。水果与蔬菜的营养价值相似,水果摄入可减缓超重和肥胖成年人的体重增长,但在儿童中没有发现水果摄入量与体重有相关性。

(4)畜肉。畜肉又称作红肉,是人体蛋白质、矿物质和维生素的重要来源之一。畜肉中脂类含量相对稳定,以饱和脂肪酸为主,过多摄入畜肉可能增加肥胖的发病风险。

(5)大豆及其制品。大豆及其制品蛋白质含量丰富,是膳食中优质蛋白质的重要来源,同时大豆富含不饱和脂肪酸、钙、铁、B 族维生素和维生素 E,是营养价值非常高的一类食物。摄入大豆及其制品可以改善肥胖和超重人群的体重。也有研究表明,摄入大豆异黄酮和大豆纤维能够减轻体重。

(6)含糖饮料。含糖饮料指在饮料中人工添加糖(包括单糖和双糖,但不包括多糖),乙醇含量不超过 0.5% 的饮料,如果汁饮料、运动饮料、碳酸饮料等。过多摄入含糖饮料可增加超重或肥胖的发生风险。

(7)膳食结构。合理的膳食结构是根据膳食营养素参考摄入量而确定的食物摄入种类、数量和比例,能够为机体提供所需的能量和各种营养素。合理的膳食结构不仅可维持机体正常营养和健康状态,而且有助于预防和控制肥胖及相关慢性病的发生与发展。

目前我国居民普遍存在着膳食结构不合理的问题,表现为成人的植物性食物消费下降,而动物性食物呈明显上升趋势,油脂类消费亦呈明显增加趋势。动物性食物及油脂类摄入的增加,导致脂肪摄入的增加、脂肪供能比的升高,有些地区居民的脂肪供能比超过 30%,甚至达到了 35%。高脂肪膳食可增加肥胖发生的风险或诱导肥胖发生。

(四)肥胖的营养防治

肥胖是一种明显的、易发现的、复杂的代谢紊乱,也是一种可影响整个机体正常功能的病理过程。肥胖对健康的危害,首先引起代谢紊乱,继而增加许多慢性疾病的发病风险。因此肥胖的防治不仅要关注体重、体脂的减少,还要兼顾降低相关的健康风险和促进健康。

关于肥胖的营养防治措施,首要的任务是在公众中宣传肥胖对人类健康的危害,指导居民合理膳食。合理膳食既有利于控制体重和减肥,又能保持各营养素之间适宜的比例,从而使人体需要与膳食供应之间建立起平衡的关系,以避免供应不足导致营养不良或供应过量导致肥胖。

能量摄入大于消耗是肥胖的根本成因,因此对于肥胖的营养防控首先是控制总能量的摄入,即饮食供给的能量必须低于机体实际消耗的能量,使机体造成能量的负平衡,促使机体长期储存的多余脂肪被代谢,直至机体恢复到正常水平。肥胖的能量供给须尽可能根据肥胖程度来考虑每天供给的最低能量。

(1)对于轻度肥胖的成年患者,一般在正常供给能量基础上按照每天少供给能量125～150kcal 的标准确定其一日三餐的能量供给,这样每月可以稳步减重0.5～1kg;对于中度肥胖者,每天减少150～500kcal 的能量供给比较适宜。

(2)对于重度肥胖者,每天以减少500～1000kcal 的能量供给为宜,可以每周减重0.5～1kg。对少数极度肥胖者可给予每天低于800kcal 的极低能量饮食进行短时间治疗,但需要进行密切的医学监测。

(3)对于婴幼儿或儿童出现的轻中度肥胖,考虑到生长发育的需要,可不按照严格的膳食调整方案进行治疗,也不要求绝对限制能量摄入。

(4)对于中重度肥胖儿童,其摄食量应该予以适当限制。

进行能量控制时,一定要循序渐进,逐步降低体重。能量减少过多或过快,不仅会影响或损害身体健康,且难以坚持、依从性差。

6个月内体重降低5%～15%可行,且维持健康状态的减重目标;对于重度肥胖者,体重6个月内可降低20%。

第六节 营养与免疫性疾病

一、免疫系统概述

(一)免疫的定义

免疫(immunity)即免除瘟疫。免疫是指当人体患某种传染病痊愈后,患者对所患传染病有了不同程度的抵抗力。免疫应答并非对机体都有利。因此,现代免疫的概念指机体识别和排除抗原性异物的一种功能,其目的是维持机体的生理平衡。

(二) 免疫的功能

(1) 免疫防御:指机体排斥外源性抗原性异物的能力。这种功能一是抗感染,二是排斥异种或同种异体的细胞和器官。免疫防御功能低下,易出现免疫缺陷;免疫防御功能过强,则引起超敏反应。

(2) 免疫稳定:指机体识别和清除自身衰老、死亡和损伤细胞的能力。这是机体维护正常内环境稳定的重要生理机制。免疫稳定功能失调,易导致自身免疫病,如类风湿关节炎、系统性红斑狼疮等。

(3) 免疫监视:指机体杀伤和清除体内异常突变细胞,防止发生肿瘤的能力。一旦免疫监视功能低下,宿主易患恶性肿瘤。

(三) 免疫学 (immunology)

是研究机体免疫系统组成、结构与功能、免疫应答发生机制及免疫学在疾病诊断与防治中应用的一门科学。免疫学的形成和发展已经历 2000 多年,可分为免疫学的经验时期、免疫学学科的形成与发展时期和现代免疫学时期。

(四) 抗原的概念及特性

抗原 (antigen, Ag) 是指能与 T 细胞抗原受体 (TCR) 或 B 细胞抗原受体 (BCR) 特异性结合,刺激 T 细胞或 B 细胞增殖、分化,产生致敏淋巴细胞或抗体,并与之结合继而发挥免疫效应的物质。

抗原具有 2 种特性,即免疫原性 (immunogenicity) 和抗原性 (antigenicity)。免疫原性是指抗原分子能够刺激特定的免疫细胞,使之活化、增殖、分化,产生免疫应答产物 (抗体或致敏淋巴细胞) 的性能。抗原性是指抗原分子能与相应免疫应答产物 (抗体或致敏淋巴细胞) 发生特异性反应的性能。

(五) 抗体的概念

抗体 (antibody, Ab) 是指 B 细胞受抗原刺激后,活化、增殖分化为浆细胞,再由浆细胞合成和分泌的能与相应抗原发生特异性结合的球蛋白。抗体主要存在于血清中,也见于体液和外分泌液中,故将抗体介导的免疫应答称为体液免疫。

(六)免疫球蛋白

1972 年,世界卫生组织和国际免疫学会联合会所属专门委员会将具有抗体活性或化学结构与抗体相似的球蛋白统一命名为免疫球蛋白(immunoglobulin, Ig)。

免疫球蛋白是化学结构上的定义,是指具有抗体活性或化学结构与抗体相似的球蛋白,而抗体是生物学功能上的概念。

1.五类免疫球蛋白的特性及功能

1)IgG

IgG 以单体形式存在,血清中含量最高,占血清免疫球蛋白总量的 75% ~ 80%。分为 4 个亚类,依其在血清中浓度的高低分别命名为 IgG1、IgG2、IgG3 和 IgG4。

(1)出生后 3 个月的婴儿开始合成,3 ~ 5 岁时可达成人水平。

(2)五类免疫球蛋白中 IgG 半衰期最长,为 20 ~ 23d。

(3)IgG(IgG1、IgG3 和 IgG4)是唯一能够通过胎盘的抗体,对防止新生儿感染起到重要作用。

(4)IgG 主要起到抗菌、抗病毒、抗毒素的作用,也是机体再次体液免疫应答产生的主要抗体。

2)IgM

血清中 IgM 相对分子质量最大,又称为巨球蛋白。IgM 占血清总量的 5% ~ 10%。

(1)在个体发育过程中 IgM 是最早出现的免疫球蛋白,在胚胎发育晚期的胎儿即有能力产生 IgM。

(2)IgM 不能通过胎盘。临床上孕妇受病原微生物如梅毒螺旋体、风疹病毒等感染时,这些病原微生物可通过脐带血液进入胎儿机体中,因而检查脐血时,血中 IgM 的含量明显升高,提示胎儿宫腔内感染。

(3)在抗原刺激诱导体液免疫应答过程中,一般 IgM 也最先产生。天然的血型抗体(凝集素)为 IgM。

(4)IgM 的半衰期比 IgG 短,为 5d 左右。

(5)在血清中出现 IgM 型抗体,表示近期受到病原微生物的感染,有助于早期诊断疾病。

3）IgA

（1）IgA 主要由黏膜相关淋巴样组织产生，有血清型和分泌型 2 种。

（2）血清型 IgA 占总 Ig 的 10% 左右，半衰期为 5～6d。

（3）分泌型 IgA（SIgA）主要存在于初乳、唾液、泪液、胃肠液、支气管分泌液等外分泌液中。

（4）SIgA 在局部抗感染中发挥重要作用。

（5）SIgA 还具有中和毒素作用。

（6）新生儿易患呼吸道、胃肠道感染可能与 SIgA 合成不足有关。

（7）婴儿可从母亲初乳中获得 SIgA，是一种重要的自然被动免疫。

4）IgD

IgD 约占血清总量的 0.2%，含量极低，在个体发育中合成较晚，易被蛋白酶水解，因此 IgD 半衰期很短，仅约为 3d。血清中 IgD 的免疫功能尚不清楚。

5）IgE

（1）IgE 血清中含量极低，仅占血清总 Ig 的 0.002%，为单体结构，在个体发育中合成较晚，对热敏感。

（2）IgE 主要由鼻咽部、扁桃体、支气管、胃肠等黏膜固有层的浆细胞分泌。

（3）IgE 为亲细胞抗体，可引起 I 型变态反应。

（4）IgE 可能参与机体抗寄生虫免疫。

2. 免疫球蛋白的生物学作用

免疫球蛋白泛指具有抗体活性或化学结构与抗体相似的球蛋白。而抗体是生物学功能上的概念，抗体均为免疫球蛋白，抗体生物学活性取决于分子结构，由各功能区决定其作用。

（1）特异性结合抗原。抗体最主要的生物学作用是识别抗原并与相应的抗原特异性结合，从而介导体液免疫应答。识别并且特异性与抗原结合由免疫球蛋白 V 区氨基酸组成与空间构型决定。

（2）激活补体。当抗体 IgG（IgG1、IgG2、IgG3）和 IgM 与相应抗原特异性结合后，可因变构而使其 CH2、CH3 功能区内的补体结合位点暴露，从而激活补体经典途径。

（3）结合细胞表面 Fc 受体。表面 Fc 受体（FcR）是指一些免疫细胞如中性粒细胞、巨噬细胞、淋巴细胞、嗜碱性粒细胞、肥大细胞、血小板等表面具有能与免疫球蛋白 Fc 段结合的受体。免疫球蛋白与这些细胞表面 Fc 受体结合后产生不同免疫效应,如引发调理作用、ADCC 作用和超敏反应。

(4)通过胎盘与黏膜。IgG 是唯一能通过胎盘的免疫球蛋白,通过胎盘屏障进入胎儿血流中,使胎儿形成自然被动免疫,在新生儿抗感染中起重要作用;SIgA 可通过消化道和呼吸道黏膜,在黏膜局部发挥重要抗感染作用。

(七)补体系统

1.定义

补体(complement,C)是存在于人、动物血清和组织液中的一组具有酶活性且与免疫有关的蛋白质。补体由 30 多种可溶性蛋白、膜结合蛋白组成,因而将这些蛋白质统称为补体系统(complement system)。补体系统激活后产生多种生物活性物质,在抗体的辅助下或单独参与机体的抗感染免疫,起到免疫调节和免疫防御作用。但在某些情况下也介导炎症反应,引起免疫病理损伤。

2.补体系统的生物学作用

补体系统具有多种生物学功能,不仅参与非特异性免疫应答,也参与特异性免疫应答。补体系统激活后,在细胞膜上形成 MAC 介导细胞溶解效应。同时,补体在激活过程中产生多种蛋白水解片段,通过与细胞膜上相应受体结合而介导多种生物学功能。

(1)溶解细胞作用。补体系统被激活后产生 MAC,形成穿膜的亲水性通道,破坏细胞膜局部磷脂双层,导致细胞裂解。MAC 的生物学效应是参与宿主抗细菌、抗病毒的防御机制,溶解红细胞、血小板和有核细胞。

(2)调理作用。参与调理作用的补体和抗体均为调理素(opsonin)。补体激活过程中产生的 C3b、C4b、iC3b,能与细菌或其他颗粒性抗原物质结合,可促进吞噬细胞的吞噬作用,可能是机体抵御全身性细菌或真菌感染的主要防御机制。

(3)过敏毒素作用及趋化作用。补体活化过程中产生的 C3a、C4a 和 C5a 称为过敏毒素,可与肥大细胞、嗜碱性粒细胞表面相应受体结合,促使肥大细胞、嗜碱性粒细胞脱颗粒,释放组胺和其他血管活性介质,引起血管扩张、毛细血管通透性增加、平滑肌收缩。C5a 还有趋化作用,又称中性粒细胞趋化因子,能吸引中性粒细胞,使其向炎症部位聚集,增强对病原微生物的吞噬,同时亦引起炎症反应。

（4）清除免疫复合物。补体活化过程中产生的 C3b 或 C4b 可使免疫复合物黏附到表面带有相应补体受体的红细胞、血小板及某些淋巴细胞上，形成较大的复合物，从而易于被吞噬细胞吞噬和清除。

（5）免疫调节作用。补体主要通过以下 3 种方式对免疫应答进行调节：①C3b 可参与捕捉、固定抗原，使抗原易被 APC 捕获与提呈；②补体成分可与多种免疫细胞相互作用，调节免疫细胞的增殖和分化；③补体参与调节多种免疫细胞的效应功能。

（八）免疫系统

免疫系统由免疫器官、免疫细胞和免疫分子组成，是机体发生免疫应答的物质基础。免疫系统具有识别和排除抗原性异物、与机体其他系统相互协调、共同维持机体内环境稳定和生理平衡功能。

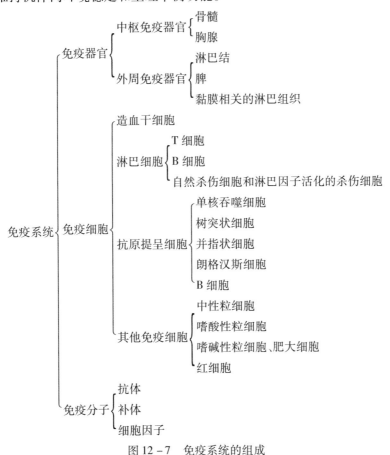

图 12 - 7　免疫系统的组成

二、营养与免疫性疾病

机体营养状况与免疫系统关系密切并相互影响。

(一)营养与免疫功能

1.蛋白质

（1）蛋白质是维持机体免疫防御功能的物质基础,蛋白质参与构成上皮、黏膜、胸腺、肝脏、脾脏等组织器官及血清中的抗体和补体。

（2）蛋白质的质和量都影响着免疫功能。

（3）蛋白质缺乏导致免疫器官、免疫细胞、免疫球蛋白的萎缩和减少,降低肠道抗感染能力。

（4）必需氨基酸不足或过多会影响免疫功能,有些氨基酸的补充可以明显改善免疫功能。

表 12 - 7　机体氨基酸状态对免疫功能的影响

氨基酸种类	状态	效应
异亮氨酸、缬氨酸	缺乏	胸腺、外周淋巴组织受损
蛋氨酸、半胱氨酸	缺乏	胸腺、淋巴结、脾脏迟发性不良反应,淋巴细胞生成障碍,肠道淋巴组织、淋巴细胞减少
色氨酸	缺乏	IgG/IgM 生成减少
苯丙氨酸、酪氨酸	正常水平	免疫细胞对肿瘤细胞的免疫应答
天门冬氨酸	大剂量	改善免疫抑制性疾病
精氨酸	正常水平	增加 T 细胞数量,促进免疫应答
谷氨酰胺	正常水平	为淋巴细胞、吞噬细胞提供能源,改善肠道免疫功能,起免疫调节剂作用

2.脂类

（1）脂类有调节免疫功能的作用。

（2）膳食脂肪摄入量及脂肪酸的种类对细胞膜(淋巴细胞膜)正常功能的维持至关重要。

（3）受膳食脂类的影响,淋巴细胞膜脂肪酸的构成会发生改变,膜磷脂的变化可影响免疫球蛋白的分泌和转运、膜的流动性与通透性、细胞与抗原的结合、信息传递甚至细胞增殖。

（4）PUFA 与正常的体液免疫关系密切。

（5）富含 n－3 系列脂肪酸的摄入有利于抑制自身免疫性疾病。

3. 维生素

（1）维生素 A：维生素 A 对体液免疫和细胞免疫都起重要作用，能提高抗感染和抗肿瘤能力。维生素 A 缺乏可导致核酸和蛋白质合成减少而影响淋巴细胞分裂、分化和免疫球蛋白的合成，血清抗体水平降低。

（2）维生素 E：维生素 E 可以通过影响核酸和蛋白质的代谢，影响淋巴细胞膜结构及流动性，从而影响免疫功能。维生素 E 缺乏可损害体液和细胞免疫功能。

（3）维生素 C。①维生素 C 对胸腺、脾脏、淋巴结等组织器官生成淋巴细胞有显著影响。②通过提高人体内其他抗氧化物的水平而增强机体免疫功能。③补充维生素 C 对呼吸道感染有一定预防作用。④维生素 C 能促进吞噬细胞的吞噬杀菌功能，促进免疫球蛋白 G（1gG）、免疫球蛋白 M（1gM）的产生。⑤维生素 C 缺乏可以抑制淋巴组织的发育及功能、白细胞对细菌的反应、吞噬细胞的吞噬功能、异体移植的排斥反应。

4. 微量元素

多种微量元素都参与免疫应答，缺乏时导致免疫功能减退。

（1）铁：铁缺乏可导致多种免疫异常，降低免疫应答，如抑制迟发型高敏反应、中性粒细胞和吞噬细胞的杀菌能力，抑制淋巴细胞增殖、减少淋巴细胞数量，抑制白细胞介素的释放、淋巴样组织萎缩等，可影响核糖核酸酶活性，胸腺、脾、肝脏蛋白质合成减少，抗体生成受影响。

（2）锌：锌缺乏影响体液及细胞免疫，可引起免疫器官组织萎缩、T 细胞数量减少及活性下降，抑制迟发型过敏反应，影响胸腺素的产生、自然杀伤细胞活力下降、白细胞介素减少等。

（3）硒：硒有明确的免疫增强和抗肿瘤作用。硒缺乏会影响 T 淋巴细胞，降低吞噬细胞的趋化性和氧化还原状态，使血清 IgG 和 IgM 浓度下降、中性白细胞杀菌能力下降。

（4）铜：铜是许多酶的组成成分，如超氧化物歧化酶（SOD）、细胞色素氧化酶、单胺氧化酶等。细胞色素氧化酶是线粒体传递链的末端氧化酶，其催化活性的下降导致氧化磷酸化作用减弱，后者可直接破坏免疫活性细胞的功能。

（二）营养与继发性免疫缺陷病

1. 多数疾病和状态可伴发继发性免疫缺陷病

（1）感染（风疹、麻疹、麻风、结核病、巨细胞病毒感染、球孢子菌感染）。

（2）恶性肿瘤（霍奇金病、急性及慢性白血病、骨髓瘤等）。

（3）自身免疫性疾病（系统性红斑狼疮、类风湿关节炎等）。

（4）蛋白丢失（肾病综合征、蛋白丧失肠病）。

（5）免疫球蛋白合成不足。

（6）淋巴细胞丢失（因药物、系统感染等）。

（7）其他疾病（如糖尿病、肝硬化、亚急性硬化性全脑炎）和免疫抑制治疗等。

2. 继发性免疫缺陷病

（1）继发性免疫缺陷病可以是暂时性的，当原发疾病得到治疗后，免疫缺陷可恢复正常，也可以是持久性的。

（2）继发性免疫缺陷由多因素参与而致，例如肿瘤伴发的继发性免疫缺陷病可由于肿瘤抗癌治疗和营养不良等因素所致。

（3）许多疾病可伴发继发性免疫缺陷病：感染（风疹、麻疹、麻风、结核病、巨细胞病毒感染、球孢子菌感染），恶性肿瘤（霍奇金病、急性及慢性白血病、骨髓瘤等），自身免疫性疾病（SLE、类风湿性关节炎等），蛋白丧失（肾病综合征、蛋白丧失肠病），免疫球蛋白合成不足，淋巴细胞丢失（因药物、系统感染等），其他疾病（如糖尿病、肝硬化、亚急性硬化性全脑炎）和免疫抑制治疗等。

（4）艾滋病属于继发性免疫缺陷病。

3. 艾滋病

艾滋病即获得性免疫缺陷综合征（AIDS），简称艾滋病。发病原因是人类获得性免疫缺陷病毒（HIV）感染。

（1）艾滋病传染途径：①性接触感染，最为常见；②共用 HIV 污染针头；③输血和血制品的应用；④母体病毒经胎盘感染胎儿或通过哺乳、黏膜接触等方式感染婴儿。

（2）艾滋病的危害：主要在于机会性感染所引起的严重后果。

（3）艾滋病的特点：T 细胞免疫缺陷伴机会性感染和（或）继发性肿瘤。

（4）艾滋病的临床表现：①发热、乏力、体重下降、腹泻、全身淋巴结肿大及神经系统症状；②50% 患者有肺部机会性卡氏肺孢子虫感染；③其他病原有白念珠菌、隐球菌，巨细胞病毒、疱疹病毒和弓形虫等；④约有 1/3 患者有 Kaposi 肉瘤、淋巴瘤等；⑤病情险恶，死亡率高。

（5）艾滋病流行病学。本病的发生与以下危险因素有关：①男性同性恋（约占 70%）；②静脉注射毒品（约占 17%）；③接受血制品而感染（约占 1%）；④具有上述危险因素的婴儿，与高危险人有异性性接触者等。

（6）艾滋病的营养支持原则：①对于 HIV 感染目前尚缺乏有效疫苗及治疗药物；②以微量元素为主的营养补充剂可以部分提高 HIV 感染者的免疫力，改善预后；③营养缺乏症患者免疫力低下，是各种感染包括 HIV 感染易患人群。

（7）艾滋病营养不良原因：①HIV 感染导致的 AIDS，使得人体的消化吸收功能减退；②患病后的精神压力致摄食量减少；③营养不良进一步削弱免疫功能；④病毒感染对免疫功能的直接抑制作用；⑤患者机会性感染的发生率明显增加，加剧营养不良。

（8）艾滋病患者营养支持的目的：促进体内蛋白质合成，为免疫功能恢复提供必要营养，贮存能量以维持器官功能。

（9）AIDS 患者的营养膳食：①以高能量、高蛋白质、食物多样均衡为原则；②增加蔬菜水果，特别是富含胡萝卜素、维生素 C、维生素 E 等的蔬果；③进食含锌、硒的食物以提高免疫功能；④进餐量和餐次：少量多餐（5 ~ 6 次/d）；⑤避免一次进餐量过大导致消化不良；⑥脂肪供能占总能量的百分比应较正常人高；⑦食物要多样，谷类为主，粗细搭配；⑧烹调宜清淡，控制食盐摄入量。

附　表

附表 1　营养风险筛查表（NRS 2002 初筛）

住院号：　　　　　入院日期

科　室：　　　　　床　　号：

姓　名：　　　　　性　别:□ 男□ 女　　　年龄：　　岁　　民族:汉/其他

身高　　cm,实际体重　　kg,BMI(　　　　)

□初筛　　□ 复筛

1	BMI < 20.5?	○是	○否
2	在过去 3 个月有体重下降吗?	○是	○否
3	在过去 1 周内有摄食减少吗?	○是	○否
4	有严重疾病吗?（如 ICU 治疗）	○是	○否

注:如果以上任一问题回答"是",进行 NRS 2002 总评。

如果所有问题回答"否",每周复筛 1 次。

如患者计划接受较大以上手术治疗,建议进行预防性营养治疗计划。

初筛/复筛结果：

□ NRS 2002 总评

□每周复筛

□预防性营养治疗

营养医师/营养护士：

筛查日期：

附表2 营养风险筛查表(NRS 2002 总评)

营养状态受损评分
□ 没有　0 分　正常营养状态
□ 轻度　1 分　3 个月内体重丢失 >5%,或食物摄入比正常需要量低 25% ~50%
□ 中度　2 分　一般情况差,或 2 个月内体重丢失 >5%,食物摄入比正常需要量低 50% ~75%
□ 重度　3 分　BMI <18.5 且一般情况差,或 1 个月内体重丢失 >5%,或 3 个月内体重下降 15%,或前 1 周食物摄入比正常需要量低 75% ~100%
疾病严重程度评分
□ 没有　0 分　正常营养需要量
□ 轻度　1 分　需要量轻度增加[患者虚弱但不需卧床,蛋白质需要量略有增加,但可以通过口服和补充来弥补(髋关节骨折,慢性疾病有急性并发症,肝硬化,COPD,血液透析,糖尿病,一般恶性肿瘤患者)]
□ 中度　2 分　需要量中度增加[患者需要卧床,蛋白质需要量相应增加,但仍可以通过人工营养得到恢复(腹部大手术,脑卒中,重症肺炎,血液系统恶性肿瘤)]
□ 重度　3 分　需要量明显增加[患者在加强病房中靠机械通气支持,蛋白质需要量相应增加且不能被人工营养支持所弥补,但通过人工营养可使蛋白质分解和氮丢失明显减少(颅脑外伤,骨髓移植,APACHE 评分 >10 的 ICU 患者)]
年龄评分
□ 年龄　1 分　年龄≥70 岁
总评得分
□ 总分≥3 分　患者处于营养风险,开始制定营养计划
□ 总分 <3 分　患者暂无营养风险,每周复查营养风险筛查

附表 3　营养不良通用筛检工具

(1)BMI 测定

身高(cm)＿＿＿＿＿　体重(kg)＿＿＿＿＿　BMI＿＿＿＿＿

□0 分,BMI≥20.0　　□1 分,18.5≤BMI≤20.0　　□2 分,BMI≤18.5

(2)最近体重丢失情况

□0 分,最近 3~6 个月内体重丢失在 5% 或以内

□1 分,最近 3~6 个月内体重丢失介于 5%~10%

□2 分,最近 3~6 个月内体重丢失在 10% 或以上

(3)因急性疾病影响,导致禁食或摄入不足超过 5 天

□0 分,否　　□2 分,是

以上 3 项相加,总分为 0 分则为"低"营养风险状态,需定期进行重复筛查。

以上 3 项相加,总分为 1 分者为"中等"营养风险状态,需记录 3 天膳食摄入状况并重复筛查。

以上 3 项相加,总分≥2 分为"高"营养风险状态,需接受营养干预。

营养风险状态＿＿＿＿＿＿＿　　　总分＿＿＿＿＿＿＿

医生/护士:＿＿＿＿＿＿

日　　期:＿＿＿＿＿＿

附表4　营养不良通用筛检工具流程

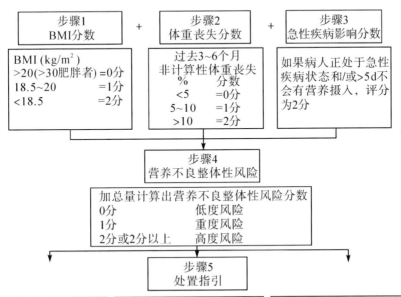

步骤1 BMI分数	+	步骤2 体重丧失分数	+	步骤3 急性疾病影响分数
BMI (kg/m²) >20(>30肥胖者) =0分 18.5~20　　　 =1分 <18.5　　　　 =2分		过去3~6个月 非计算性体重丧失 　%　　　分数 <5　　　=0分 5~10　　=1分 >10　　　=2分		如果病人正处于急性疾病状态和/或>5d不会有营养摄入，评分为2分

步骤4
营养不良整体性风险

加总量计算出营养不良整体性风险分数
0分　　　　　　　　低度风险
1分　　　　　　　　重度风险
2分或2分以上　　　高度风险

步骤5
处置指引

0分/低度风险 常规性临床照护	1分/重度风险 观察	等于或大于2分/高度 风险治疗
◆ 重复体检：住院病患每周1次，护理之家住民至少每月1次，社区民众 >75d 或者每年1次	◆ 记录住院或护理之家个案至饮食日志3d。 ◆ 若个案情况有改善或有适当的软食摄入再继续观察；若未改善，依医院政策进行临床密切观察 ◆ 重复体检：住院病患每周1次，护理之家住民至少每月1次	◆ 转介营养师、营养治疗小组或启动机构处理流程 ◆ 增进或增加整体性的营养摄取 ◆ 监测和审视治疗计划：除非营养支持是有害或没有预期性的益处，如濒死病患，否则医院每周1次，护理之家和社区每月1次

所有具有营养不良风险值处置方式： ◆ 治疗潜在性的状况，视个案需求提供有关事务选择及摄食相关讯息的咨询及建议。 ◆ 记录营养不良的种类。 ◆ 依机构政策，记录所需要的特殊饮食	肥胖个案： ◆ 记录肥胖现状，此类个案若有营养不良情形，先处理营养不良问题后再治疗肥胖问题

个案在照顾机构的转介过程中，需重新评估并确认营养风险状况。

附表5　微型营养评估(MNA)记录表

营养筛检	分数
1. 既往 3 个月内是否由于食欲下降、消化问题、咀嚼或吞咽困难而摄食减少 　0 = 食欲完全丧失 　1 = 食欲中等度下降 　2 = 食欲正常	
2. 近 3 个月内体重下降情况 　0 = 大于 3kg 　1 = 1 ~ 3kg 　2 = 无体重下降 　3 = 不知道	
3. 活动能力 　0 = 需卧床或长期坐着 　1 = 能不依赖床或椅子,但不能外出 　2 = 能独立外出	
4. 既往 3 个月内有无重大心理变化或急性疾病 　0 = 有 　1 = 无	
5. 神经心理问题 　0 = 严重智力减退或抑郁 　1 = 轻度智力减退 　2 = 无问题	
6. 身体质量指数 BMI (kg/m^2):体重(kg)/身高(m)^2 　0 = 小于 19 　1 = 19 ~ 21(不包含 21) 　2 = 21 ~ 23(不包含 23) 　3 = 大于或等于 23	
筛检分数(小计满分 14): >11 表示正常(无营养不良危险性),无须以下评价; 　<11 提示可能营养不良,请继续以下评价	

附表5（续）

一般评估	分数
7. 独立生活（无护理或不住院） 　　0 = 否 　　1 = 是	
8. 每日应用处方药超过3种 　　0 = 是 　　1 = 否	
9. 压疮或皮肤溃疡 　　0 = 是 　　1 = 否	
10. 每日可以吃几餐完整的餐食 　　0 = 1 餐 　　1 = 2 餐 　　2 = 3 餐	
11. 蛋白质摄入情况： 　　＊每日至少1份奶制品 A）是 B）否 　　＊每周2次或以上蛋类 A）是 B）否 　　＊每日肉、鱼或家禽 A）是 B）否 　　0 = 0 或 1 个"是" 　　1 = 2 个"是" 　　2 = 3 个"是"	
12. 每日食用2份或2份以上蔬菜或水果 　　0 = 否 　　1 = 是	
13. 每日饮水量（水、果汁、咖啡、茶、奶等）： 　　0 = 小于 3 杯 　　1 = 3~5 杯 　　2 = 大于 5 杯	

附表 5 (续)

14. 进食能力： 　　0 = 无法独立进食 　　1 = 独立进食稍有困难 　　2 = 完全独立进食	
15. 自我评定营养状况： 　　0 = 营养不良 　　1 = 不能确定 　　2 = 营养良好	
16. 与同龄人相比,你如何评价自己的健康状况 　　0 = 不太好 　　1 = 不知道 　　2 = 好 　　3 = 较好	
17. 中臂围(cm)： 　　1 = 小于 21 　　2 = 21 ~ 22 　　3 = 大于等于 22	
18. 腓肠肌围(cm)： 　　0 = 小于 31 　　1 = 大于等于 31	
一般评估分数(小计满分 16)： 营养筛检分数(小计满分 14)： MNA 总分(量表总分 30)：	
MNA 分级标准:总分≥24 表示营养状况良好,总分 17 ~ 23 为存在营养不良的危险,总分 <17 明确为营养不良	

附表6 中国肾病食品交换份

蛋白量	食物分类		
0～1g	油脂类 (10g,90kcal)	瓜果蔬菜 (200g,50～90kcal)	淀粉类 (50g,180kcal)
4g	坚果类 (20g,90kcal)	谷薯类 (50g,180kcal)	绿叶蔬菜 (250g,50kcal)
7g	肉蛋类 (50g,90kcal)	豆类 (35g,90kcal)	低脂奶类 (240g,90kcal)

（1）谷薯类

谷薯类蛋白质交换份

谷薯类	（每份50g,含蛋白质4g,碳水化合物40g,脂肪0g,能量180kcal）
谷类	稻米 50g　籼米 50g　薏米 50g　玉米面 50g　荞麦 50g 粳米 50g　糯米 50g　黄米 50g　小米 50g 挂面 60g　小麦粉 60g　面条 60g　莜麦面 40g 馒头 70g　花卷 70g　米饭 130g
薯类	马铃薯 200g　木薯 200g　甘薯 200g　山药 200g　芋头 200g

（2）淀粉类

淀粉类蛋白质交换份

淀粉类（每份100g,含蛋白质0～1g,能量360kcal）			
蚕豆淀粉 100g	豌豆淀粉 100g	玉米淀粉 100g	芡粉 100g
藕粉 100g	豌豆粉丝 100g	粉丝 100g	粉条 100g
地瓜粉 100g	马铃薯粉 100g		

（3）豆类

豆类蛋白质交换份

豆类及豆制品（每份35g,含蛋白质7g,能量90kcal）			
黄豆25g	黑豆25g		
绿豆35g	赤豆35g	芸豆35g	扁豆30g
蚕豆35g	豇豆35g		
豆腐干35g	豆腐卷35g	油豆腐35g	千张35g
素火腿35g	素鸡35g	烤麸(熟)35g/42g	
豆腐脑400g	豆浆400g	豆奶300g	

（4）坚果类及油脂类

坚果类（含蛋白质4g,能量90kcal ）			
核桃仁20g	松子仁20g	榛子仁20g	芝麻籽20g
杏仁20g	腰果20g	花生仁20g	瓜子20g
核桃70g	松子50g	榛子70g	葵瓜子30g
油脂类:每份10g,能量90kcal			

（5）绿叶蔬菜类

绿叶蔬菜类（每份250g,含蛋白质4g,能量50kcal）			
西兰花100g	黄豆芽100g		
长豇豆150	刀豆150g		
荠菜200g	荷兰豆200g	芹菜200g	香菇200g
豆角200g	金针菇200g	香菇200g	四季豆200g
马兰头250g	空心菜250g	苋菜250g	绿豆芽250g
平菇250	油菜250g	菜花250g	菠菜250g
茼蒿菜250g			
芦笋300g	油麦菜300g	茴香300g	生菜300g
大白菜300g	茄子350g		
海带500g	茭白500g		

(6)瓜类蔬菜及水果类

瓜类蔬菜(每份200g,含蛋白质0~1g,能量50kcal)			
佛手瓜 100g			
丝瓜 150g	苦瓜 150g		
黄瓜 200g	南瓜 200g	西葫芦 200g	方瓜 200g
菜瓜 200g	葫芦 200g		
水果200g(含蛋白0~1g,能量90kcal)			
樱桃 150g	荔枝 150g	桃 150g	李子 150g
香蕉 150g	草莓 150		
葡萄 200g	红富士苹果 200g	橙 200g	
西瓜 300g	芒果 300g	菠萝 300g	梨 300g
哈密瓜 300g			

(7)肉蛋奶类（含蛋白质7g,能量90kcal）

肉(每份50g,含蛋白质7g,能量90kcal)			
香肠 25g	酱牛肉 25g	火腿 25g	
猪肉(瘦)35g	牛肉(瘦)35g	兔肉 35g	
鸭肉 50g	羊肉(肥瘦)50g	大排 50g	鸡翅 50g
烤鸡 50g	肯德基炸鸡 50g	火腿肠 50g	鸡肉 50g
香肠 25g	酱牛肉 25g	火腿 25g	
水产75g(含蛋白质7g,能量90kcal)			
鲢鱼 50g	鲑鱼 50g	带鱼 50g	
草鱼 75g	鲫鱼 75g	鳊鱼 75g	黄鱼 75g
基围虾 75g	对虾 75g	鲤鱼 75g	青鱼 75g
罗非鱼 75g	白鱼 75g		
生蚝 75g	蟹肉 75g	海参 50g	鱿鱼 50g
蛋类(含蛋白质7g,能量90kcal)			
鸡蛋 60g	鸭蛋 60g	松花蛋 60g	鹅蛋 60g
鹌鹑蛋(5个)60g	咸鸭蛋 60g		
奶类(含蛋白质7g,能量90kcal)			
牛乳 230g	酸奶 230g		

附表7　食物中热量及蛋白质含量表

	食物名称/100g	热量/kcal	蛋白质含量/g
蛋类	鸡蛋白	60	11.6
	鸭蛋	180	12.6
	鸡蛋(红皮)	156	12.7
	鹌鹑蛋	160	12.8
	松花蛋(鸭蛋)	171	14.2
	松花蛋(鸡蛋)	178	14.8
	鸡蛋黄	328	15.2
豆类	豆腐脑	15	1.9
	红豆馅	240	4.8
	豆沙	243	5.5
	豆腐	98	12.2
	素鸡	192	16.5
	豌豆	313	20.3
	绿豆	316	21.6
	蚕豆	335	21.6
	蚕豆(烤)	372	27
	大豆(黄豆)	359	35
	腐竹	568	44.6
谷类	米饭	116	2.6
	玉米(鲜)	106	4
	花卷	211	6.4
	油条	386	6.9
	馒头	221	7

附表 7(续)

	食物名称/100g	热量/kcal	蛋白质含量/g
谷类	烙饼	255	7.5
	油饼	399	7.9
	玉米糁	347	7.9
	面条	284	8.3
	小米	358	9
	挂面	346	10.3
坚果、种子类	栗子(熟)	212	4.8
	松子仁	698	13.4
	核桃(干)	627	14.9
	腰果	552	17.3
	葵瓜子仁	606	19.1
	芝麻(黑)	531	19.1
	花生仁(炒)	581	23.9
	榛子(炒)	594	30.5
菌藻类	海带(浸)	14	1.1
	黑木耳(水发)	21	1.5
	海带(干)	77	1.8
	香菇	19	2.2
	蘑菇(鲜蘑)	20	2.7
	银耳(干)	200	10
	黑木耳(干)	205	12.1
	蘑菇(干)	252	21
	紫菜(干)	207	26.7
禽肉类	鸭	240	15.4
	北京烤鸭	436	16.6

附表7(续)

	食物名称/100g	热量/kcal	蛋白质含量/g
禽肉类	鸡	167	19.2
	炸鸡	279	20.3
	乌骨鸡	111	22.3
	烤鸡	240	22.4
	鸽	201	84.1
乳类	酸奶	72	2.5
	牛奶	54	3
	炼乳	232	8
	全脂牛奶粉	478	20.1
蔬菜类	冬瓜	11	0.4
	南瓜	22	0.7
	黄瓜	15	0.8
	白萝卜	21	0.9
	西红柿	19	0.9
	红萝卜	20	1
	苦瓜	19	1
	茄子	21	1.1
	芹菜	20	1.2
	大白菜	17	1.5
	大葱	30	1.7
	芋头	79	2.2
	韭菜	26	2.4
	西兰花	33	4.1
	黄豆芽	44	4.5
	洋葱	330	5.5

附表 7(续)

	食物名称/100g	热量/kcal	蛋白质含量/g
蔬菜类	菜花	286	6.5
	豌豆	105	7.4
薯类及淀粉类	藕粉	372	0.2
	粉丝	335	0.8
	红薯	99	1.1
	土豆	76	2
速食食品类	油炸土豆片	612	4
	曲奇饼	546	6.5
	面包	312	8.3
	饼干	433	9
	方便面	472	9.5
	麦片	351	12.4
糖、蜜饯	杏脯	329	0.8
	桃脯	310	1.4
	巧克力	586	4.3
小吃类	绿豆糕	349	12.8
	蛋糕	347	8.6
	粉皮	61	0.2
	凉粉	37	0.2
	年糕	154	3.3
	凉面	167	4.8
	春卷	463	6.1
	月饼(五仁)	416	8
畜肉类	牛蹄筋(泡发)	25	6
	羊肚	87	12.2

附表 7(续)

	食物名称/100g	热量/kcal	蛋白质含量/g
畜肉类	猪肉	395	13.2
	火腿肠	212	14
	羊肉	203	19
	牛肉	125	19.9
	叉烧肉	279	23.8
	香肠	508	24.1
	羊肉串(烤)	206	26
	猪蹄筋	156	35.3
	牛肉干	550	45.6
油脂类	豆油	899	0
	香油	898	0
海鲜类	田螺	60	11
	扇贝(鲜)	60	11.1
	蟹	104	17
	虾	100	18

参考文献

[1]熊祥玲,周岚. 临床营养学［M］. 北京:中国医药科技出版社,2015:266 – 268.

[2]陈香美. 血液净化标准操作规程［M］. 北京:人民卫生出版社,2021:203 – 206.

[3]陈楠,丁峰,谢静远. 得了肾病怎么吃［M］. 上海:上海科学技术出版社. 2021:245.

[4]张凌. 透析饮食宝典［M］. 上海:科学出版社. 2019:344 – 356.

[5]葛可佑. 中国营养科学全书［M］. 北京:人民卫生出版社,2004:97 – 124.

[6]孙长颢. 营养与食品卫生学［M］. 北京:人民卫生出版社,2012:122 – 134.

[7]杨月欣,王光亚,潘兴昌. 中国食物成分表［M］. 2 版. 北京:北京大学医学出版社,2002.

[8]韦潇,向少伟. 慢性肾脏病中医辨证分型研究进展［J］. 世界最新医学信息文摘,2019,19(16):83 – 85.

[9]谢娟,沈金峰,黄伟,等. 浅析慢性肾衰竭营养不良的中医病因病机［J］. 四川中医,2018,36(5):24 – 27.

[10]许欣筑. 慢性肾功能衰竭中医膳食营养研究［D］. 广州中医药大学,2011.

[11]王亚玲,张茹,李桂霞,等. 中医饮食护理在肾病综合征治疗中的应用价值［J］. 国际护理学杂志,2020,39(02):363 – 367.

[12]彭南海,黄迎春. 肠外与肠内营养护理学［M］. 南京:东南大学出版社,2016,4.

[13]中华医学会. 临床诊疗指南肠外肠内营养学分册［M］. 北京:人民卫生出版社,2008.

[14]米元元,黄培培,董江,等. 危重症患者肠内营养不耐受预防及管理的最佳证据总结［J］. 中华护理杂志 , 2019, 54 (12): 1868 – 1876. DOI: 10. 3761/j. issn. 0254 – 1769. 2019. 12. 021.

[15]吴白女,潘慧斌,黄培培,等. 肠内营养并发胃潴留规范化处理流程对危重症患者喂养达标率的影响［J］. 中华护理杂志,2018,53(12):1458 –

1462. DOI:10.3761/j. issn.0254 – 1769.2018.12.010.

[16]米元元,黄海燕,尚游,等.中国危重症患者肠内营养治疗常见并发症预防管理专家共识(2021 版)[J].中华危重病急救医学,2021,33(08):903 – 918.

[17]黄迎春,王新颖,彭南海.经皮内镜下盲肠造口治疗溃疡性结肠炎患者的应用和护理[J].肠外与肠内营养,2013,(05):88 – 91.

[18]黎介寿.首选肠内营养的合理性[J].肠外与肠内营养,2013,20(6):321 – 323.

[19]倪元红,司婷,彭南海.危重症患者肠内营养支持治疗并发症的护理[J].肠外与肠内营养,2013(5):316,317,320.

[20]马云飞.肠内营养支持途径与并发症[J].实用医学杂志,2013,29(14):2400 – 2401.

[21]焦广宁,李增宁,陈伟.临床营养学[M].北京:人民卫生出版社,2017,12.

[22]张志军,孙雪萍,周晓玉.临床营养学[M].北京:科学技术文献出版社,2016:7.

[23]中国营养学会老年营养分会.中国老年人膳食指南(2016)[M].北京:人民卫生出版社,2018.

[24]中国营养学会.中国居民膳食指南(2022)[M].北京:人民卫生出版社,2022.

[25]韩乐云,熊操.免疫与病原生物[M].上海:复旦大学出版社,2016.

[26]中国居民营养与慢性病状况报告(2020 年)[J].营养学报,2020(6).

[27]王晓颖,杨征宇,郗科,等.慢病管理模型在高血压病管理中的效果及其机制探讨[J].武警后勤学院学报(医学版),2021,30(4):108 – 110.

[28]胡盛寿.中国心血管健康与疾病报告 2021[M].北京:科学出版社,2022.

[29]《中国成人超重和肥胖预防控制指南》修订委员会.中国成人超重和肥胖预防控制指南 2021[M].北京:人民卫生出版社,2021.

[30]中国高血压防治现状蓝皮书 2018[M].北京:人民卫生出版社,2019.

[31]林果为,王吉耀,葛均波.实用内科学·上[M].15 版.北京:人民卫生出版社,2017.

[32]陈灏珠,钟南山,陆再英.内科学[M].9 版.北京:人民卫生出版

社,2018.

[33]纪立农,马方. 中国糖尿病医学营养治疗指南 2011[M]. 北京:人民军医出版社,2011.

[34]石汉平. 中国肿瘤营养治疗指南(2020 版)[M]. 北京:人民卫生出版社,2020.

[35]吴孟超,吴在德,吴肇汉. 外科学[M]. 9 版. 北京:人民卫生出版社,2018.

[36]王辰,王建安. 内科学[M]. 3 版. 北京:人民卫生出版社,2015.

[37]王冠军,郝捷. 肿瘤学概论[M]. 北京:人民卫生出版社,2013.

[38]周芸. 临床营养学[M]. 4 版. 北京:人民卫生出版社,2017.

[39]尤黎明,吴瑛. 内科护理学[M]. 6 版. 北京:人民卫生出版社,2017.

[40]李乐之,路潜. 外科护理学[M]. 6 版. 北京:人民卫生出版社,2017.

[41]石英杰,李江,孟耀涵,等. 全球肺癌筛查指南及共识质量评价[J]. 中华流行病学杂志,2021,42(02):241 - 247. DOI:10. 3760/cma. j. cn112338 - 20200806 - 01035.

[42]王婷婷,章新琼,王爱梅,等. 非小细胞肺癌患者围术期运动最佳证据总结[J]. 中国全科医学,2021,24(29):3671 - 3677. DOI:10. 12114/j. issn. 1007 - 9572. 2021. 01. 005.

[43]中华医学会肿瘤学分会,中华医学会杂志社. 中华医学会肿瘤学分会肺癌临床诊疗指南(2021 版)[J]. 中华医学杂志,2021,101(23):1725 - 1757. DOI:10. 3760/cma. j. cn112137 - 20210207 - 00377.

[44]中华医学会肿瘤学分会,中华医学会杂志社. 中华医学会胃癌临床诊疗指南(2021 版)[J]. 中华医学杂志,2022,102(16):1169 - 1189. DOI:10. 3760/cma. j. cn112137 - 20220127 - 00197.

[45]韩卫平. 参与式饮食护理在改善胃癌根治患者术后营养中的应用[J]. 国际护理学杂志,2020,39(08):1511 - 1513. DOI:10. 3760/cma. j. cn221370 - 20181229 - 00466.

[46]隋延霞,王奕妍. 胃癌手术后营养风险评估与肠内肠外营养干预效果评价[J]. 国际医药卫生导报,2019,25(17):2971 - 2973. DOI:10. 3760/cma. j. issn. 1007 - 1245. 2019. 17. 043.

[47]乔涌起,葛文颐,郑潇濠,等. 不同营养支持方式对胃癌患者术后恢复的影响[J]. 中华肿瘤杂志,2019,41(5):378 - 383. DOI:10. 3760/cma. j.

issn. 0253 – 3766. 2019. 05. 011.

[48]赫捷,陈万青,李霓,等. 中国女性乳腺癌筛查与早诊早治指南(2021,北京)[J]. 中华肿瘤杂志,2021,43(04):357 – 382. DOI:10.3760/cma. j. cn112152 – 20210119 – 00061.

[49]国家肿瘤质控中心乳腺癌专家委员会,北京乳腺病防治学会健康管理专业委员会. 中国乳腺癌随诊随访与健康管理指南(2022版)[J]. 中华肿瘤杂志,2022,44(01):1 – 28. DOI:10.3760/cma. j. cn112152 – 20211029 – 00798.

[50]中国研究型医院学会乳腺专业委员会中国女性乳腺癌筛查指南制定专家组. 中国女性乳腺癌筛查指南(2022年版)[J]. 中国研究型医院,2022,09(02):6 – 13. DOI:10.19450/j. cnki. jcrh. 2022. 02. 003.

[51]中华预防医学会妇女保健分会乳腺学组. 中国乳腺癌患者生活方式指南[J]. 中华外科杂志,2017,55(2):81 – 85. DOI:10.3760/cma. j. issn. 0529 – 5815. 2017. 02. 001.

[52]中华人民共和国国家卫生健康委员会医政医管局. 原发性肝癌诊疗指南(2022年版)[J]. 中华消化外科杂志,2022,21(02):143 – 168. DOI:10. 3760/cma. j. cn115610 – 20220124 – 00053.

[53]周健国,黄彪,范文川,等. 肝癌患者围手术期营养风险和营养支持状况的研究[J]. 中国医师进修杂志,2021,44(09):838 – 841. DOI:10.3760/cma. j. cn115455 – 20200523 – 00650.

[54]曹毛毛,李江,孙殿钦,等. 全球肝癌筛查指南及共识质量评价[J]. 中华流行病学杂志,2021,42(02):234 – 240. DOI:10.3760/cma. j. cn112338 – 20200806 – 01036.

[55]张坤,朱锦德,吕昕亮,等. 补充性肠外营养在加速康复外科肝癌患者术后的应用[J]. 中华普通外科杂志,2019,34(8):693 – 695. DOI:10. 3760/cma. j. issn. 1007 – 631X. 2019. 00. 013.

[56]赵彦,祝淑钗,宋春洋,等. 放疗前预后营养指数对临床Ⅲ期食管癌患者生存的影响分析[J]. 中华放射医学与防护杂志,2021,41(06):426 – 430. DOI:10.3760/cma. j. issn. 0254 – 5098. 2021. 06. 005.

[57]吴平,高杰萍,王彬. 不同运动强度对食管癌患者同步放化疗期间营养状况和疲乏程度的影响[J]. 中国实用护理杂志,2022,38(11):849 – 856. DOI:10.3760/cma. j. cn211501 – 20211008 – 02773.

[58] 程国威,孙莉,张涛,等. 不同营养支持方式对食管癌放疗患者影响[J].
中华放射肿瘤学杂志,2019,28(7):505 – 508. DOI:10.3760/cma.j.issn.
1004 – 4221.2019.07.006.

[59] 童雅萍,郎秀清,谢玲女,等. 家庭肠内营养支持在食管癌根治术患者中
应用的效果[J]. 中华现代护理杂志,2018,24(11):1292 – 1296. DOI:
10.3760/cma.j.issn.1674 – 2907.2018.11.012.

[60] 中华医学会肿瘤学分会早诊早治学组. 中国结直肠癌早诊早治专家共识
[J]. 中华医学杂志,2020,100(22):1691 – 1698. DOI:10.3760/cma.j.
cn112137 – 20190924 – 02103.

[61] 田剑波,温艳,杨卓煜,等. 全球结直肠癌筛查指南及共识质量评价[J].
中华流行病学杂志,2021,42(02):248 – 257. DOI:10.3760/cma.j.
cn112338 – 20200902 – 01119.

[62] 傅晓炜,滕丽华,沈金闻,等. 直肠癌同步放化疗患者营养状态与放化疗
不良反应相关性分析[J]. 中华放射肿瘤学杂志,2020,29(09):757 –
761. DOI:10.3760/cma.j.cn113030 – 20200212 – 00055.

[63] 雷南,刁一凡,白慧君,等. 美国癌症谱变化及其防治策略研究[J]. 中华
预防医学杂志,2019,53(7):737 – 743. DOI:10.3760/cma.j.issn.0253 –
9624.2019.07.015.

[64] 刘慧光. 个性化营养管理在消化系统恶性肿瘤患者中的应用[J]. 中华
现代护理杂志,2018,24(22):2681 – 2685. DOI:10.3760/cma.j.issn.
1674 – 2907.2018.22.019.

[65] 中华医学会血液学分会白血病淋巴瘤学组. 中国成人急性髓系白血病
(非急性早幼粒细胞白血病)诊疗指南(2021年版)[J]. 中华血液学杂
志,2021,42(08):617 – 623. DOI:10.3760/cma.j.issn.0253 – 2727.
2021.08.001.

[66] 中国抗癌协会血液肿瘤专业委员会,中华医学会血液学分会白血病淋巴
瘤学组. 中国成人急性淋巴细胞白血病诊断与治疗指南(2021年版)
[J]. 中华血液学杂志,2021,42(09):705 – 716. DOI:10.3760/cma.j.
issn.0253 – 2727.2021.09.001.

[67] 孙于谦,黄晓军. 我国血液肿瘤治疗待解决的问题及对策[J]. 中华内科
杂志,2021,60(10):857 – 859. DOI:10.3760/cma.j.cn112138 –

20210810 - 00539.

[68]中华医学会外科学分会胰腺外科学组. 中国胰腺癌诊治指南(2021)[J]. 中华外科杂志,2021,59(07):561 - 577. DOI:10.3760/cma. j. cn112139 - 20210416 - 00171.

[69]勾善淼,吴河水. 胰腺癌新辅助治疗的适应证的选择与疗效评估[J]. 中华医学杂志,2021,101(10):716 - 721. DOI:10.3760/cma. j. cn112137 - 20201121 - 03157.

[70]陈娟,戴树龙. 胰腺癌恶病质的营养支持治疗进展[J]. 中华胰腺病杂志, 2020,20(04):321 - 324. DOI:10.3760/cma. j. cn115667 - 20190919 - 00082.

[71]余张萍,陈伟,戴梦华. 胰腺癌患者新辅助治疗前后营养状况的改变及其对术后结局和预后的影响[J]. 中华外科杂志,2020,58(10):754 - 757. DOI:10.3760/cma. j. cn112139 - 20191219 - 00630.

[72]张影. 阶段性肠内营养健康教育对胰腺癌手术患者康复效果的影响[J]. 中国基层医药,2022,29(01):122 - 125. DOI:10.3760/cma. issn1008 - 6706.2022.01.026.